中国医科大学附属第一医院

老年医学科疑难疾病 病例精解

主编 田 文 王涤非 张海燕

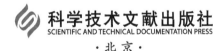

科学技术文献出版社

SCIENTIFIC AND TECHNICAL DOCUMENTATION PRESS

·北京·

图书在版编目（CIP）数据

中国医科大学附属第一医院老年医学科疑难疾病病例精解/田文，王涤非，张海燕主编．—北京：科学技术文献出版社，2019.9

ISBN 978-7-5189-6043-9

Ⅰ.①中… Ⅱ.①田… ②王… ③张… Ⅲ.①老年病—疑难病—病案 Ⅳ.①R592

中国版本图书馆 CIP 数据核字（2019）第 199659 号

中国医科大学附属第一医院老年医学科疑难疾病病例精解

策划编辑：王梦莹　　责任编辑：李　丹　王梦莹　　责任校对：文　浩　　责任出版：张志平

出　版　者	科学技术文献出版社	
地　　　址	北京市复兴路 15 号　　邮编 100038	
编　务　部	（010）58882938，58882087（传真）	
发　行　部	（010）58882868，58882870（传真）	
邮　购　部	（010）58882873	
官方网址	www.stdp.com.cn	
发　行　者	科学技术文献出版社发行　　全国各地新华书店经销	
印　刷　者	北京虎彩文化传播有限公司	
版　　　次	2019 年 9 月第 1 版　2019 年 9 月第 1 次印刷	
开　　　本	787×1092　1/16	
字　　　数	261 千	
印　　　张	22.5	
书　　　号	ISBN 978-7-5189-6043-9	
定　　　价	158.00 元	

编 委 会

主编简介

田文，博士，教授，主任医师。中国医科大学附属第一医院老年医学科负责人及老年心血管病房主任。现任中国医师协会老年医学科医师分会委员，辽宁省医学会老年病分会委员，全国心血管疾病介入诊疗技术培训基地（冠心病介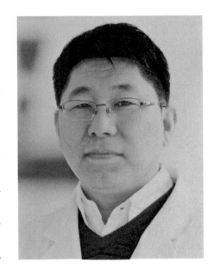入）导师，《临床内科杂志》第五届编委会编辑委员，中华医学会《中国医师进修杂志》第六届编委会编辑委员。于2002—2004年获DAAD奖学金在德国明斯特大学医学院研修，2006—2007年在澳大利亚墨尔本Epworth医院完成介入心脏病学培训。常年在临床一线从事心血管内科及老年医学科工作，对老年疾病，尤其是老年心血管疾病领域的临床诊治有着深入的理解和丰富的经验。

主 编 简 介

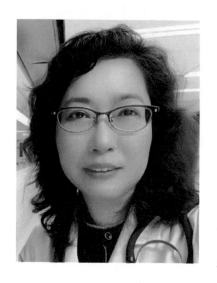

王涤非，内分泌代谢学博士，教授，博士研究生导师。中国医科大学附属第一医院老年医学科副主任。中国老年医学学会内分泌代谢分会常务委员，辽宁省医学会内分泌学分会副主任委员，辽宁省医学会老年医学分会内分泌与代谢学组组长，《中国骨质疏松杂志》常务编委。一直从事老年内分泌疾病的基础、教学和临床工作；获辽宁省科技进步二等奖1项；承担和完成国家、省、部级资金项目15项；主编《糖尿病个体化治疗》《内科程序诊疗》等7部著作；国内外核心杂志发表论文42篇，其中27篇为第一作者或通讯作者。

主编简介

张海燕，美国约翰霍普金斯大学老年医学博士后，教授，博士生导师，主任医师。中国医科大学附属第一医院老年医学科副主任及老年综合病房主任。现任辽宁省医学会老年医学分会副主任委员。2006年毕业于中国医科大学，取得内分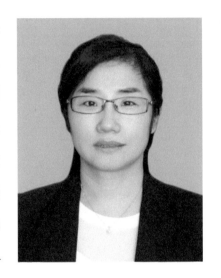泌与代谢性疾病博士学位。曾作为高级访问学者留学日本九州大学医学部1年，2016年在美国约翰霍普金斯大学老年医学科完成老年医学规范化培养1年。承担国家自然基金1项、美国米尔斯坦亚美基金会老年专项1项、省市级课题5项，2013年获得辽宁省科技进步二等奖。参与人民卫生出版社出版的国家级规划教材《中国老年医疗照护技能篇（常见疾病和老年综合征）》的编写。

前　言

　　随着经济的持续增长和科学技术的进步，国人预期寿命不断延长，我国正快速进入人口老龄化社会。预计2020年，我国老年人口将达2.4亿，约占总人口的17%；到2050年，老年人口将超4亿，老龄化水平将达30%以上。而相应的医疗、健康和养老等一系列问题都给尚未准备充分的我们带来巨大的挑战。而首当其冲面对这个挑战的就是老年医学科。

　　中国医科大学附属第一医院老年医学科多年来在大力提升老年医学核心技术的同时，高度重视老年医学亚专科的建设，下设老年呼吸感染、老年心血管、老年消化、老年内分泌、老年神经内科等亚专科病房和老年综合病房，收治了许多老年疑难重症患者并积累了丰富的临床经验。

　　《中国医科大学附属第一医院老年医学科疑难疾病病例精解》是由中国医科大学附属第一医院老年医学科临床一线的中青年医生编写的，其中纳入了49个疑难重症及经典疾病病例，重点讨论分析了老年医学各个亚专科的疾病诊断与治疗，也涵盖了老年综合评估和老年综合征的部分内容。作者们努力尝试将老年医学科的理念和技术与其他专科有机整合，充分展现老年患者，尤其是80岁以上高龄患者的各种疾病的临床特征。与普通成人患者相比较，这些临床特征既有共性，又有差别：共性在于老年疾病也符合各种疾病的发病机制和诊治原则；差别在于老年疾病的临床诊治不能完全拘泥于一般性常识，老年患者通常发病隐袭，症状往往极不典型，但是病情进展快速多变，常常多病共存，并且普遍存在多重用药、药物之间相互作用和药物不良反应，治疗矛盾也频繁困扰医生。

　　书中详细描述并分析了各种老年患者所患疾病的临床特点、诊治过程和临床结局，如老年呼吸系统疾病、老年感染性疾病、肿瘤、老年心血管疾病（高血压、心力衰竭、心肌梗死、心律失常）、老年血栓—出血性疾病、老年内分泌代谢性疾病，以及老年神经系统疾病等。如仔细研读，无论是老年医学科医生，还是内科其他专业的专科医生，都能够各取所需，受益良多。

　　希望这本积累了宝贵经验的病例集锦能够为我国老年患者的健康带来点滴帮助。

齐国先

2019 年 2 月　沈阳

目　录

第一章　老年呼吸系统及感染性疾病 ……………………………… 1

001　老年肺黏膜相关淋巴组织结外边缘区淋巴瘤一例 ………… 1

002　老年眼眶黏膜相关淋巴组织结外边缘区 B 细胞淋巴瘤合并
　　　肺腺癌一例 …………………………………………………… 8

003　肺泡蛋白沉积症一例 ………………………………………… 16

004　老年不明原因发热伴肺部阴影一例 ………………………… 23

005　老年病毒性肺炎一例 ………………………………………… 29

006　肺脓肿合并肝脓肿一例 ……………………………………… 34

007　老年肾癌肺转移应用免疫检测点抑制剂治疗一例 ………… 40

008　淋巴瘤合并机化性肺炎一例 ………………………………… 48

009　病毒性肺炎合并黄曲霉感染一例 …………………………… 55

010　干燥综合征合并间质性肺炎一例 …………………………… 63

011　久治不愈的老年慢性咳嗽一例 ……………………………… 68

012　老年男性恶性胸膜间皮瘤一例 ……………………………… 76

第二章　老年心血管系统疾病 ……………………………………… 83

013　帕金森病、低钠血症及顽固性体位性低血压一例 ………… 83

014　老年人高血压合并餐后低血压一例 ………………………… 90

015　老年患者起搏器综合征一例 ………………………………… 97

016　急性心肌梗死合并高度房室传导阻滞、心力衰竭及肺部
　　　感染一例 ……………………………………………………… 107

017　老年缺血性心肌病心力衰竭一例 …………………………… 116

018　老年房颤患者意识丧失伴休克一例 ·················· 124

019　泛发性湿疹激素治疗后呼吸困难一例 ·················· 131

020　维拉帕米治疗快速心室率房颤转为窦性心律一例 ·········· 140

021　超高龄非 ST 段抬高性心肌梗死保守治疗一例 ············· 147

022　IABP 及机械通气支持下经皮冠状动脉介入治疗老年重症

　　　冠心病一例 ·················· 155

023　感染诱发的老年多器官功能障碍综合征一例 ··········· 164

第三章　老年消化系统疾病 ·················· 174

024　以急性肝衰竭为主要表现的侵袭性 NK 细胞白血病一例 ··· 174

025　肝硬化并发小肠出血一例 ·················· 180

026　老年恶性腹水一例 ·················· 192

第四章　老年内分泌及代谢性疾病 ·················· 197

027　老年 2 型糖尿病血糖波动管理一例 ·················· 197

028　老年 2 型糖尿病合并 PCI 术后降糖一例 ·················· 202

029　老年糖尿病伴严重下肢动脉硬化闭塞症一例 ··········· 207

030　老年 2 型糖尿病患长期不合理使用胰岛素治疗一例 ········ 212

031　老年典型骨质疏松症一例 ·················· 218

032　老年高血压合并低血钾两例 ·················· 222

033　老年高钙血症一例 ·················· 233

034　老年慢性心力衰竭合并甲亢患者呼吸困难一例 ··········· 239

035　治疗腺垂体低功在老年人抗感染治疗中的作用一例 ········ 246

第五章　老年肾脏及血液系统疾病 ·················· 252

036　经结肠途径治疗机行中药保留灌肠治疗老年慢性肾功能

　　　不全一例 ·················· 252

037 以肾损害和乏力为主要症状的多发性骨髓瘤一例 ············ 256

038 老年 IgG4 相关性腹膜后纤维化一例 ················ 261

039 骨髓增生异常综合征伴下肢深静脉血栓形成一例 ········· 267

第六章　老年神经系统疾病 ···················· 274

040 多系统萎缩一例 ······················· 274

041 进行性核上性麻痹一例 ···················· 279

042 老年慢性硬膜下血肿一例 ··················· 284

043 心房纤颤并发缺血性小卒中一例 ··············· 289

044 以脑梗死为首发症状的血栓性血小板减少性紫癜一例 ····· 295

045 原发性血小板减少性紫癜合并急性脑梗死一例 ········ 299

046 中枢神经系统淋巴瘤一例 ··················· 305

第七章　老年患者的综合评估与治疗 ·············· 312

047 老年患者术后谵妄的综合诊治一例 ·············· 312

048 老年脑外伤后植物状态 23 年一例 ·············· 321

049 老年综合评估一例 ······················ 327

附录

中国医科大学附属第一医院简介 ················· 342

中国医科大学附属第一医院老年医学科简介 ··········· 345

第一章
老年呼吸系统及感染性疾病

001 老年肺黏膜相关淋巴组织结外边缘区淋巴瘤一例

病历摘要

　　患者，男性，91岁。间断咳嗽、咳痰1年，胸闷、气短1个月。患者1年前无明显诱因出现咳嗽，咳少量白色黏痰，无痰中带血，咳嗽后可出现胸痛，偶有胸闷、活动后气短，无发热。近1个月活动后气短逐渐加重，为进一步诊治收入我科。病来无头晕、头痛，无发热、寒战，无恶心、呕吐，饮食睡眠可，二便正常，近期体重无明显变化。

手术史：起搏器置入史。

既往史：肺结核病史 50 年，糖尿病史 8 年，冠心病史 8 年，膀胱结石病史 8 年，慢性支气管炎病史 7 年，前列腺增生病史 20 年。

体格检查：体温（T）：36.5℃，脉搏（P）：70 次/分，呼吸（R）：18 次/分，血压（BP）：137/80mmHg。神志清楚，营养中等，无贫血貌，浅表淋巴结未触及，左下肺呼吸音弱，叩诊呈浊音。心率：70 次/分，心律齐，可闻及起搏器起搏音，各瓣膜听诊区未闻及病理性杂音。腹软，无压痛，肝脾肋下未触及，双下肢无浮肿。

辅助检查：血常规：白细胞计数（WBC）：5.56 × 10⁹/L；血沉：35mm/h；C - 反应蛋白：63.6mg/L；D - 二聚体：2.02mg/L；LDH：317U/L；T - SPOT：阳性；PPD：强阳性；血清肿瘤标志物：CA125：83.83U/ml，CEA、CA199、NSE 及 SCC：（-）；T 细胞亚群：CD4：173 个/μl，CD3：361 个/μl，CD8：178 个/μl；抗核抗体（-）；类风湿因子及 ANCA：（-）；痰液检查：三次细菌培养（-），多次查结核杆菌均为阴性；胸部 CT：左侧胸腔积液，左肺膨胀不良，左肺可见斑片影，纵隔淋巴结略增大（图 1-1）。

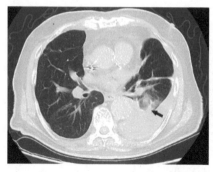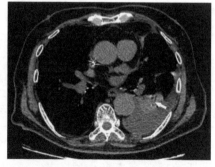

图 1-1　胸部 CT：左侧胸腔积液，左肺膨胀不良（白色箭头指示），左肺可见斑片影（黑色箭头指示）

PET‐CT：左肺膨胀不良伴多发斑片影，部分 FDG 摄取略增高，最大 SUV 为 2.0，多考虑炎性病变；左侧胸膜增厚伴高密度影，FDG 摄取未见异常；纵隔淋巴结影，FDG 摄取未见异常。

胸腔穿刺：血性胸腔积液；胸水常规：细胞总数：1630/μl，分叶核细胞比率：3%，单个核细胞比率：97%；李凡他试验：阳性；胸水乳酸脱氢酶（LDH）：118U/L；胸水腺苷酸脱氨酶（ADA）：35IU/L；胸水肿瘤标志物：CA125：2044U/ml，余未见异常；胸水抗酸染色及细胞学检查均为阴性。

抽取胸腔积液后复查胸部 CT：左肺下叶尖段小结节影，直径约 1.3cm，中心可见钙化，其他区域 CT 值 46HU，左侧胸腔积液（图 1‐2）。

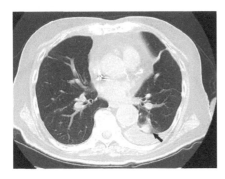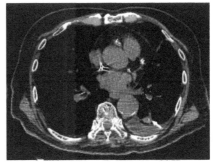

图 1‐2　胸部 CT：左肺下叶尖段小结节影，直径约 1.3cm，
中心可见钙化（箭头指示），其他区域 CT 值 46HU；
左侧胸腔积液

初步诊断：肺部占位；胸腔积液；慢性支气管炎；2 型糖尿病；冠心病；起搏器置入术后；膀胱结石；前列腺增生症。

📖 诊疗经过

患者高龄，基础疾病多，患者及患者家属暂拒绝进一步行有创检查。考虑患者为高龄男性，以咳嗽、胸痛、气短起病，既往有肺结核及 2 型糖尿病病史，相关实验室检查提示 CD4 降低，C－反应蛋白及血沉升高，PPD：强阳性，T－SPOT：阳性，胸水呈渗出液，胸水常规提示单个核细胞比率：97％。综合以上特点，考虑患者肺结核合并结核性胸膜炎可能性大，经患者及患者家属同意，给予诊断性抗结核治疗（异烟肼、利福平、乙胺丁醇及吡嗪酰胺）。

患者经诊断性抗结核治疗 4 个月，咳嗽、咳痰及胸闷气短症状未见明显改善，复查胸部 CT：左侧胸腔积液未缓解，左肺下叶尖段小结节影，约 $1.60\text{cm} \times 0.95\text{cm}$，较前增大（图 1－3）。

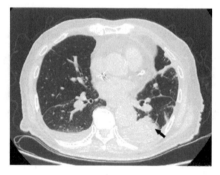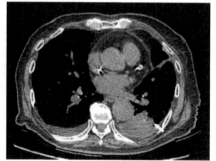

图 1－3　胸部 CT

因此，停止诊断性抗结核治疗。考虑患者尽管既往有肺结核病史，但是左肺下叶病灶不是肺结核典型病灶，患者血清及胸水 CA125 均升高，虽然结核性胸膜炎时 CA125 可升高，但可随抗结核治疗下降，如不下降不除外恶性病变。再次复查胸水肿瘤标志物：CA125：1954U/ml，较前未见明显下降。结合患者目前的临床特点及诊治经过，考虑患者为肺恶性病变伴恶性胸腔积液可能性大。

给予患者行经超声引导下胸膜活检，镜下所见（图 1－4）条型组织：一条可见大量中等偏小淋巴样细胞弥漫生长，其间见散在浆细胞，局灶纤维增生，透明变性，见数个厚壁血管，组织一侧为透明变性纤维组织；另一条为肌肉与纤维组织。

免疫组化：CD3、CD5：（散在 + ）；CD20（弥漫 + ）；CD21（细胞 + ，少许萎缩 FDC 网 + ）；Ki－67（局灶高表达）；其余＜5%；CK、CK5/6、CK7：（少数上皮 + ）；CD10（－）；Bcl－6（局灶 + ）；Bcl－2（ + ）；CD23（细胞－，少许 FDC 网）；CYCLIND1（－）；CD38（部分 + ）。病理结果：肺黏膜相关淋巴组织结外边缘区淋巴瘤（MALT 淋巴瘤），累及胸膜。

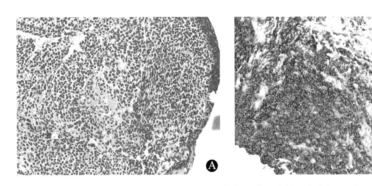

注：A：H－E 染色，可见大量中等偏小淋巴样细胞弥漫生长；B：免疫组化，可见弥漫的 CD20 表达

图 1－4　胸膜活检病理图

治疗：考虑患者高龄，基础疾病多，状态一般，目前身体状况不适合手术及常规 CHOP 方案化疗，但有咳嗽、咳痰、胸闷气短症状及血性胸腔积液，CD20（弥漫 + ），给予利妥昔单抗治疗。

出院诊断：肺黏膜相关淋巴组织结外边缘区淋巴瘤（MALT 淋巴瘤），累及胸膜；慢性支气管炎；2 型糖尿病；冠心病；起搏器置入术后；膀胱结石；前列腺增生症。

📖 病例分析

肺黏膜相关淋巴组织型边缘区 B 细胞淋巴瘤（marginal zone B - cell lymphoma of the mucosa associated lymphoid tissue type，MALT - MZL），占肺部原发性恶性肿瘤的 0.3% ~ 0.8% 。肺黏膜相关淋巴组织型边缘区 B 细胞淋巴瘤大多数表现不典型，临床容易误诊。通常为常规胸部 X 线发现，如果有症状也不特异，如咳嗽、胸痛、呼吸困难等，偶有咯血。

其发病机制不清，考虑与肺部感染、非特异性抗原刺激引起自体免疫反应失调及遗传因素有关。多见于 60 岁以上的老年患者，是由于老年人肺及支气管组织感染机会较多，炎症吸收延缓，自身免疫能力降低，这些因素持续存在从而刺激支气管黏膜，引发淋巴细胞增生、浸润，导致肺黏膜相关淋巴组织型边缘区 B 细胞淋巴瘤的发生。

肺黏膜相关淋巴组织型边缘区 B 细胞淋巴瘤最常见的影像学特点为边界不清结节影、团块影、叶段实变影，少数患者会出现胸腔积液。肺黏膜相关淋巴组织型边缘区 B 细胞淋巴瘤的确诊依靠组织病理学，标本来源于外科手术、TBLB 或经皮穿刺肺活检。免疫组化可显示肿瘤的单克隆性，CD20 和 CD79a 阳性，CD3、CD5、CD10、CD23 和 Bcl6 阴性。

肺黏膜相关淋巴组织型边缘区 B 细胞淋巴瘤属于惰性淋巴瘤，预后良好，5 年生存率高达 93.6% ，但年龄大于 60 岁、血 β_2 - 微球蛋白升高者预后不良；病理中出现淋巴上皮病变提示预后较好，出现淀粉样物质沉积预后较差。

肺黏膜相关淋巴组织型边缘区 B 细胞淋巴瘤的主要治疗方法为

笔记

手术、放疗和化疗：对于能够切除病变的患者，外科手术可延长生存期；对于那些双侧病变或不能切除的单侧病变患者，首选联合化疗（常用 CHOP 方案），但也有研究认为联合化疗和单药化疗相比差异无统计学意义；对于表达 CD20 的 B 细胞淋巴瘤，应用利妥昔单抗（rituximab）治疗后进行自体干细胞移植，可提高长期生存率；对于无症状的患者，可以在不治疗的情况下进行随访。

专家点评

　　肺黏膜相关淋巴组织型边缘区 B 细胞淋巴瘤发病率低，好发于 60 岁以上老年人，临床表现不典型，病程长，进展缓慢，影像学无特殊性，极易误诊为肺炎、肺结核或肺癌等疾病。因此，当长期反复抗感染治疗效果不佳时，应尽早行支气管镜检查及肺穿刺活检明确诊断。肺黏膜相关淋巴组织型边缘区 B 细胞淋巴瘤的诊断要点：惰性生长淋巴瘤，临床经过隐匿，肺部阴影可伴有胸腔积液，特异性病理组织学及免疫组化改变。

参考文献

1. Borie R，Wislez M，Antoine M，et al. Pulmonary mucosa – associated lymphoid tissue lymphoma revisited. Eur Respir J，2016，48（4）：1244 – 1260.

2. 李爱武，徐建芳，周彩存，等. 肺黏膜相关淋巴组织淋巴瘤的临床特征与诊断. 中华肿瘤杂志，2012，34（5）：390 – 393.

（王晓楠　胡雪君）

笔记

002 老年眼眶黏膜相关淋巴组织结外边缘区 B 细胞淋巴瘤合并肺腺癌一例

病历摘要

患者，女性，66 岁。后背痛 1 个月，胸闷气短 20 余天，加重 1 天。患者 2012 年发现右眼眶肿物，行手术切除，术后病理为淋巴组织异型增生。2015 年 3 月出现左眼眶肿物，肿物切除后病理结果回报：眼眶黏膜相关淋巴组织结外边缘区 B 细胞淋巴瘤。先后行 DC－CIK 生物治疗，单药美罗华，R－CHOP 方案化疗，病情稳定。2016 年复查胸部 CT 提示左肺占位性病变，周围型肺癌待除外，未进一步诊治。2018 年 5 月患者出现后背痛，左下肢活动不灵，并出现渐进性呼吸困难，2018 年 6 月因呼吸困难加重无法平卧收入我科。病来低热，体温波动于 36.5℃ ~37.6℃，伴乏力，无盗汗，无咳嗽、咳痰，无头晕、头痛，无恶心、呕吐，无腹痛、腹胀，食欲下降，睡眠可，二便正常，近 1 个月体重下降 3kg。ECOG 评分为 3 级，疼痛 NRS 评分为 8 分。

既往史： 眼眶 MALT 淋巴瘤病史 6 年，高血压病史 3 年余（血压最高为 158/92mmHg，未规律应用降压药）。

家族史： 父亲白血病，母亲卵巢癌。

体格检查： T：36.7℃，P：106 次/分，R：20 次/分，BP：121/

67mmHg。一般状态差，神志清楚，营养中等，无贫血貌，右侧面颊部可触及2cm×3cm质软肿物，呼吸急促，左肺呼吸音弱，叩诊呈浊音。心律齐，心率：106次/分，各瓣膜听诊区未闻及病理性杂音。腹软，无压痛、反跳痛及肌紧张，肝脾肋下未触及。左下肢肌力2级，双下肢无浮肿。

辅助检查：2016年5月定期体检，血清肿瘤标志物未见异常。胸部增强CT：左肺下叶团片影，周围型肺癌待除外，双肺多发小结节影，胸壁、皮下多发小结节影（图1-5）。

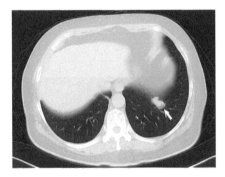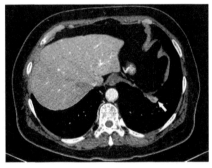

图1-5　胸部CT：左肺下叶团片影（箭头指示）范围约
2.2cm×1.2cm，平扫CT值为36HU，
增强后CT值为95HU

2018年5月出现气短，胸部DR：左侧胸腔积液。

2018年6月气短加重入院，血常规：WBC：$15.7×10^9$/L，中性粒细胞计数（NE）：$13.71×10^9$/L；C-反应蛋白：74.8mg/L；D-二聚体：8.01mg/L；动脉血气：PaO_2：61.1mmHg，SaO_2：91.3%；血清肿瘤标志物：CA125：190.6U/ml，CEA：20.03ng/ml，NSE：42.47ng/ml，CA153：30.43U/ml，CA199：287.9U/ml，CY21-1：39.17ng/ml；血培养、痰培养、T-SPOT、结明试验均为阴性。胸水彩超：左侧胸腔积液，最大深度14.1cm。心脏彩超：主动脉瓣退行性变，左室舒张功能减低（Ⅰ级），静息状态下左室整体收缩

功能正常。

胸腔穿刺： 血性胸腔积液；胸水常规：细胞总数：1042/μl，分叶核细胞比率：11%，单个核细胞比率：89%；李凡他试验：阳性；胸水乳酸脱氢酶（LDH）：389U/L；胸水肿瘤标志物：CEA > 1000ng/ml，CA125：300.6U/ml，CA199 > 1000U/ml，余未见异常。胸水抗酸染色及细胞学检查均为阴性。复查胸部增强 CT：左肺占位病变伴肺内阻塞性改变，平扫 CT 值约 62HU，增强后可见强化 142HU；左侧胸膜多发结节，转移可能性大，右肺多发转移瘤可能性大，纵隔淋巴结增大，右侧背部结节改变，双侧部分肋骨皮质不完整，转移待除外（图 1 – 6）。

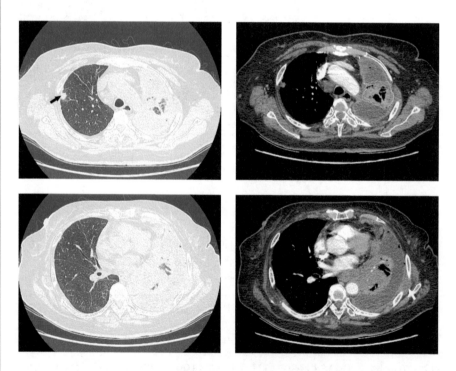

图 1 – 6　胸部 CT：左肺膨胀不良（白色虚线内为压缩的肺组织），右肺转移瘤可能性大（黑色箭头所示），左侧胸膜下结节，转移可能性大（白色箭头所示）

初步诊断： 肺转移瘤合并感染可能性大；胸腔积液；眼眶黏膜

相关淋巴组织结外边缘区 B 细胞淋巴瘤；高血压 1 级（中危组）；腰椎退行性改变。

诊疗经过

患者为老年女性，以"周身疼痛，渐进性呼吸困难"起病，既往有淋巴瘤病史，肿瘤家族史。针对眼眶黏膜相关淋巴组织结外边缘区 B 细胞淋巴瘤规律治疗，定期随访，病情稳定。患者出现呼吸困难症状后，相关实验室检查提示血清肿瘤标志物明显增高，C-反应蛋白增高，行胸水穿刺提示胸水呈渗出液，胸水肿瘤标志物明显增高。综合以上特点，初步考虑患者肺转移瘤合并感染可能性大。入院后给予三代头孢抗炎治疗，并放胸水缓解呼吸困难，泰勒宁等对症止痛。抗炎治疗 1 周后患者体温恢复正常，但气短、后背痛症状未见改善。血液科会诊考虑淋巴瘤目前病情稳定，暂不需治疗。

究竟患者肺内病灶是继发于淋巴瘤还是肺癌呢？

我们进一步行 CT 引导下胸膜活检，病理结果（图 1 - 7）：肺腺癌。全基因组检测结果：*KRAS*、*pG12D* 第 2 外显子突变，肿瘤突变负荷（TMB）5.4 个突变/Mb。

进一步全面评估，全腹增强 CT：胰尾占位病变，恶性不除外；肝内低密度影，转移不除外；慢性胆囊炎不除外；脾内多发低密度小结节，性质待定；盆底少量积液。骨 ECT：全身骨骼多发骨代谢增高，恶性病变骨转移改变不除外；左侧眼眶区、右侧肩胛下角区、右侧第 4 前肋区、左侧第 6 前肋、第 2、第 3 腰椎骨代谢增高。腰椎 MR 平扫：腰椎退行性变，L3、L5 椎体髓核压迹形成；L1 ~ L5、S2 椎体多发占位性病变，L1 椎体病理性骨折，不除外转移可

11

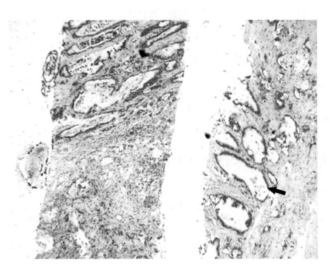

图 1-7　病理镜下所见：癌细胞呈不规则腺腔样分布，
核浆比例失调，核大深染（黑色箭头所示）

能；L2～L5 椎间盘突出，L4～L5 水平椎管略窄。髋关节 MR 平扫：双侧髂骨、左侧骶骨、左侧股骨头、双侧股骨近段多发占位性病变，右侧臀大肌、髂腰肌旁结节病变，不除外多发转移瘤可能，双侧髋关节腔少量积液，双侧髂腰肌轻度萎缩。颅脑 CT、双下肢深静脉彩超未见异常。

患者 ECOG 评分为 3 级，不能耐受含铂标准方案化疗，全基因检测结果为 *KRAS* 突变，综合考虑下，为控制病情给予方案如下：安罗替尼联合培美曲塞化疗，并辅以安维汀胸腔内注射及唑来膦酸抗骨转移治疗。经治疗后患者胸水增长速度减慢，疼痛评分由 8 分下降至 4～5 分。

出院诊断：肺腺癌（IVB 期，pT3N2M1C，腺癌，胸膜及全身骨转移。）；眼眶黏膜相关淋巴组织结外边缘区 B 细胞淋巴瘤；高血压 1 级（中危组）；腰椎退行性改变。

笔记

病例分析

　　眼附属器淋巴瘤（ocular adnexal lymphoma，OAL）是指发生在结膜、眼睑、眼眶、泪囊原发淋巴瘤。OAL 占非霍奇金淋巴瘤的 1%～2%，占结外淋巴瘤 8%。黏膜相关淋巴组织淋巴瘤（mucosa-associated lymphoid tissue lymphoma，MALT）是一种病程长、进展慢、惰性的恶性淋巴瘤。国内关于眼附件 MALT 淋巴瘤的临床表现和治疗资料较少，针对该病的报道多为小样本回顾性研究，多发于中老年。

　　发生于肺部的恶性占位性病变分为肺癌和转移瘤。国内尚未有关于眼眶 MALT 转移至肺的文献报道，但原发于肺部的非霍奇金淋巴瘤有少数报道。原发性肺非霍奇金淋巴瘤（primary pulmonary non-hodgkin's lymphoma，PPNHL）是来源于支气管黏膜相关的淋巴组织，发病率低，占全部淋巴瘤的 0.4%，占结外淋巴瘤的 3.6%。原发性肺非霍奇金淋巴瘤一般无明显临床表现，可为咳嗽、胸闷、胸痛、体重减轻等，没有特异症状，治疗及预后尚不明确。虽然原发性肺非霍奇金淋巴瘤病理类型不同，但影像学表现相似。由于病变主要起始于肺间质，HRCT 影像学表现为沿支气管、血管束分布的单发或多发圆形结节和肿块影，病变融合可呈段、叶分布。低度恶性病变浸润肺间质为主但不破坏支气管架构，出现支气管充气征，为沿肺段分布的肿块或实变影内出现充气支气管影。原发性肺非霍奇金淋巴瘤增强后病灶的内部呈均匀强化，呈现血管造影征，HRCT 影像学表现为在肺实变或肿块内出现强化的肺血管，其机制是肿瘤细胞浸润导致肺组织的实变，但未破坏、分离肺血管结构。原发性肺非霍奇金淋巴瘤的胸部其他征象包括胸腔积液和心包积液，有关胸腔积液的文献报道发生率为3%～27%。

肺腺癌是非小细胞肺癌的一种，较容易发生于女性及不吸烟者。早期无典型临床症状，仅为呼吸系统所共有的症状，如咳嗽、咯血、低热、胸闷气短等。早期肺外症状可表现骨关节症状，可出现肩背痛等症状。

重复癌又称多原发性恶性肿瘤（multiple primary malignant tumors, MPMT），指同一个体中的同一器官、同一组织或不同器官、不同组织，异时或同时发生的具有不同病理组织类型的两个或两个以上的原发恶性肿瘤。现临床常将MPMT分为两类，一类是同时性癌：指第二原发癌与第一原发癌同时发生或者第二原发癌在第一原发癌发生后6个月内出现；另一类是异时性癌：指第二原发癌在第一原发癌发生6个月后出现。MPMT的发病机制至今尚未明确，基本认为与遗传易感性、放化疗致癌作用、分子生物学机制等有关。MPMT在癌症患者中的发生是不可被忽视的，而且每一个肿瘤患者均有发生第二种原发恶性肿瘤的潜在风险。

本例患者既往诊断"眼眶黏膜相关淋巴组织结外边缘区B细胞淋巴瘤"，4年后发现"左肺占位病变"，6年后确诊为"肺腺癌"，怀疑二者为异时性癌。

专家点评

临床工作者需随时考虑到重复癌发生的可能，尽早给予有效检查，争取做到早期诊断。特别是对于已经患第一原发恶性肿瘤的患者，需密切监测病情，确保第二原发恶性肿瘤的早期发现；而对于正在接受放疗、化疗的患者或有家族史的高危人群出现新病灶也应考虑到该病发生的可能性，及时诊查治疗。

笔记

参考文献

1. Fung C Y，Tarbell N J，Lucarelli M J，et al. Ocular adnexal lymphoma：Clinical behavior of distinct World Health Organization classification subtypes. Int J Radiat Oncol Biol Phys，2003，57（5）：1382 – 1391.

2. 李玉珍，蔡季平，徐放，等. 眼附属器 MALT 淋巴瘤的临床特征及复发因素分析. 中国实用眼科杂志，2012，30（10）：1193 – 1197.

3. 赵倩，赵绍宏，蔡祖龙，等. 原发性肺淋巴瘤的 CT 表现. 中国医学影像学杂志，2009，17（1）：42 – 45.

4. 张芳，林文生，李腾，等. 肺原发性霍奇金淋巴瘤临床病理观察. 诊断病理学杂志，2017，24（8）：576 – 580.

5. 王东关，刘本洪，孙希印，等. 肺原发性霍奇金淋巴瘤四例临床病理分析. 白血病·淋巴瘤，2016，25（11）：676 – 678.

6. Uffmann M，Schaefer – Prokop C. Radiological diagnostics of Hodgkin – and non – Hodgkin lymphomas of the thorax. Radiologe，2004，44（5）：444 – 456.

7. Jiao F，Yao L J，Zhou J，et al. Clinical features of multiple primary malignancies：a retrospective analysis of 72 Chinese patients. Asian Pac J Cancer Prev，2014，15(1)：331 – 334.

8. Demandante C G，Troyer D A，Miles T P. Multiple primary malignant neoplasms case report and a comprehensive review of the literature. Am J Clin Oncol，2003，26(1)：79 – 83.

9. 王四明，蔡苏玲，马玉荣，等. 多重癌的治疗策略探讨. 世界最新医学信息文摘（连续型电子期刊），2015，(81)：34.

10. 韩睿. 肺癌、淋巴瘤同时性双原发癌 1 例并文献复习. 贵阳中医学院学报，2017，39（2）：98 – 100，封 3.

（王希明　胡雪君）

003 肺泡蛋白沉积症一例

病历摘要

患者，男性，60 岁。因间断气短 2 年，加重伴发热 5 天入院。患者 2 年前间断出现活动后气短，无咳嗽、咳痰，休息后可缓解，未在意。5 天前着凉后出现发热，体温最高 38.7℃，气短较前明显加重，活动耐力下降，伴咳嗽，咳较多黄白色黏痰，偶有痰中带少量血丝。无胸痛，无乏力、盗汗。于外院静点"阿奇霉素"3 天，症状无缓解。胸部 CT 提示"双肺多发网格及磨玻璃密度片影"（图 1-8）。为求进一步诊治收入院。患者病来饮食、睡眠、二便正常。无光过敏、口腔溃疡、口干、眼干及关节痛等症状。体重未见明显减轻。

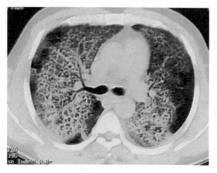 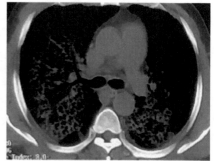

图 1-8 胸部 CT：双肺多发网格及磨玻璃密度片影

既往吸烟史 30 年，20～30 支/日。否认高血压、冠心病、糖尿病病史。否认药物、毒物、放射线、鸟类接触史。

 笔记

体格检查: T:38.7℃,P:103 次/分,BP:114/70mmHg,R:22 次/分,末梢血氧饱和度:89%。呼吸略促,双肺呼吸运动度一致,左肺底可闻及少许湿啰音。杵状指(+)。心脏、腹部查体未见明显异常。

辅助检查: 血常规:WBC:11.57×10^9/L,中性粒细胞百分比:74.3%;血沉:50mm/h;C - 反应蛋白:217.70mg/L;降钙素原:0.26ng/ml;血清肿瘤标记物:CEA:15.20ng/ml,CA125:90.33U/ml,CA153:203.30U/ml;LDH:276U/L;动脉血气:pH:7.46,PaO_2:51.8mmHg,$PaCO_2$:28.4mmHg,HCO_3^-:20.1mmol/L;血嗜酸细胞计数、肝功能、肾功能、风湿抗体、ANCA、痰查肿瘤细胞、痰细菌培养、痰查抗酸杆菌、血培养等未见明显异常。胸部 HRCT:双侧肺野多发磨玻璃密度斑片影,伴网格影及蜂窝影,纵隔及右肺门多发淋巴结肿大(图 1 -9)。

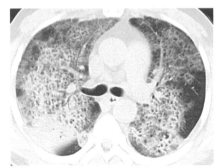 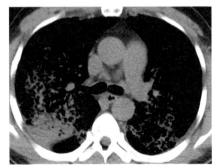

图 1 -9 胸部 CT:双侧肺野多发磨玻璃密度斑片影,
伴网格影及蜂窝影

初步诊断: 肺部阴影(肺泡蛋白沉积症可能性大)。

诊疗经过

纤维支气管镜及肺泡灌洗: 镜下声门、隆突、各级气管未见异常，左舌段灌洗，灌洗液灰黄色浑浊，静置后有沉渣（图1-10）。

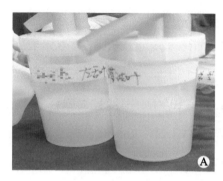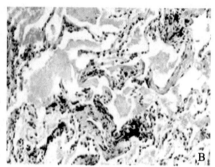

图1-10　A图：肺泡灌洗液呈乳白色，静置后沉淀；
B图：TBLB病理少许黏膜组织及渗出，PAS（+）

支气管肺泡灌洗液（BALF）相关结果回报： 回收量：40ml，细胞总数：0.11×10^5/ml，Mac：58%，Neut：20%，Lym：22%，Eos：0。BALF的T-CELL亚群：CD3：66个/μl，CD8：39个/μl，CD4：27个/μl。TBLB病理：少许黏膜组织及渗出，考虑为炎性病变。PAS（+），六胺银染色（-），抗酸染色（-）。PET-CT：双肺多发网格及磨玻璃密度斑片影，部分代谢增高，多考虑为炎性病变，右侧锁骨上、纵隔内多发淋巴结影，部分代谢增高，炎性改变不除外。

患者入院后予以静点头孢噻肟舒巴坦钠抗感染治疗，体温降至正常，复查血常规、C-反应蛋白、PCT等指标恢复至正常范围，感染控制良好。血气分析提示仍为Ⅰ型呼吸衰竭，存在全肺灌洗适应证，择期行全肺灌洗治疗。

出院诊断： 肺泡蛋白沉积症；Ⅰ型呼吸衰竭。

病例分析

肺泡蛋白沉积症（pulmonary alveolar proteinosis，PAP）是一种

少见肺部弥漫性疾病，于 1958 年由 Rosen SH 等首先报道。由于其缺乏特异性临床表现，许多医生对该病的认识不足，故存在较多误诊或漏诊的情况。

一、病因

PAP 按病因可分为原发性与继发性两类：

（1）原发性 PAP：①先天性 PAP：好发于婴幼儿及儿童，非常少见，可能与肺泡表面活性物质 – B（$SP-B$）等基因突变有关；②获得性 PAP：主要影响成人，约占原发性 PAP 的 90%，可能与机体内产生粒细胞 – 巨噬细胞集落刺激因子（GM – CSF）抗体有关。

（2）继发性 PAP：①由某些化学物质或矿物质吸入诱发，如杀虫剂、二氧化硅、铝粉等；②肺部感染，如结核分枝杆菌、诺卡菌、巨细胞病毒等；③继发于恶性肿瘤或其他免疫功能低下的疾病，如淋巴瘤、白血病、HIV 感染等。

二、临床表现

大多数患者起病隐袭，约 1/3 患者无任何临床症状。最常见的临床表现为渐进性的活动后气短，轻中度的咳嗽，咳白黏痰，合并感染后可出现发热，痰量增多。胸痛、咯血等症状少见。可缓慢进展成呼吸衰竭。PAP 体征无特异性，有时肺底可闻及少许细湿啰音或捻发音。病程较长者可见杵状指及发绀。

三、相关辅助检查

（1）影像学：胸部 HRCT 对 PAP 具有一定诊断价值。可表现为双肺多发斑片状阴影和特征性的小叶间隔增厚，有时可见支气管充气征。病变与周围肺组织间有明显界限，呈"地图样"分布。也可见磨玻璃密度影、局限性实变影。磨玻璃密度影、实变影及小叶

笔记

间隔增厚交织形成"碎石路"样改变。

（2）实验室检查：最常见血清乳酸脱氢酶（LDH）升高，且LDH升高严重程度与PAP病情呈正相关；部分患者可见血清癌胚抗原增高，具体临床意义尚不清楚；血清抗GM－CSF抗体可在特发性PAP患者中增高。

（3）支气管镜检查：典型肺泡灌洗液（BALF）呈"牛奶样"或"泥浆样"外观，静置后可见沉淀。BALF离心沉淀后可行PAS染色，但轻症患者的肺泡灌洗液PAS染色的阳性率低，需行支气管镜肺活检。如BALF及TBLB均诊断困难，可考虑行开胸肺活检确诊。

（4）病理学检查：BALF的细胞分类对PAP诊断无帮助。BALF沉渣经石蜡包埋切片后，显微镜下可观察到巨噬细胞明显减少，在弥漫性的嗜酸颗粒的背景中，可见大的、无细胞结构的嗜酸性小体，过碘酸雪夫（PAS）染色阳性。TBLB由于创伤小、患者易于接受，近年来已作为诊断PAP的常用检查手段。光镜下可见肺泡及细支气管腔内充满无形态的PAS染色阳性的富磷脂物质，电镜下可见板层体样改变。

四、诊断

PAP临床症状及体征无特异性，诊断需结合影像学及病理学表现。当胸部HRCT出现磨玻璃密度影、地图征、碎石路征等改变，BALF呈牛奶样外观，静置后沉淀，结合典型的病理学表现可确诊。血清抗GM－CSF抗体增高，对特发性PAP具有一定诊断价值。

五、治疗

（1）经支气管镜分段肺泡灌洗：局麻下进行，使用无菌加温的生理盐水，每一肺段或亚段分次注入50～100ml生理盐水，重复数次，总量 2000～4000ml。

（2）全肺灌洗：是目前治疗 PAP 最有效的办法。全麻进行，行单侧肺通气。温生理盐水注入需灌洗的一侧肺，每次 500～1000ml，用振荡器震荡以利于沉积在肺泡中的脂蛋白样物质溶解分离，随后负压吸引。反复进行灌洗，直至 BALF 由浑浊变为清亮为止。通常全肺灌洗需分二次进行，间隔时间主要取决于前一次灌洗后肺部的恢复情况，一般间隔时间为 3～7 天。

（3）GM－CSF 替代治疗：近年来，随着对 GM－CSF 在 PAP 发病机制中的研究不断深入，皮下注射或雾化吸入 GM－CSF 已得到更多的临床应用。JOHN F 等对 14 例 PAP 患者行皮下注射 GM－CSF，初始剂量为 5μg/（kg·d），疗程 6～12 周，通过监测肺部影像学变化、[A－a]DO$_2$、血清 GM－CSF 抗体等指标，对初始剂量治疗无效的患者逐渐加量，其中 1 例患者在加至 20μg/（kg·d）时起效，总体有效率为 43%。Ding J 等对 10 例 PAP 患者行 GM－CSF 雾化吸入治疗，具体方案为 150μg，每日二次，用 7 天停 7 天，连续6 个周期后减量至 150μg，每日一次，用 7 天停 7 天，连续应用 6 个周期，对上诉患者随访 1 年。其中 9 例症状得到明显缓解，血氧饱和度、肺功能等指标显著改善，肺部阴影减少。且 GM－CSF 雾化未见严重不良反应。由于 PAP 发病率较低，虽然多篇文献中报道 GM－CSF 治疗 PAP 有效，但其应用尚不广泛，具体剂量及疗程有待进一步研究证实。

🩺 专家点评

本例患者以活动后气短为主要临床表现，合并感染后出现发热、咳黄痰，胸部 CT 可见双侧肺野多发磨玻璃密度斑片影，伴网格影及蜂窝影，临床应警惕 PAP 的可能性，同时应注意与外源性过敏性肺泡炎、肺真菌感染、肺水肿等多种疾病相鉴别。患者经抗感染治疗后体温恢复正常，但肺部阴影未见吸收，氧合无明显改善，后经纤维支气管镜肺泡灌洗及 TBLB 病理证实为 PAP。患者血清 CEA 明显增高，但 PET - CT 提示肺部阴影多考虑炎性病变。由于我院尚未开展血清 GM - CSF 抗体检测，且该患者不同意完善经皮穿刺肺活检，故不能除外肿瘤继发 PAP 可能性。患者拟行全肺灌洗，治疗后应密切随诊观察，并监测肿瘤标记物水平。通过该病例，临床医生应对 PAP 特殊的影像学表现产生足够的认识，积极完善病理来确诊。老年 PAP 患者多伴有多种基础疾病，无法耐受全肺灌洗治疗，有条件应完善血清 GM - CSF 抗体检测，必要时行 GM - CSF 替代治疗。由于 PAP 属于少见疾病，目前缺乏大样本临床研究。近年来通过雾化吸入 GM - CSF 治疗 PAP 的个案报道增多，且其安全性较好，全身不良反应少，可以作为老年 PAP 的备选治疗方案。PAP 总体预后较差，仅少数患者可自行缓解，多数病情迁延，最终因呼吸衰竭或合并感染而死亡。

参考文献

1. Griese M, Schumacher S, Tredano M, et al. Expression profiles of hydrophobic surfactant proteins in children with diffuse chronic lung disease. Respir Res, 2005, 22 (6): 80.

2. Carey B, Trapnell B C. The molecular basis of pulmonary alveolar proteinosis. Clin Immunol, 2010, 135 (2): 223 - 235.

3. Bai J, Li H, Shi J, et al. Biochemical index and immunological function in the peripheral blood of patients with idiopathic pulmonary alveolar proteinosis. Biomed Rep, 2013, 1 (3): 405 - 409.

4. Seymour J F, Presneill J J, Schoch O D, et al. Therapeutic efficacy of granulocyte -

笔记

macrophage colony – stimulating factor in patients with idiopathic acquired alveolar proteinosis. Am J Respir Crit Care Med，2001，163（2）：524 – 531.

5. Ding J，Xiao Y，Dai J，et al. Effectiveness and safety of inhaled granulocyte – macrophage colony – stimulating factor therapy in idiopathic pulmonary alveolar proteinosis. Zhonghua Yi Xue Za Zhi，2015，95（34）：2766 – 2770.

（王婷婷　胡雪君）

004. 老年不明原因发热伴肺部阴影一例

病历摘要

患者，女性，77 岁。主诉：发热 2 个月。患者 2 个月前着凉后出现发热，体温波动于 37.2℃ ~37.5℃，多见于午后，伴畏冷、乏力、盗汗、轻咳、咳少量白痰，于当地医院行胸部 CT 提示双肺炎症改变，予美洛西林舒巴坦联合左氧氟沙星静点 6 天，美洛西林舒巴坦联合拜复乐静点 5 天，复查胸部 CT 示双肺阴影未见明显吸收，仍有低热，一般精神状态欠佳，无胸闷气短，无咯血等，食欲下降，睡眠可，二便正常，近 2 个月体重下降约 5kg。

既往无冠心病、糖尿病及高血压等病史。无旅游史、接触史、动物和昆虫暴露史、免疫接种史、家族史。

体格检查：T:37.4℃,R:20 次/分,P:92 次/分,BP:136/74mmHg。精神状态可，双肺可闻及散在湿啰音，律齐，各瓣膜听诊区未闻及

笔记

病理性杂音，腹软，无压痛及反跳痛，肝、脾未触及。双下肢无浮肿。

辅助检查： 血常规：WBC：11.73×10^9/L，中性粒细胞百分比：81.7%，血红蛋白：95g/L；降钙素原：0.08ng/ml；C - 反应蛋白：79.8mg/L；血沉：81mm/h；肾功能、肌钙蛋白、心肌酶、BNP、离子、血脂、血糖等未见明显异常。入院胸部增强CT：双肺多发、多形态病变，左肺下叶背段可见浅分叶状团块影，边缘可见毛刺，大小约为3.7cm×3.0cm，胸部平扫CT值约为43HU，增强扫描可见强化，CT值约为68HU，局部细支气管截断，邻近胸膜凹陷，双肺另见多发团片影，其内可见支气管气像（图1-11）。

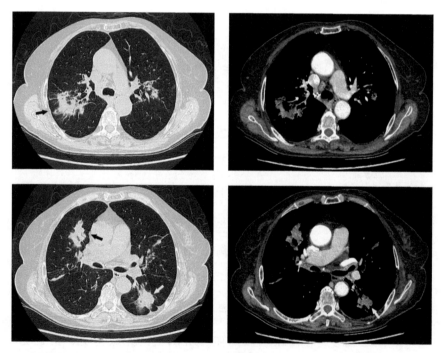

图1-11　胸部增强CT：双肺多发团片影（黑色箭头指示）及
左肺下叶团块（白色箭头指示）

初步诊断： 肺部阴影，左肺下叶占位性病变。

诊疗经过

　　患者为老年患者，既往相对体健，有长达 2 个月的低热，伴有畏寒、乏力、盗汗全身症状。患者以发热待查于当地医院检查获得诊断线索发现肺部阴影，但先后应用酶抑制剂复合制剂、喹诺酮类抗感染治疗无效。入院后针对肺部阴影及发热进一步完善了结核、自身免疫性疾病及肿瘤相关检查。进一步获得血管炎相关指标异常，ANA（++）1∶80，pANCA 阳性，MPO - ANCA 阳性。追问患者病史，患者近 1 年出现听力下降，鼻塞加重，联合风湿免疫科会诊意见考虑患者双肺多发、多形态病变为 ANCA 相关性小血管炎。但是患者左下肺团块影，有强化，局部细支气管截断伴有邻近胸膜凹陷，仍考虑恶性肿瘤可能性大。左肺下叶团块行经皮穿刺肺活检，病理回报：纤维化及慢性炎性背景下见肺泡上皮腺样重度异常增生，不能完全除外癌变。免疫组化：CK5/6（-），CK7（+），NapsinA（+），P40（-），P63（-），TTF（+），CD56（-），Ki - 67（5% +）。建议患者再次穿刺取病理，患者及患者家属拒绝。向患者及患者家属交代激素及免疫抑制剂治疗的风险，患者及患者家属认同后，给予患者美卓乐，早 16mg、晚 8mg 日 2 次口服，每月环磷酰胺 0.4g 冲击 1 次。口服美卓乐一周后复查胸部 CT，双肺斑片影较前有所吸收，左肺下叶团块影较前吸收不明显（图 1 - 12）。激素及环磷酰胺治疗半年后复查胸部 CT，双肺多发的斑片影明显吸收，左肺下叶仍有团块影（图 1 - 13）。

　　出院诊断： ANCA 相关性小血管炎（显微镜下多血管炎）；左下肺占位性病变（恶性不除外）。

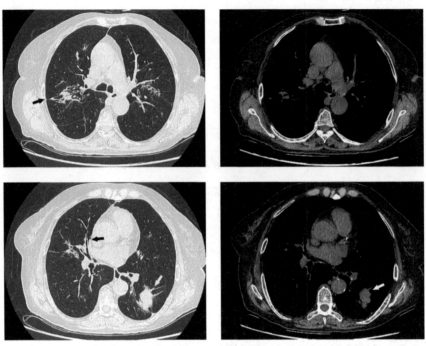

图 1-12 胸部 CT：肺内斑片影较前有所吸收（黑色箭头指示），
左肺下叶团块影较前吸收不明显（白色箭头指示）

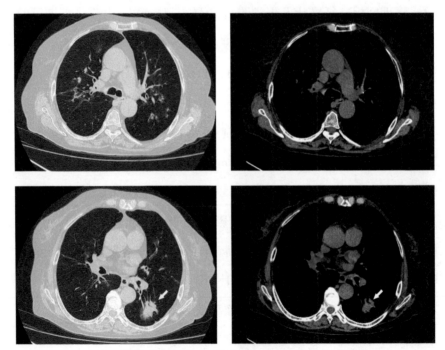

图 1-13 胸部 CT：肺内斑片影基本吸收，左肺下叶团块影
未见明显改变（白色箭头指示）

笔记

病例分析

　　发热伴肺部阴影在临床很常见，可由感染性和非感染性疾病中多种病因引起，对于发热伴肺部阴影的患者首先应鉴别其病因，才能采取正确的对策。此患者为老年，发热合并肺部阴影。老年患者非感染性发热近年来逐渐上升，老年发热伴肺部阴影患者血管炎及结缔组织病相关肺病，血液系统疾病和肺癌发病率升高。在临床上经常出现将非感染性疾病的发热伴肺部阴影误诊为肺炎，尤其是一些老年人或入住 ICU 的重症患者，常因合并肺不张、肺水肿或肺栓塞等被误诊为肺炎，临床误诊率为 17% ~ 26% 。因此，此患者在外院抗感染治疗无效的情况下，需完善结缔组织病、血管炎及肿瘤等相关的检查。检查结果支持血管炎的诊断，给予激素治疗后双肺多形态病变改善明显。但老年患者应用激素及免疫抑制剂风险升高，在老年患者中应用高剂量糖皮质激素及环磷酰胺后肾功能的损害并发率升高。

　　血管炎是以血管壁的炎症性改变为主要病理表现的一组疾病，其中抗中性粒细胞胞浆抗体（ANCA）相关性小血管炎是以坏死性炎症为特点的小血管炎。ANCA 相关性小血管炎包括显微镜下多血管炎、肉芽肿性血管炎和嗜酸性肉芽肿性血管炎，其中显微镜下多血管炎的发病率更高，其最常受累的器官是肺和肾。ANCA 相关的间质性肺病多见于 65 岁以上的老年患者，文献报道显示显微镜下多血管炎的患者较系统性多血管炎的患者（55 岁）年龄偏大，与IPF 患者的发病年龄相似。抗中性粒细胞胞浆抗体根据免疫荧光染色模型可分为胞浆型（c - ANCA），其靶抗原为蛋白酶 3（PR3）；核周型（p - ANCA），其靶抗原为髓过氧化物酶（MPO）。很多情况下，不典型 p‐ANCA 仅提示存在慢性炎性反应，对血管炎诊断并无特异性。目前认为，针对 PR3 的 c‐ANCA 主要在活动性坏死性肉芽肿患者血清中检测到，特异性较高。而针对 MPO 的 p‐ANCA 在显微镜下多血管炎和 Churg‐Strauss 综合征中更常见。因此，仅 PR3‐ANCA 和 MPO‐ANCA 阳性对系统性血管炎诊断较为特异，其中 60% 抗原是 MPO‐ANCA，肺部受累者常由此抗体。血管炎主要治疗药物为糖皮质激素及免疫抑制剂（以环磷酰胺最为常见），约 85% 的患者治疗后可以获得缓解，尤其对病变广泛且进展较快的患者更应积极治疗。

血管炎相关肺部影像学改变具有多形性特点，显微镜下多血管炎肺部受累可表现为双肺磨玻璃影，伴实变影，血管支气管束增粗，小叶间隔增厚。肉芽肿性血管炎肺部可表现为多发结节或肿块影，可有空洞，出血可表现为磨玻璃密度影。血管炎可以是原发的也可以为继发的。继发的血管炎可见于恶性肿瘤及全身的类风湿等疾病。此老年患者左肺下叶团块影，边缘可见毛刺，可见强化，局部细支气管截断，邻近胸膜凹陷与血管炎相关肺部影像学改变不符，考虑为恶性肿瘤的可能性大。病理结果也支持非血管炎表现，考虑不除外癌变。

专家点评

老年患者肺部表现常不典型，存在误诊率高、诊治困难的问题。非感染性发热伴肺部阴影的发病比率在老年患者中也升高。老年患者发热伴肺部阴影时，需完善血管炎、结缔组织病、肿瘤等相关检查。此老年患者的肺部阴影即为血管炎合并肿瘤可能，治疗时肺部阴影的非同步吸收也支持左肺下叶为肿物的可能。

参考文献

1. 钟南山，刘又宁．呼吸病学．第2版．北京：人民卫生出版社，2012，587－593.

2. 发热伴肺部阴影鉴别诊断共识专家组．发热伴肺部阴影鉴别诊断专家共识．中华结核和呼吸杂志，2016，39（3）：169－176.

3. Alba M A，Flores－Suárez L F，Henderson A G，et al．Interstital lung disease in ANCA vasculitis. Autoimmun Rev，2017；16（7）：722－729.

4. Tarzi R M，Pusey C D. Vasculitis：Risks and rewards of treating elderly patients with vasculitis. Nat Rev Nephrol，2011；7（5）：253－255.

（周冬梅　胡雪君）

005 老年病毒性肺炎一例

病历摘要

　　患者，女性，64岁。以"咳嗽、咳痰伴发热3天"为主诉入院。患者入院3天前着凉后出现咳嗽、咳黄色黏痰，伴发热，体温最高38.6℃，无咽痛，无寒战，自服头孢菌素2天，上诉症状未见明显减轻。患者病来无头晕、头痛，无胸闷、胸痛，无恶心、呕吐，无腹痛、腹泻，无尿频、尿急、尿痛，饮食睡眠尚可，尿便正常。

　　既往体健，否认毒物接触史，无吸烟嗜酒史。

　　体格检查： T：37℃，BP：134/78mmHg，R：18 次/分。一般状态可，神志清楚，胸廓对称，双肺呼吸运动度一致，触觉语颤正常，叩诊清音，双下肺听诊可闻及湿啰音，心浊音界正常，心率：

86 次/分，心律齐，各瓣膜听诊区未闻及病理性杂音。腹软，无压痛、反跳痛及肌紧张，肝脾肋下未触及，移动性浊音阴性。

辅助检查：血常规：WBC：3.48×10^9/L，淋巴细胞计数：0.98×10^9/L，NE：2.28×10^9/L，淋巴细胞百分比：28.2%，中性粒细胞百分比：65.5%；尿常规：蛋白质：阴性，尿潜血：阴性，比重：1.014，红细胞每高倍视野：3.10/HPF，白细胞每高倍视野：3.56/HPF；便常规：正常，便潜血：阴性；动脉血气：pH：7.479，$PaCO_2$：33mmHg，PaO_2：56.1mmHg；肝功能：丙氨酸氨基转移酶：88U/L，γ谷氨酰基转移酶：84U/L，碱性磷酸酶（ALP）：75U/L，白蛋白：31.8g/L，天门冬氨酸氨基转移酶：112U/L；肾功能：尿素测定：3.32mmol/L，肌酐测定：42μmol/L，胱抑素 C 测定：0.58mg/L；血离子正常；心肌酶：LDH：514U/L；超敏 C 反应蛋白测定：44.80mg/L；降钙素原：0.13ng/ml；血清肿瘤标志物：CA199：51.82U/ml，SCC：7.70ng/ml，CEA、NSE、CA125、CY21 −1 未见异常；T 细胞亚群：CD3：397 个/μl，CD4：135 个/μl，CD8：254 个/μl；支原体、军团菌、病毒抗体测定均为阴性；入院胸部 CT（图 1 −14）：肺可见多发磨玻璃密度斑片影，其内可见支气管走行，部分略扩张，双肺下叶为著，各级支气管通畅，双侧肺门大，纵隔居中，双侧肺门及纵隔内见肿大淋巴结；心电图、心脏超声、肝胆脾超声、泌尿系超声未见明显异常。

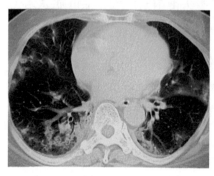
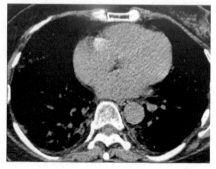

图 1 −14　胸部 CT：双肺可见多发磨玻璃密度斑片影

初步诊断：肺炎（病毒性肺炎可能性大）；Ⅰ型呼吸衰竭；肝功能异常。

诊疗经过

患者白细胞略低于正常值，淋巴细胞百分比正常，影像学表现为多发磨玻璃密度斑片影，符合病毒性肺炎特点。追问患者病史，患者发病前曾照顾其患重症病毒性肺炎的儿子，因此，考虑患者为病毒性肺炎可能性大。予患者奥司他韦75mg/日一次口服抗病毒，同时予莫西沙星400mg/日一次静点覆盖细菌及非典型病原体，予患者甲强龙40mg/日两次静脉注射后逐渐减至甲泼尼龙片4mg/日一次口服，辅以吸氧、人免疫球蛋白、保肝、抑酸、补钙治疗。患者治疗4天后体温恢复正常，后未再发热，自觉咳嗽、咳痰症状明显好转。

入院10天后复查动脉血气（停止吸氧30min）：pH：7.456，$PaCO_2$：37.9mmHg，PaO_2：84.6mmHg；血常规：WBC：7.7×10^9/L，淋巴细胞计数：2.67×10^9/L，粒细胞计数：4.39×10^9/L，淋巴细胞百分比：34.7%，粒细胞百分比：57%；降钙素原：0.02ng/ml；肝功能：丙氨酸氨基转移酶：38U/L，γ谷氨酰基转移酶：62U/L，天门冬氨酸氨基转移酶：25U/L；心肌酶：LDH：219U/L；T细胞亚群：CD3：1235个/μl，CD4：765个/μl，CD8：463个/μl。出院1个月复查胸部CT（图1－15）显示双肺磨玻璃斑片影较入院时（图1－14）明显吸收。

出院诊断：肺炎（病毒性肺炎可能性大）。

31

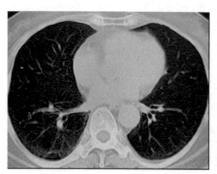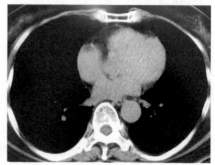

图 1-15　胸部 CT：双肺磨玻璃斑片影较入院时明显吸收

病例分析

呼吸道病毒是社区及医院获得性肺炎的重要病原，患者白细胞及中性粒细胞计数正常或可轻度升高或偏低，氧分压有不同程度的下降，电解质代谢紊乱多发，肝肾功能损害常见，心肌酶可有升高，可能存在病毒性心肌损伤的情况。

目前病原学诊断仍为诊断病毒性肺炎的主要方法，主要有病毒培养、抗原检测、抗体检测、核酸扩增。然而，病毒性肺炎病原学诊断受病毒种类、感染时相、标本质量等多种因素影响，其特异性及敏感度常常受限。影像学方面，病毒性肺炎多表现为肺间质改变，伴不同程度肺实质受累。病灶分布多不受肺野、肺段限制，常表现为弥漫分布的磨玻璃影，伴不同程度间质增厚、纤维化，小叶中心结节及沿着小叶中心散在分布的树芽征，与其弥漫性肺泡损伤，肺泡内出血，间质内多种炎细胞渗出的病理表现一致，有时也可伴小片或大片实变，支气管气像、胸膜下网格影、条索影，支气管血管束增粗。本例患者虽未取得病原学诊断证据，但结合患者病史、临床表现、化验及影像学检查结果，判断患者为病毒性肺炎可能性大。

病毒性肺炎需尽早应用抗病毒治疗，减少组织损伤，病毒性肺炎常合并细菌感染，考虑本例患者不能完全除外细菌及非典型病原体感染，故将喹诺酮类药物与抗病毒药物联合使用。糖皮质激素具有抗炎、免疫调节作用，为临床中病毒性肺炎常用药。然而，目前研究显示糖皮质激素在病毒性肺炎中的应用尚存在争议，有研究显示激素应用与患者升高的院内获得性肺炎发生率相关。一项回顾性研究表明，重症 H1N1 患者早期应用激素可提高患者死亡率，并更易继发细菌性肺炎或侵袭性真菌感染。除此之外，一项 meta 分析表明：激素使用与流感病毒肺炎患者较高的死亡率、较高的获得性感染发生率相关，且延长了机械通气时间及 ICU 入住时间。以上结果均来自临床回顾性研究，存在一定偏倚，受较多混杂因素影响。因此，糖皮质激素在病毒性肺炎中的使用适应证、剂量、疗程问题未来尚需临床大数据分析来确定。本例患者入院时存在 I 型呼吸衰竭，双肺多发磨玻璃密度斑片影，应用激素治疗减少炎性渗出，治疗效果较好。

专家点评

病毒性肺炎虽然在成人中发病率低于儿童，并非老年肺炎最常见病原体，且其病原学诊断特异性及敏感性均受到一定限制。病毒性肺炎影像学表现与细菌性肺炎存在重叠，实验室检查结果及影像学表现也往往存在动态变化的过程，但是在通过结合患者病史、临床表现、化验结果、影像学表现，根据临床经验，我们考虑患者为病毒性肺炎可能性大，通过及时抗病毒治疗使患者获得了良好的预后，在此与大家分享。

笔记

参考文献

1. Martin – Loeches I，Lisboa T，Rhodes A，et al. Use of early corticosteroid therapy on ICU admission in patients affected by severe pandemic（H1N1）v influenza A infection. Intensive Care Med，2011，37（2）：272 – 283.

2. Kim S H，Hong S B，Yun S C，et al. Corticosteroid treatment in critically ill patients with pandemic influenza A/H1N1 2009 infection：analytic strategy using propensity scores. Am J RespirCrit Care Med，2011，183（9）：1207 – 1214.

3. Yang J W，Fan L C，Miao X Y et al. Corticosteroids for the treatment of human infection with influenza virus：a systematic review and meta – analysis. Clin Microbiol infect，2015，21（10）：956 – 963.

（李雪娇　胡雪君）

006　肺脓肿合并肝脓肿一例

病历摘要

患者，男性，60岁。以"间断发热1个月，加重伴胸痛1周"为主诉入院。

现病史：患者1个月前无明显诱因出现发热，体温最高38.6℃，伴寒战，无咳嗽、咳痰，无咯血，无胸痛，无腹痛，未行相关影像学检查，于当地医院拟诊为肺内感染，入院经抗炎（具体药物及剂量不详）对症治疗2周后，体温降至正常，遂出院。患者于入院1周前再次出现发热，体温最高40℃，伴寒战。有胸痛，深呼吸时加重，无咳嗽、咳痰，无咯血，时有腹痛，于当地医院经头孢类抗炎（具体药物及剂量不详）对症治疗 3 天无明显好转，为进一步诊治来我院。患者入院当日开始出现咳痰，均为黄色粘痰，痰中带砖红色血丝。精神状态、饮食及睡眠尚可，二便正常，近期体重下降约 5kg。

既往史： 2 型糖尿病病史 2 年，未系统用药及监测血糖；否认高血压、冠心病病史。

体格检查： T：38.2℃，P：113 次/分，R：21 次/分，BP：125/75mmHg。消瘦，神清语明，口唇略发绀，睑结膜无苍白，巩膜轻度黄染，浅表淋巴结未触及。双肺呼吸音粗，可闻及散在湿啰音。心律齐，各瓣膜听诊区未闻及病理性杂音。腹软，上腹部按压不适，无反跳痛及肌紧张。肝脾肋下未触及，肝区叩痛阳性，墨菲氏征阴性，肠鸣音 3~4 次/分，移动性浊音阴性。双下肢无水肿。

辅助检查： 血常规：WBC：24.82×10^9/L，中性粒细胞百分比：92.4%，血红蛋白：121g/L，血小板计数：251×10^9/L；尿常规：蛋白质：1+，尿葡萄糖（GLU）：3+，红细胞每高倍视野：3.24/HPF，白细胞每高倍视野：1.76/HPF；便常规：未见异常；肝功能：ALT：36U/L，ALP：185U/L，γ-GGT：213U/L，白蛋白：26.9g/L，血清总胆红素（TBIL）：41.5μmol/L，血清直接胆红素（DBIL）：36.6μmol/L；肾功能：尿素测定：7.4mmol/L，肌酐测定：64μmol/L；血糖（空腹）：10.7mmol/L；HbA1C：8.0%；动脉血气（未吸氧）：pH：7.433，PaO_2：63.3mmHg，$PaCO_2$：34.3mmHg；PCT：17.38ng/ml；C-反应蛋白：149.35mg/L；支原体、军团菌、病毒抗体均阴性；cTnI：0.630ng/ml；BNP：82pg/ml；凝血三项：PT：14.7s，APTT：63.3s，Fg：11.43g/L；D-二聚体：1.70μg/ml；胸部CT：双肺可见多发大小不等团块影及结节影，左肺上叶可见团

片影，其内可见气体影，肺脓肿可能性大（图1-16：A、B图）。腹部超声：肝肋下斜径约：15.37cm。肝脏体积增大，肝表面光滑，肝边缘锐，肝左内叶可见低回声，大小约：4.07cm×3.99cm×3.19cm，形态不规整，其内可见无回声，大小约：1.01cm×0.36cm×1.11cm，欠清晰，病灶边缘可见血管分支。

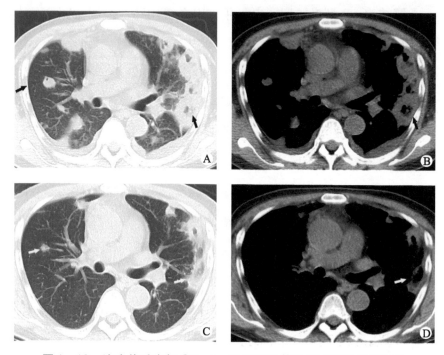

图1-16 治疗前后胸部CT：A，B图黑色箭头指示双肺多发脓肿伴周围渗出影；C，D图指示双肺多发脓肿较前明显吸收、缩小

初步诊断： 肺脓肿可能性大；肝脓肿可能性大；低氧血症；肝功能异常；心肌损伤；2型糖尿病。

诊疗经过

进一步完善检查，CEA：0.36ng/ml，AFP：1.40ng/ml，全腹增强CT：肝内占位性病变，肝脓肿可能性大（图1-17：A图）。

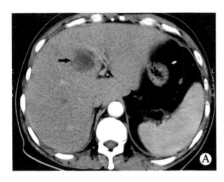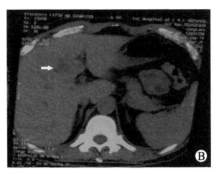

图 1-17　治疗前后全腹增强 CT：A 图黑色箭头指示肝脏单发脓肿；
B 图白色箭头指示肝部脓肿较前缩小

给予患者行痰液体位引流，使肺部脓肿部位（右肺）处于高位，轻叩背部，每日 3 次，每次 10～15 分钟，根据病情酌情调整。因为肝部脓肿直径不足 5cm，难以定位穿刺，故未能行肝脓肿穿刺引流术。

初始给予美罗培南 1.0g，q12h，静滴，2 小时滴注，抗炎一周。同时完善痰细菌培养、痰涂片查抗酸杆菌（3 次）、双上肢血培养（2 次）、痰查肿瘤细胞等。痰细菌培养回报：标本合格，肺炎克雷伯杆菌，ESBLs 阴性。痰涂片查抗酸杆菌（3 次）：均阴性。痰查脱落细胞：未见肿瘤细胞。血培养（双瓶双侧上肢）(2 次)：均未生长细菌。根据药敏结果选用头孢噻肟舒巴坦钠＋依替米星抗炎。桉柠蒎等化痰。监测及控制血糖。给予营养丰富、易消化食物等营养支持方案。

患者经抗感染治疗 1 周后，体温降至 37.0℃以下，咳嗽逐渐减轻，痰量逐渐减少，胸痛及呼吸困难缓解，外周血白细胞、C-反应蛋白、PCT 逐渐下降，肝功能、胆红素、心肌酶学等均恢复正常。复查胸部 CT（图 1-16：C、D 图）及腹部增强 CT（图 1-17：B 图），肺部脓肿及肝部脓肿均明显吸收。

于我院抗炎治疗 4 周后，患者转回当地医院继续抗炎治疗，疗

笔记

程至少持续 8 周，直至病灶完全吸收。

出院诊断：肺脓肿；肝脓肿；脓毒症；低氧血症；肝功能异常；心肌损伤；2 型糖尿病。

病例分析

患者中老年男性，既往有糖尿病多年，血糖控制不佳，且营养状态差，导致患者免疫力低下。间断发热 1 个月，当时无咳嗽、咳痰、胸痛、呼吸困难、腹痛等胸部及腹部症状，未行系统影像学检查，抗生素应用有效，体温可降至正常，根据整个病史，考虑患者当时不除外已出现肝脓肿，抗生素治疗有效，但疗程不足，同时也没有严格控制血糖。近一周再次出现高热、寒战，同时咳大量脓痰，伴胸痛，结合炎性指标升高、肝部低回声占位、肺内大片阴影中有空洞等特点，可以初步诊断——肺脓肿可能性大，肝脓肿可能性大。但肺部空洞应注意与肺结核、肺癌、肺囊肿合并感染等疾病相鉴别。考虑患者原肝脓肿内的细菌入血，于肺内新发化脓性病灶。

脓毒症定义：脓毒症是指因感染引起的宿主反应失调导致的危及生命的器官功能障碍。患者感染重，呼吸功能、肝功能、心肌等均不同程度受到损伤，根据患者低氧程度、胆红素升高水平，可以诊断脓毒症。对于脓毒症的患者，推荐尽快使用抗生素，经验性使用可能覆盖所有病原体的抗菌药物。针对脓肿，在引流的基础上，先经验性抗感染，待得到病原体后，根据药敏选择敏感的抗生素，整个抗感染疗程不应少于 8 周，直至病灶完全吸收。

专家点评

肺脓肿多为吸入性途径感染，此病例为血源性感染。患者为中老年男性，有糖尿病病史，常年血糖控制欠佳，这是患者的易感因素。患者此次感染，病原菌为肺炎克雷伯杆菌。肺炎克雷伯杆菌，属革兰氏阴性杆菌，是正常分布在人体肠道、呼吸道和胆道内的条件致病菌，当免疫力低下时，可能经血液循环或胆道侵袭进入肝脏，形成肝脓肿。有研究表明，血糖控制不佳与肺炎克雷伯杆菌的发生发展有关。根据现病史推断，患者先出现肝脓肿，后细菌入血，在肺内形成肺脓肿。进一步评估患者病情严重程度，患者炎性指标明显升高，且 PCT 升高 > 10ng/ml，提示严重细菌性脓毒症，常伴有器官功能衰竭，具有高度死亡风险。此患者出现低氧血症、肝功能损伤、心肌损伤，均由此次重症感染造成，抗感染有效后，各器官功能均逐渐好转。肺脓肿及肝脓肿的治疗中，有效的引流至关重要。初始给予经验性治疗，同时需要积极拿到病原学证据，以指导后期的治疗用药。

参考文献

1. Singer M, Deutschman C S, Seymour C W, et al. The Third International Consensus Definitions for Sepsis and Septic Shorck（Sepsis‐3）. JAMA, 2016, 315（8）：801‐810.

2. 中国医师协会急诊医师分会，中国研究型医院学会休克与脓毒症专业委员会. 中国脓毒症/脓毒性休克急诊治疗指南（2018）. 中国急救医学, 2018, 38（9）：741‐756.

3. Lin Y T, Wang F D, Wu P F, et al. Klebsiella pneumoniae liver abscess in diabetic patients：association of glycemic control with the clinical characteristics. BMC Infect

Dis, 2013, 13: 56.

4. Wacker C, Prkno A, Brunkhorst F M, et al. Procalcitonin as a diagnostic marker for sepsis: a systematic review and meta-analysis. Lancet Infect Dis, 2013, 13 (5): 426-435.

5. 降钙素原急诊临床应用专家共识组. 降钙素原（PCT）急诊临床应用的专家共识. 中华急诊医学杂志, 2012, 21 (9): 944-951.

（解世林　胡雪君）

007　老年肾癌肺转移应用免疫检测点抑制剂治疗一例

病历摘要

患者，男性，61岁。以"肾癌术后4年余，肺转移3年"为主诉收入院。患者4年前（2014年4月）因腰痛就诊，行腹部CT提示右肾占位性病变，行根治性右肾切除术，术中见肿物大小约6cm，侵及肾周脂肪，术后病理为肾透明细胞癌，淋巴结无转移，术后分期为（T3aN0M0，Ⅲ期）。术后未行辅助治疗。术后1年（2015年4月）发现右肺内结节，考虑为肾癌肺转移，术后无疾病生存时间（DFS）为1年。遂开始口服索拉菲尼治疗，病灶稳定。应用索拉菲尼治疗22个月后（2017年2月）新发左肺上叶团块影，且逐渐增大（图1-18），不除外合并其他恶性肿瘤。

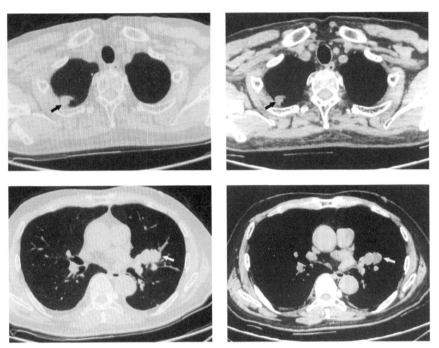

图 1-18　胸部 CT：右肺上叶转移灶（黑色箭头），
左肺上叶新发团块影（白色箭头）

行纤维支气管镜检查提示左舌段支气管肿物（图 1 - 19：A 图），取病理结果提示转移性肾癌（图 1 - 19：B 图），免疫组化：CK（＋），Vimentin（＋），CD10（局灶＋），TTF - 1（－），NapsinA（－），P63（－），PAX8（局灶弱），考虑疾病进展，一线疾病进展时间（TTP）为 22 个月。

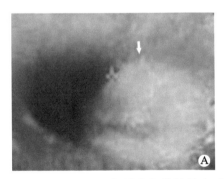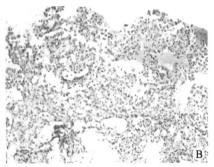

图 1-19　纤维支气管镜检查（A 图）：左舌段支气管管口可见
黄色坏死物及肿物阻塞管腔（白色箭头指示）；
病理结果（B 图）：倾向转移性肾癌

家族史：父亲肾癌已故，一弟肺癌已故。

疾病史：冠心病病史4年，2年前行心脏支架植入术。

体格检查：T：36.5℃，P：80次/分，R：16次/分，BP：110/70mmHg。神志清楚，周身浅表淋巴结未触及。心肺听诊无异常。腹平软，无压痛，肝脾肋下未触及，双下肢无浮肿。腹部可见手术疤痕。

辅助检查：血常规血生化检测无治疗禁忌。血清肿瘤标志物：CA199：117U/ml。胸部CT提示左肺上叶团块影。纤维支气管镜检查提示左舌段支气管管口可见黄色坏死物及肿物阻塞管腔。纤维支气管镜取病理结果提示转移性肾癌，免疫组化：CK（＋），Vimentin（＋），CD10（局灶＋），TTF－1（－），NapsinA（－），P63（－），PAX8（局灶弱）。

初步诊断：肾癌术后（Ⅳ期，肺转移）；冠心病，心脏支架置入术后。

诊疗经过

16个月前（2017年3月）开始应用纳武单抗（Opdivo，nivolumab）治疗。治疗2个月后复查胸部CT提示肺内病灶进展（图1－20），再次行纤维支气管镜检查仍提示左舌叶肿物（图1－21：A图），取病理提示变性坏死组织，黏膜组织较多，淋巴细胞及浆细胞浸润（图1－21：B图），考虑为免疫治疗所致疾病假性进展，继续纳武单抗治疗。治疗5个月，8个月复查胸部CT结果提示病灶明显缩小，12个月时复查胸部CT结果提示部分缓解（图1－22）。

2个月前患者出现头晕及命名性失语，行头MRI检查提示新发脑转移（图1－23：A图），因脑水肿严重未行放疗。考虑患者肺内病

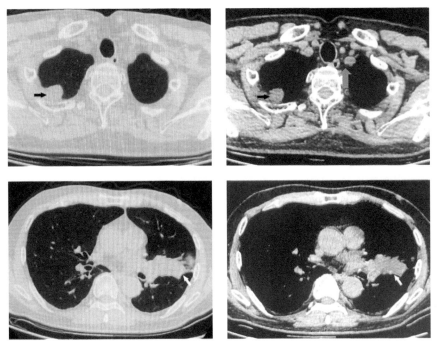

图 1-20　胸部 CT：右肺上叶转移灶增大（白色箭头指示），
左肺上叶新发团块影增大（黑色箭头指示）

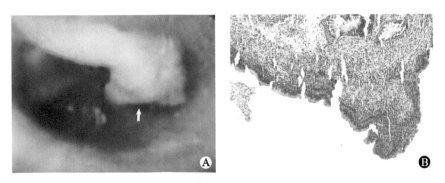

图 1-21　纤维支气管镜检查（A 图）：左舌叶见新生物生长，
阻塞管腔，新生物表面见大量白色坏死物质（白色箭头指示）；
病理（B 图）：坏死组织及少量黏膜上皮，
黏膜组织较多淋巴细胞及浆细胞浸润

灶控制良好，继续纳武单抗治疗。现颅内病灶部分缓解（图 1-23：
B 图），水肿明显减轻。目前患者仍带瘤生存，肿瘤标志物 CA199
逐渐降至 40U/ml，目前生存期达 51 个月。

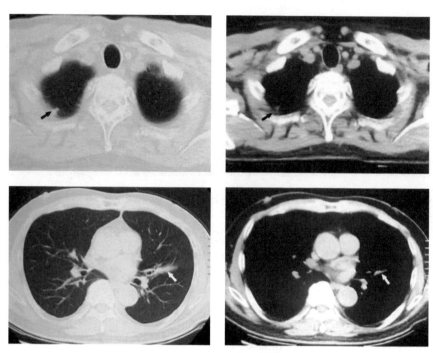

图 1-22　胸部 CT：右肺上叶转移灶较前明显缩小
（黑色箭头指示），左肺上叶新发团块影明显缩小
（白色箭头指示），部分缓解

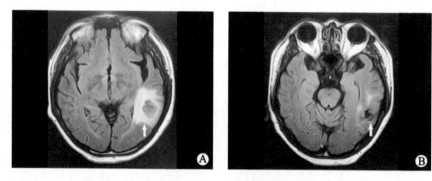

图 1-23　头 MRI：A 图：左侧颞叶转移瘤伴卒中；
B 图：左侧颞叶转移瘤较前明显缩小（见白色箭头）

分析患者肺内病灶性质：在索拉菲尼治疗过程中患者胸部 CT
提示出现左肺上叶团块影伴阻塞性肺不张，与典型肺转移癌的影像
学表现不符。典型肺转移瘤的影像学特点为单发或多发大小不等肺
内结节，多位于两肺外三分之一的胸膜下区，或叶间裂附近。本例

不除外合并原发性肺癌——即患者出现多原发癌（MPC）。多原发癌是同一个体在相同或不同器官同时或先后发生两个或两个以上的恶性肿瘤。原发癌诊断标准为：①每一种肿瘤须经组织细胞学证实为恶性肿瘤；②每一种肿瘤有其独特的病理形态；③必须排除互为转移的可能性。对于肾透明细胞癌，其再发其他系统肿瘤的概率男性为 26.6%，女性为 15.5%，再发肿瘤多为直肠癌、肺癌、前列腺癌、膀胱癌等。具有肾透明细胞癌家族史的患者 MPC 的发生率更高，其中，再发结直肠肿瘤的概率升高 1.8 倍，再发膀胱癌的概率增高 2.7 倍，再发肺癌的概率增高 1.7 倍，而此患者有明确的家族史，父亲为肾癌已故，为多原发癌的危险人群，因此我们对患者进行纤维支气管镜活检病理检查。第一次活检结果只提示为坏死组织，但与影像学明显不符，因此动员患者再次活检取病理，结果提示肺内病灶为结合病史倾向转移性肾癌，诊断仍为肾癌肺转移，索拉菲尼治疗后进展。肺的支气管内膜转移为非典型肺转移瘤中的一种，发生率低，肉眼可见的大气道转移发生率仅为 2%，原发肿瘤常为肾癌、乳腺癌和结直肠癌，多表现为一叶或一侧肺不张，难与原发支气管癌相鉴别。在本例患者诊断中值得借鉴的是当疾病影像学表现与疾病不符时应尽量拿到标本进行病理诊断，才能有助于下一步治疗。

出院诊断：肾癌术后（Ⅳ期，肺、脑转移）；冠心病，心脏支架置入术后。

🔬 病例分析

肾癌是泌尿外科常见的恶性肿瘤。在我国，肾癌发病率位于泌尿外科恶性肿瘤第 2 位，仅次于膀胱癌；约 25% 的患者就诊时已有远处转移，局限性肾癌手术的患者切除后约 1/3 出现远处转移，其 5 年生存率 <10%。与其他恶性肿瘤相比，肾癌对放疗、化疗和激素治疗均不敏感。患者术中所见及术后病理均提示肿瘤侵袭肾周脂肪，术后分期为Ⅲ期，中晚期，病理类型又为中等恶性程度的透明细胞癌，与术后短期内（1 年）患者即出现了转移是符合的，根据 NCCN 指南应用索拉非尼靶向治疗。索拉非尼是一种口服的小分子多激酶抑制剂，已有多项研究结果证实索拉非尼在欧美人群中可显著延长晚期肾癌患者的无进展生存期和总生存期，其治疗亚裔人群的疗效优于欧美人群。本例的 TTP 则达到 22 个月，明显高于文献报道，可能由于患者为肺内孤立转移病灶，并不影响重要器官功能，而且与索拉非尼持续有效有关。

对于转移性肾癌的二线治疗，根据 2017 中国 CSCO 肾癌推荐的治疗方案：TKI 治疗失败后的可选择的基本策略为依维莫司（1 类）或阿昔替尼（1 类），可选策略为卡博替尼（1 类）或纳武单抗（1 类）。纳武单抗（nivolumab）是一种抗 PD-1 的单克隆抗体，通过阻断 PD-1 与其配体 PDL-1/2 的结合从而恢复 T 细胞的抗肿瘤效应。治疗 2 个月后复查胸部 CT 示肺内病灶较前增大，有两种可能：①疾病进展，需要改换药物治疗；②炎性细胞及免疫细胞浸润导致肿瘤体积增大的影像学假性进展。在临床实践中，接受免疫治疗的患者，虽然治疗后出现一过性的肿瘤增大、新病灶增加等进展的表现，但是一部分患者却仍然能从继续应用免疫治疗中获益，强烈提示现有的 RECIST 标准对免疫治疗疗效评价的不足。由于扩增的炎性细胞的浸润，造成肿瘤体积增大的现象。因此，出现了免疫治疗假进展的定义。早期假性进展：根据 irRC（the immune-related response criteria）标准，在 12 周内首次影像学评估肿瘤负荷增大≥25%，再次影像学评估不能确认进展的情况为早期假性进展。晚期

笔记

假性进展：根据 irRC 标准，在 12 周后任意一次影像学评估肿瘤负荷增大≥25%，再次影像学评估不能确认进展的情况为晚期假性进展。在本病例中，患者治疗两个月时出现了疾病影像学进展，当无法鉴别是否为假进展时应用纤维支气管镜再次取病理证实为炎性细胞浸润而非肿瘤细胞增多，结合进展时间考虑为早期假性进展，因此继续应用纳武单抗进行治疗。在随后的 1 年治疗及评估效果中也证实了肿瘤在影像学假进展之后出现了病灶明显缩小，达到部分缓解，治疗有效。因此在无法证实是否为假进展时再次进行病理学检查可能为鉴别诊断提供依据，指导下一步治疗。在出现脑转移后，尽管为新发病灶，但免疫治疗疗效评价与传统 RECIST 评价系统的一个重要区别则为第一次出现新病灶并不能直接诊断为疾病进展，肺内病灶控制良好且患者无明显抽搐、喷射性呕吐等症状，无需紧急特殊处理。所以未积极进行局部处理及改换药物，结果证实颅内病灶及水肿亦明显缩小，治疗有效。目前患者带瘤总生存期已达 39个月。

专家点评

此病例为一肾癌肺转移老年男性，术后 1 年即发生肺转移。因肾癌本身属于放化疗不敏感肿瘤且老年人基础功能差，存在冠心病等基础疾病不能耐受放化疗，因此，应用 TKI 类药物索拉菲尼治疗一线 TTP 22 个月。应用索拉菲尼治疗过程中患者出现左肺团块影伴肺不张，与典型肺转移瘤不符，不能除外多原发癌，进行活检后证实为肾癌支气管黏膜转移。二线应用纳武单抗免疫治疗，总体疗效达部分缓解。在本病例应用纳武单抗进行治疗过程中患者两次出现影像学进展，在病理学支持下考虑为假性进展，未盲目换药，而是继续应用纳武单抗进行治疗，并取得了长期稳定的部分缓解。患者带瘤生存 39 个月，总生存期长达 51 个月，为肾癌治疗成功病例。

参考文献

1. Beisland C, Talleraas O, Bakke A, et al. Multiple primary malignancies in patients with renal cell carcinoma: a national population – based cohort study. BJU Int, 2006, 97 (4): 698 – 702.

2. Chen T, Fallah M, Sundquist K, et al. Risk of subsequent cancer in renal cell carcinoma survivors with a family history. Eur J Cancer, 2014, 50 (12): 2108 – 2118.

3. Hodi F S, Ballinger M, Lyons B, et al. Immune – Modified Response Evaluation Criteria In Solid Tumors (imRECIST): Refining Guidelines to Assess the Clinical Benefit of Cancer Immunotherapy. J Clin Oncol, 2018, 36 (9): 850 – 858.

（龚晶　胡雪君）

008　淋巴瘤合并机化性肺炎一例

📋 病历摘要

患者，女性，57 岁。主诉：确诊霍奇金淋巴瘤 5 年，复诊发现淋巴结肿大 1 个月。患者 5 年前因"发热、盗汗、无力"来我院就诊，局部麻醉下行左锁骨上淋巴结活检术，术中完整切除 3 枚淋巴结，术后病理：结节性淋巴细胞为主性霍奇金淋巴瘤。此后规律化疗（ABVD 方案：吡柔比星 38mg d1 静点，博来霉素 15mg d1 肌注，长春地辛4mg d1 静点，达卡巴嗪575mg d1 静点），共7个疗程，期间规律复查。化疗后明显好转。1个月前无明显诱因出现发热伴乏力，体温波动在37.2℃～38.0℃，无寒战、发冷，自服"泰诺"1周后症状好转。于我院门诊行浅表淋巴结超声检查，结果提示腹主动脉偏左侧低回声，不除外肿大淋巴结。患者2个月体重下降10余斤。

体格检查：T：36.5℃，P：72 次/分，R：18 次/分，BP：116/55mmHg。神志清楚，左颈部、双腹股沟可触及多枚肿大淋巴结，以右侧腹股沟明显，大小范围0.3cm～0.5cm，无触痛，活动度尚可。双肺呼吸音清，未闻及干湿啰音，心浊音界正常，心律齐，各瓣膜听诊区未闻及病理性杂音。腹软，无压痛，肝脾肋下未触及，移动性浊音阴性，双下肢无浮肿。

辅助检查：血常规：WBC：7.49×10^9/L；C－反应蛋白：40.8mg/L，血沉：20mm/h；IgG：4.8g/L，IgA：0.35g/L，IgM：0.19g/L；血清β_2－微球蛋白：3.26ml/L；肿瘤标志物：CEA：2.49ng/ml，CA125：52.58U/ml；胸部CT：双肺多发团片影，炎症可能性大，双肺多发结节，纵隔、双肺门、双腋下淋巴结肿大；全腹CT：脾大，左肾小囊肿可能大，右侧附件区囊性病变，腹盆腔多发淋巴结肿大。

初步诊断：肺部阴影，霍奇金淋巴瘤。

诊疗经过

进一步行局部麻醉下右腹股沟淋巴结活检术，病理回报：CK（－），CD3（＋），CD20（B细胞＋），Pax－5（B细胞＋），Bcl－2（生发中心－），CD21（＋），CD10（灶状＋），CXCL－13（灶状＋），CyclinD1（－），CD30（散在＋），Ki－67（10%＋），CD68（组织细胞＋），EBV（－），PD－1（灶状＋），Bcl－6（散在＋），MUM1（－），CD15（散在＋），EMA（－）；结论：淋巴结组织异型

增生，以间区 T 细胞异型增生为主。外院病理科会诊意见：淋巴结非霍奇金血管免疫母细胞性 T 细胞淋巴瘤。再次外院行病理复查结果：淋巴结混合性 T、B 细胞反应性增生。因各医院病理结果不相符，完善 PET－CT：周身多发淋巴结代谢增高（较前显影代谢增高），部分肿大，多考虑为恶性病变，双肺多发斑片样结节影，代谢增高，建议除外恶性病变累及。骨髓穿刺未提示淋巴瘤。

因肺部病变不明确性质，进一步完善经皮穿刺肺活检，病理：免疫组化：CK（上皮＋），CD3（少数淋巴细胞），CD20（－），CD15（－），CD30（－），Pax－5（－），CD21（－），CD68（＋），Ki－67（少数＋）；结论：符合机化性肺炎改变（图 1－24）。追问病史，患者 2017 年 11 月时因"发热、咳嗽、咳痰"入院，胸部 CT 提示双肺下叶炎症可能大（图 1－25：A、B 图）。抗炎 14 天后症状及影像学明显好转（图 1－25：C、D 图）。通过病史考虑病变有游走，结合病理回报可明确诊断为机化性肺炎，予醋酸泼尼松 40mg 日一次口服，辅以保胃、补钙等治疗。应用激素 2 周后复查胸部 CT 病灶较前明显吸收（图 1－26）。

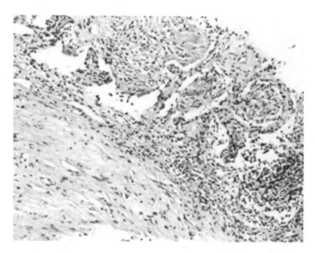

图 1－24　病理示间质纤维增生，玻璃样变性，炎细胞浸润

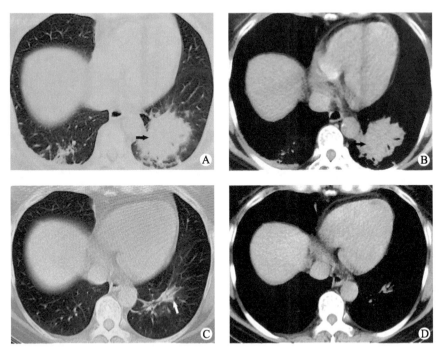

图 1-25　胸部 CT：A，B 图：左肺下叶团片影（黑色箭头指示），
内可见小支气管影；C，D 图：左肺下叶条片影（白色箭头指示），
较治疗前病变范围明显减小

出院诊断： 机化性肺炎，淋巴瘤复发待除外。

病例分析

　　机化性肺炎（OP）为肺损伤所致的非特异性病理反应，其有
许多病因，包括感染、药物、结缔组织病、吸入等，由这些病因引
起的称为继发性 OP（SOP），而找不到病因者称为特发性 OP 或隐源
性 OP（COP）。OP 主要组织病理显示肺泡、远端小气道内疏松纤维
组织息肉栓并不同程度的间质和肺泡单核细胞、泡沫巨噬细胞浸
润，典型影像示多发的双肺胸膜下或支气管周围炎性浸润形成的磨
玻璃、实变灶。

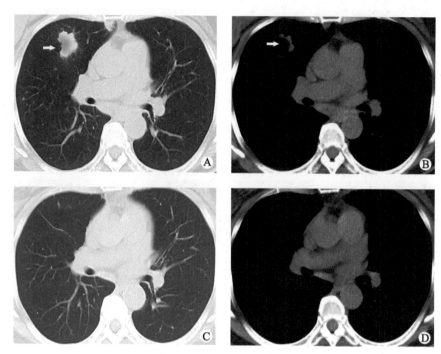

图1-26　胸部CT：A、B图：右肺胸膜下不规则团片影，
范围约5.7cm×2.5cm（白色箭头指示）；
C、D图：右肺不规则团片影，较前吸收

COP：是指没有明确致病原（如感染）或其他临床伴随疾病（如结缔组织疾病）所出现的OP，是特发性间质性肺炎（idiopathic interstitial pneumonia，IIP）的一个亚型，具有独特的临床、影像和病理学特点。命名源于闭塞性细支气管炎并机化性肺炎（BOOP），BOOP为Epler等在1985年对原因不明的细支气管、肺泡管、肺泡内肉芽组织增生性疾病的命名，由于BOOP不仅属于细支气管炎范畴，其病理示肺泡内的炎性细胞浸润和息肉样肉芽组织增生、较晚期的纤维化等较细支气管内更显著，且有的仅为肺泡受累而未累及细支气管，故在2002年ATS/ERS将原因不明的BOOP改称为COP，并纳入IIP的范畴。

临床诊断：COP的临床表现缺乏特异性，男女发病率基本相当，发病年龄 50～60 岁多见，儿童少见。COP 常年发病，部分患者具有一定季节性，好发于每年早春，甚至治疗后复发也在这一时间段。还有报道无吸烟史或者已戒烟的 COP 发病率为吸烟者的 2 倍，特别是女性患者。临床起病多为亚急性起病，偶有急性起病，病初为类流感表现，干咳或有少量白黏痰、咯血、胸痛，以及轻、中度呼吸困难等呼吸道症状，并有低热、盗汗、乏力、肌痛、体重下降等全身症状，双肺可闻及帛裂音。大多数外周血白细胞计数正常，部分患者增加，血沉快，C - 反应蛋白增高。支气管肺泡灌洗液有淋巴细胞增多（20%～40%）、其次是中性粒细胞（10%）、嗜酸性粒细胞（5%），CD8 升高、CD4/CD8 比值降低。肺功能多为轻中度限制性通气功能障碍，合并吸烟和慢性阻塞性肺疾病的患者可出现阻塞性通气功能障碍或混合性通气功能障碍。胸部影像学胸部 CT 明显优于 X 线，特别是 HRCT，常为双肺受累，病变多分布于支气管周围活胸膜下，以下肺野多见，约有 90% 病例可见磨玻璃、肺实变影，有时病变可游走，部分病变可见网格影，约有 30% 病例可见轻度小支气管扩张，多在肺实变影或磨玻璃影内，或有支气管充气征，累及细支气管时可见小叶中心结节、树芽征，约有 40% 病例可见结节（≤3mm 直径）或肿块（>3cm 直径），有时在结节、肿块或肺实变影周围出现晕征，有时在磨玻璃影周围出现密度增高的环状反晕征（RHS）。Kim 等提出 RHS 对 COP 诊断有特异性，其观察 1996—2001 年中肺活检证实的 31 例 COP 环状的 CT 影像中有 6 例（19%）RHS，而在同期的其余病例中未见有 RHS 影像，但可见 COP 的其他影像。鉴别需与特发性肺间质纤维化（IPF）、急性间质性肺炎（AIP）、非特异性间质性肺炎（NSIP）等相鉴别。肺活组织病理学检查是确诊 COP 的重要手段。其组织病理学特征为肺泡腔及肺泡管内机化性渗出物、结缔组织或成纤维细

笔记

胞形成的肉芽组织，肉芽组织可延伸到细支气管并阻塞气道，部分肺泡腔内充满泡沫巨噬细胞，机化性肺炎部位伴轻度间质性炎症、肺泡结构完整。

治疗：糖皮质激素是目前的主要治疗药物。常在用药后及天或几周内，临床症状和影像学明显改善，最后完全吸收。治疗原则是早期、足量、足疗程。起始剂量泼尼松0.5mg/（kg·d），2~4周减量，4~6个月减至维持量7.5~10.0mg/d，足疗程在1年以上。重症患者可用激素冲击甲泼尼龙1000mg/d冲击治疗3~5天，继而减量至口服泼尼松维持治疗。

专家点评

该患者既往霍奇金淋巴瘤诊断明确，近1个月出现低热、乏力，白细胞不高，C-反应蛋白、PCT升高，血沉正常上限，行右腹股沟淋巴结活检病理未明确提示淋巴瘤复发，骨髓穿刺未提示，但胸部增强CT提示双肺可见多发不规则团片影，边缘可见索条影及磨玻璃密度影，增强后可见强化，且PET-CT不除外恶性病变累及，故病灶不能除外复发所致，进一步行肺活检明确病灶为机化性肺炎。结合2017年曾因"发热"行胸部CT可见左肺下叶团片影，右肺下也斑片影，抗炎后病灶明显吸收。本次病灶较前位置不同，存在游走性，且病理证实，诊断明确。给予糖皮质激素治疗后好转。从本病例可见，COP临床表现缺乏特异性，发病早期易被误诊为肺部感染性疾病，因此当影像学具有游走性时，应尽早行肺活检明确诊断。

参考文献

1. Epler G R, Colby T V, Mcloud T C, et al. Bronchiolitis obliterans organizing

pneumonia. N Enfl Mrd, 1985, 12（3）：152 - 158.

2. Kim S J, Lee K S, Ryu Y H, et al. Reversed halo sign on high - resolution CT of cryptogenic Organizing pneumonia：diagnoatic implications. AJR Am J Eoentgenol, 2003, 180（5）：1251 - 1254.

（张钰淼　胡雪君）

009　病毒性肺炎合并黄曲霉感染一例

病历摘要

患者，男性，73 岁。咳嗽伴气短 20 余天，发热 1 天。患者 20 天前着凉后出现咳嗽，咳白色黏痰，偶有痰中带血丝，伴气短，活动后加重，无胸痛，无发热，胸部 CT 提示"双肺多发斑片状阴影"，予以哌拉西林钠抗感染治疗 10 天，症状未见好转，复查胸部 CT 提示肺部阴影较前无吸收。1 天前患者无明显诱因突发高热，体温最高 39.3℃，伴寒战、畏冷，呕吐胃内容物一次，为求进一步诊治来我院。患者病来无头晕、头迷，无意识障碍，无腹痛、腹泻，无尿频、尿急，饮食、睡眠尚可，大、小便正常。近期体重下降约 3kg。

接触史：患者 1 个月前用鸡粪给农作物施肥 2 次。

体格检查：T：39.3℃，P：109 次/分，R：20 次/分，BP：110/56mmHg。双肺呼吸音略弱，左肺可闻及湿啰音。心律齐，各瓣膜区无明显病理性杂音，腹软无压痛，肝脾肋下未触及双下肢无浮肿。

辅助检查： 血常规：WBC：$4.55 \times 10^9/L$，中性粒细胞百分比：91.6%，淋巴细胞百分比：5.1%，单核细胞百分比：2.9%，血红蛋白：142g/L，血小板：$164 \times 10^9/L$；尿常规：蛋白质：1+，尿酮体：1+；便潜血：阳性，大便球杆菌比：10:1；肝肾功能离子未见明显异常；PCT：1.83ng/ml；C-反应蛋白：65.2mg/L；动脉血气：pH：7.422，$PaCO$：36.9mmHg，PaO_2：52.6mmHg，SaO_2：87.5%；D-二聚体：0.81μg/ml；病毒抗体、支原体抗体及军团菌抗体阴性；结明试验：阴性；T-SPOT：阴性；IgE：229.1IU/ml；风湿抗体：ANA（+）1:100 颗粒型，ANCA（1）、ANCA（2）均阴性。双侧血培养：5 天未生长；痰培养：连续 3 次未生长致病菌；痰涂查抗酸杆菌：2 次阴性；真菌涂片：2 次阴性，找到真菌孢子1 次；肥达、外斐氏反应：阴性。胸部 CT：（2018 年 5 月 29 日）：左肺下叶实变影（图 1-27）。

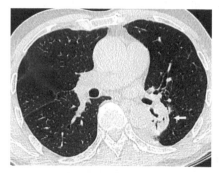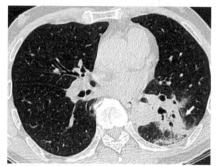

图 1-27　胸部 CT 示左肺下叶可见实变影（白色箭头指示）

初步诊断： I 型呼吸衰竭；肺部阴影（性质待定）。

📖 诊疗经过

入院后给予头孢噻肟钠舒巴坦钠 4.5g，日二次，拜复乐 0.4g，日一次，患者体温最高上升至 40℃，呼吸困难加重并出现腹泻。入院第 3 天复查相关指标：WBC：$1.48 \times 10^9/L$，中性粒细胞百分比：68.9%，淋巴细胞百分比：18.2%，单核细胞百分比：12.2%，血红蛋白：152g/L，血小板：$71 \times 10^9/L$。K：3.4mmol/L。LDH：1333U/L。AST：105U/L。血清肿瘤标志物：CEA：16.26ng/ml，CA199：44.56U/ml。降钙素原：1.06ng/ml。C - 反应蛋白：26.9mg/L。真菌抗原：< 10pg/ml。动脉血气：吸氧 2 升/分双鼻：pH：7.44，$PaCO_2$：33.3mmHg，PaO_2：61.3mmHg，SaO_2：91.5%，T 细胞亚群：CD4：53 个/μl，CD8：57 个/μl，CD3：115 个/μl，血常规白细胞及血小板进行性下降，床头胸片提示左肺中下野大片斑片影，较前加重，抗炎治疗调整为美平 1.0g 8 小时一次，联合拜复乐 0.4g 日一次静滴，并予以营养支持、升白细胞、调节肠道菌群等综合治疗。患者 CD4 明显减低，6 升/分吸氧时血氧饱和度 85%~87%，于入院第 5 天及第 7 天先后加用复方新诺明及达菲口服，不除外病毒性肺炎，并开始应用甲强龙 40mg 静推治疗。患者入院第 7 天不能进食开始鼻饲饮食，入院第 10 天，病情加重，血氧饱和度进行性下降，复查动脉血气（6 升/分双鼻导管吸氧）：pH：7.468，$PaCO_2$：34.50mmHg，PaO_2：58.70mmHg，HCO_3^-：24.70mmol/L，给予气管插管呼吸机辅助通气转入 ICU 病房。此时血常规：WBC：$10.9 \times 10^9/L$，中性粒细胞百分比：78%，淋巴细胞百分比：8.3%，单核细胞百分比：13.3%，血红蛋白：131g/L，血小板：$183 \times 10^9/L$。降钙素原：0.11ng/ml，C - 反应蛋白：9.2mg/L。

转入 ICU 后，给予患者多次行支气管灌洗，并送检病原学。给予患者胸腔穿刺置管引流，并留取病原学。患者行双下肢静脉超声提示左侧浅静脉中段血栓形成（急性期），给予患者低分子肝素每日两次皮下注射抗凝治疗。患者随后出现感染性休克，给予患者去甲肾上腺素等对症治疗。转入后第 4 天患者开始出现贫血，血红蛋白开始下降，波动在 87～99g/L，患者仍有发热，体温波动在 37℃～38℃，患者纤维支气管镜痰培养回报白色念珠菌及黄曲霉，复查胸部 CT：患者双肺出现多发斑片影，较前明显增多（图 1-28）。停止美平及拜复乐，改为科赛斯及斯沃治疗，继续甲强龙治疗，双肺下叶存在实变，给予患者行俯卧位通气治疗。

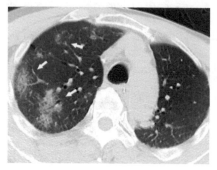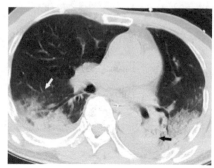

图 1-28　胸部 CT：双肺多发斑片影，较前明显增多（白色箭头为新发斑片影），实变影较前明显增大（黑色箭头所示）

转入 ICU 第 7 天，患者连续纤维支气管镜痰培养结果为黄曲霉，细菌半定量 +，患者诊断肺曲霉菌病，停用斯沃及科赛斯治疗，改为威凡联合可乐必妥静点治疗，斯沃改为口服，患者体温最高仍能到达 38.3℃，此时化验：血常规：WBC：15.44×10^9/L，淋巴细胞百分比：5.1%，中性粒细胞百分比：87.1%，血红蛋白：107g/L，血小板：342×10^9/L。降钙素原：0.1ng/ml，C-反应蛋白：22.6mg/L。转入 ICU 第 10 天患者开始出现肝功能及肾功能异常高钠高氯。GGT：283U/L，肌酐：112μmol/L。给予患者保肝降酶治疗，维持内环境稳定治疗。开始加用两性霉素 B 静点治疗。后患者病情较前逐渐好转，体温峰值逐渐下降，最高 37.6℃，转入 ICU 第 14 天试脱机成功改高流量吸氧。此时复查患者双肺斑片及实变影较前有所吸收，且左肺出现空洞伴曲菌球样改变（图 1-29）。患者烟曲霉 IgG 抗体 2 次阳性（162.61AU/ml，160.18AU/ml），GM

试验阴性。

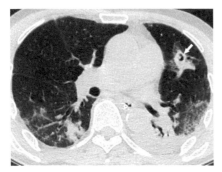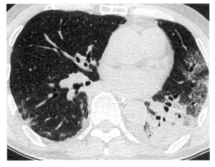

图 1-29　胸部 CT 示空洞样病变（白色箭头所示为
典型的曲菌球样改变 – halo sign）

患者转入 ICU 第 22 天（入院 31 天）生命体征及病情较平稳，无发热，复查胸部 CT 双肺斑片影较前吸收（图 1-30）。由 ICU 病房转回我科。

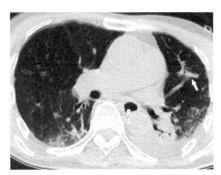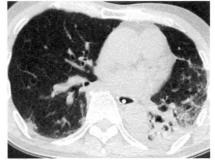

图 1-30　胸部 CT 示曲菌球较前逐渐吸收（白色箭头所示），
双肺片影较前吸收右肺显著

转回我科后停用两性霉素 B，威凡改为口服，复查双下肢静脉超声下肢静脉血栓已转为肌间静脉血栓，且为慢性期，继续抗凝治疗。患者转回我科 12 天后给予患者气管切开处更换金属套管，尝试性堵管，转回我科 17 天时患者可自行咳痰，咳痰有力，给予患者拔管。后患者生命体征平稳，无发热，偶有咳嗽及咳少许白痰，复查胸部 CT 实变斑片影较前有所吸收（图 1-31）。气

笔记

管切开处愈合良好。患者出院 2 个月随诊复查胸部 CT 可见明显缓解（图 1 - 32）。

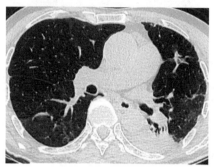
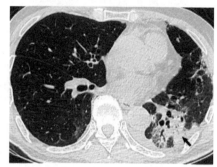

图 1 - 31　胸部 CT 示右肺斑片影基本消失，左肺斑片影及
实变影（黑色箭头所示）较前吸收

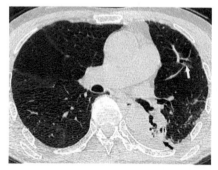
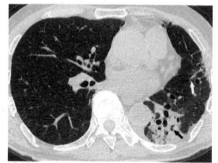

图 1 - 32　胸部 CT 示炎症较前明显吸收（白色箭头所示），
局限转为慢性病变（黑色箭头所示）

出院诊断：ARDS；重症肺炎，病毒性肺炎可能性大；侵袭性肺曲霉菌病；呼吸机辅助通气术后；气管切开术后。

病例分析

侵袭性肺真菌病（invasive pulmonary fungal diseases，IPFD）指真菌直接侵犯（非寄生、过敏或毒素中毒）肺或支气管引起的急、慢性组织病理损害所导致的疾病。曲霉菌是其感染的常见的条件性致病菌。

侵袭性真菌感染（IFI）的治疗依赖早期的诊断和用药，但由于病情缺乏特异的临床表现，临床诊断比较困难。真菌培养法阳性率低且耗时较长，作为金标准的病理组织学检查需经侵入性操作获得样本，不太适用于免疫功能低下及重症的患者。近几年为了早期、快速地诊断 IFI，非侵袭性实验室技术尤其是真菌抗原检测受到广泛关注，近年来多项研究证实，应用 G 试验联合 GM 试验，对 IFI 的早期诊断具有重要的参考价值，临床实践发现，将纤维支气管镜应用到侵袭性肺真菌感染的检查和诊断当中，可以显著提高诊断的阳性率和准确率，为侵袭性肺真菌感染患者的早期诊断和治疗提供科学依据。气管肺泡灌洗液（bronchoalveolar lavage fluid，BALF）半乳甘露聚糖（galactomannan，GM）测定是曲霉菌感染检测的重要实验室指标。许多实验研究发现应用 BALF 进行 GM 试验能为 IFI 的诊疗提供有价值的临床诊断依据。

专家点评

这个病例给我们带来了很多的思考。病原学的证据很关键，在侵袭性肺真菌病中，早期的诊断和治疗尤为重要。结合老年患者的疾病特点，老年人免疫力低下，是肺部 IFI 的高发人群，且临床表现缺乏特异性，常导致患者漏诊、误诊、诊断不及时从而延误疾病的治疗而增加死亡率。由于该患者病情重，入院后不能耐受纤维支气管镜检查给我们确诊带来了一定的难度。该患者因接触过鸡粪及土壤的病史，我们可以大胆猜测，该患者早期因接触鸡粪感染"禽流感病毒"，这可以解释患者为什么会出现 T 细胞亚群的明显减少，并且出现白细胞及血小板的减少，并伴有高热，抗生素应用后不见好转，这些用病毒性肺炎是可以解释的，而且该患者在经过达菲及甲强龙抗病毒治疗后体温是明显下降的。患者在病毒感染以后宿主出现免疫妥协状态，长期接触土壤和农作物给予了患者感染黄曲霉的条件致病机会。该患者入院时便持续高热，血氧饱和度进行性下降，多种抗生素治疗无效，经抗病毒治疗后患者体温峰值较前明显下降，但肺部影像学仍在进展，血氧饱和度进行性下降，同时我们也在思考特殊致病菌感染的可能性，在细菌学无明确支持诊断的情况下，真菌抗原阴性及GM试验阴性的情况下，患者病情危重，给予患者呼吸机支持辅助通气，不仅能给予患者生命支持，更能通过纤维支气管镜吸痰，肺泡灌洗留取标本寻找细菌学及病理依据，为我们的诊断提供良好的条件。最终我们明确诊断，规范的治疗使患者病情很快得到了控制，体温平稳，最终脱机，拔管成功。

参考文献

1. 中华医学会呼吸病学分会感染学组，中华结核和呼吸杂志编辑委员会. 肺真菌病诊断和治疗专家共识. 中华结核和呼吸杂志，2007，30（11）：821 – 834.

2. Persat F, Ranque S, Deouin F, et al. Contribution of the（1→3）– beta – D – glucan assay for diagnosis of invasive fungal infections. J Clin Microbiol, 2008, 46（3）：1009 – 1013.

3. Miceli M H, Grazziutti M L, Woods G, et al. Strong correlation between serum Aspergillus galactomannan index and outcome of aspergillosis in patients with hematological cancer：clinical and research implication. Clin Infect Dis, 2008, 46（9）：1412 – 1422.

4. Herbrech R, Letscher – Bru V, Oprea C, et al. Aspergillus galactomannan detection in the diagnosis of invasive aspergillosis in cancer patients. J Clin Oncol, 2002, 20（7）：1898 – 1906.

5. 屈晶晶，胡成平，顾其华，等. 侵袭性肺真菌感染的临床与病原学分析. 中国呼吸与危重监护杂志，2012，11（6）：545 – 549.

6. 许俊旭 . 纤维支气管镜检查对侵袭性肺真菌感染的诊断价值 . 临床肺科杂志，2012，17（11）：2005 – 2007.

7. Pini P, Bettua C, Orsi C F, et al. Evaluation of serum（1→3）β – D – glucan clinical performance：Kinetic assessment, comparison with galactomannan and evaluation of confounding factors. Infection, 2016, 44（2）：223 – 233.

8. Metan G, Keklik M, Din G, et al. Performance of Galactomannan Antigen, Beta – D – Glucan, and Aspergillus – Lateral – Flow Device for the Diagnosis of Invasive Aspergillosis. Indian J Hematol Blood Transfus, 2017, 33（1）：87 – 92.

（任飞　胡雪君）

010　干燥综合征合并间质性肺炎一例

病历摘要

　　患者，女性，70 岁。以"乏力 2 月余，口干、眼干 1 个月"为主诉入院。患者 2 个月前无明显诱因出现乏力，伴视物模糊、恶心，偶有咳嗽咳痰，无发热、盗汗，无腹痛、腹胀，未系统诊治。1 个月前开始出现口干、眼干、咳嗽、咳痰加重伴气短、气短，行胸部 CT 检查提示间质性肺炎，后于我院行唾液腺 ECT 及唇黏膜活检等相关检查，诊断为"干燥综合征"（Sjögren's syndrome，SS），给予强的松及环磷酰胺治疗，咳嗽、咳痰、气短症状缓解不明显，为求进一步治疗入我院，病来一般精神状态可，无发热，无头晕、头迷，偶有反酸、烧心、嗳气等症状，饮食睡眠可，大小便正常，近期体重无明显变化。

既往史：否认高血压、冠心病、糖尿病病史。胃食管反流病病史 15 年。

查体：T：36.5℃，P：65 次/分，R：16 次/分，BP：135/81mmHg。神志清楚，睑结膜无苍白，皮肤巩膜无黄染，浅表淋巴结未触及。双肺呼吸音粗，双肺底可闻及帛裂音，心律齐，心音纯，各瓣膜区未闻及病理性杂音，腹软，肝脾肋下未触及，无压痛、反跳痛及肌紧张，肠鸣音 3 次/分，双下肢无浮肿。

辅助检查：血常规：WBC：8.57×10^9/L，血红蛋白：138g/L，血小板：215×10^9/L。尿常规未见明显异常。便常规未见明显异常，便潜血阴性。肝功能：ALT：22U/L，AST：15U/L，ALP：65U/L，GGT：74U/L，ALB：39.5g/L，TP：65.6g/L。肾功能：Cr：50μmol/L，Urea：6.57mmol/L。血脂：TG：2.77mmol/L，TC：8.85mmol/L，LDL－C：6.37mmol/L，HDL－C：1.49mmol/L。血沉、免疫球蛋白、血清蛋白电泳、风湿抗体系列等免疫指标未见明显异常。动脉血气：pH：7.39，PaO_2：63.4mmHg，$PaCO_2$：42mmHg，SaO_2：90.5%。

唾液腺 ECT：双侧腮腺、颌下腺摄取功能降低，酸刺激后有排泌，唾液腺自主排泌功能降低。唇黏膜活检：淋巴细胞呈灶性浸润，符合舍格伦综合征表现。胸部 CT：双肺间质性改变，双肺及胸膜陈旧病变，双肺斑片影（图 1 - 33，A 图）。肺功能：中重度限制性通气功能障碍，小气道功能障碍，支气管舒张试验阴性。

诊疗经过

患者有乏力、眼干、口干、气短等症状，结合唾液腺 ECT、唇

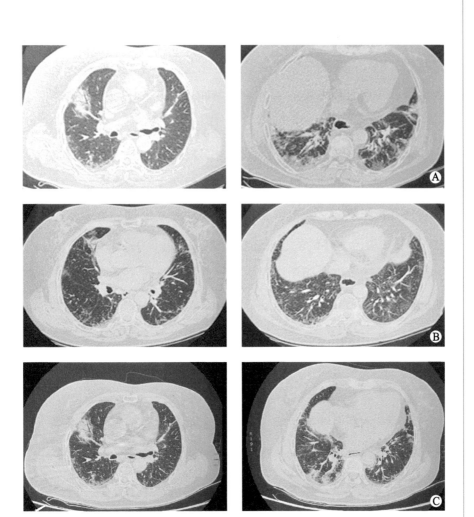

图 1-33 胸部 CT 示双肺间质性改变影像：发病时（A）；
治疗缓解时（B）；复发时（C）

黏膜活检、动脉血气及胸部 CT（图 1-33，A 图）等检查结果，诊断 SS 合并间质性肺炎明确。入院后给予强的松每日 30mg 口服及环磷酰胺（1.0g/次）每月一次冲击治疗，同时给予抑酸、保护胃黏膜、补钙、降脂等治疗，患者气短、咳嗽咳痰症状逐渐好转，复查胸部 CT（图 1-33，B 图）、肺功能及血气分析，结果较前明显改善，激素逐渐减量，环磷酰胺累计剂量 7.0g。后因患者参加聚餐接触嘈杂环境，加之劳累，再次出现气短、咳嗽、咳痰症状，轻微活动即感喘息，无发热，复查胸部CT（图1-33，C图）示双肺大片斑片影，肺功能及血气结果较前明显恶化，完善相关检查除外感染等因素，考虑是原发疾病有复发，故再次给予甲强龙40mg每日一次冲击5天，之后续用强的松每日30mg口服，同时环磷酰胺0.6g~1.0g/次，每月一次冲击治疗，起初气短症状缓解不明显，随着治疗进行及环磷酰胺剂量累积，气短才逐渐有所缓解，肺功能和血气分析结果才有所改善，目前患者在激素规律减量中，现强的松10mg/d口服，环磷酰胺冲击治疗累计剂量6.0g。

出院诊断：SS；间质性肺炎；胃食管反流病；血脂异常症（高胆固醇血症、高甘油三酯血症、高低密度脂蛋白胆固醇血症）。

病例分析

SS是一种慢性炎症性自身免疫性疾病，主要侵犯外分泌腺——泪腺和唾液腺，也可以累及呼吸道、消化道、泌尿道等组织。其中以继发性肺间质纤维化最常见。临床表现为咳嗽、气促，肺功能测定显示限制性通气功能障碍和弥散功能减退。对于SS无合并症的病例以对症治疗为主，出现其它系统和器官损害则应考虑用糖皮质激素和免疫抑制剂治疗，多数预后较好。有研究表明，SS合并间质性肺病发病率高达37.7%，但多数患者早期症状体征不明显，提示对于SS患者需早期行胸部HRCT检查，以便早期发现病变，早期诊断及早期治疗。一旦确定诊断，对SS继发肺间质纤维化者应该积极治疗，因为肺纤维化呈进行性进展，晚期可发生呼吸衰竭而导致死亡。

笔记

专家点评

SS 是一个主要累及外分泌腺体的慢性炎症性自身免疫病。临床上除有唾液腺和泪腺受损而出现口干和眼干外，尚有其他外分泌腺及腺体外其他器官受累而出现多系统损害的症状。该病尚无根治方法，当伴随系统损害时需应用激素和免疫抑制剂治疗。该患者诊断明确，且合并肺部受累，为控制或逆转其肺部间质性改变，减少其死亡风险，曾经应用激素和环磷酰胺联合治疗，效果显著。然而在激素减量过程中因劳累和上呼吸道感染病情出现反复，再度给予激素和环磷酰胺联合治疗并给予激素冲击，但效果明显不如从前。其预后将取决于对药物的敏感性，取决于对一定累积剂量环磷酰胺的效果，但不可急于追求环磷酰胺的累积剂量而不考虑环磷酰胺对老年人的副作用。应认识到此患者复发后的治疗将会比起初的治疗疗程要延长，预后要差。从该病例的诊治过程中我们体会到针对 SS 患者，尤其老年人一定要注意避免劳累、感染、情绪波动等因素影响，特别在激素减量过程中尽可能将引起疾病复发的风险降到最低。

参考文献

1. 谷丽梅. 干燥综合征临床首发症状分析研究. 中国实用医药, 2013, (33): 38 - 39.

2. Stojan G, Baer A N, Danoff S K. Pulmonary manifestations of Sjögren's syndrome. Curr Allergy Asthma Rep, 2013, 13 (4): 354 - 360.

3. 王宽婷, 韩淑玲, 张敏. 干燥综合征并发肺间质纤维化 53 例临床分析. 医学研究杂志, 2009, 38 (11): 88 - 90.

4. Yeh J J, Chen H J, Li T C, et al. Association between Sjögren's syndrome and respiratory failure: put airway, interstitia and vessels close together: a national cohort study, PLoS One, 2014, 9 (10): e110783.

5. Gao H, Zhang X W, He J, et al. Prevalence, risk factors, and prognosis of interstitial lung disease in a large cohort of Chinese primary Sjögren syndrome patients: A case – control study. Medicine (Baltimore), 2018, 97 (24): e11003.

（高楠　吴岚）

011　久治不愈的老年慢性咳嗽一例

病历摘要

患者，男性，68岁。以"刺激性干咳半年"为主诉来诊。患者近半年无明显诱因出现刺激性干咳、阵发性加剧，无发热，无声音嘶哑，无咽喉肿痛，无前胸及后背疼痛，无心悸、气短，无反酸烧心，无刺激性气体及粉尘等接触史。患者自诉既往曾多次就诊，医生予以对症抗炎、镇咳等治疗后症状未见明显缓解，故患者再次来院复诊，病来无其他不适。

既往高血压病史5年余，血压最高为165/85mmHg，平素规律口服硝苯地平控释片、缬沙坦氢氯噻嗪片及琥珀酸美托洛尔降压治疗，血压控制达标；血糖异常5年余，诊断2型糖尿病1年，口服二甲双胍降糖治疗，自诉血糖控制尚可。

查体：T：36.5℃，P：78次/分，R：20次/分，BP：141/82mmHg。一般状态可，神清语明。双肺听诊呼吸音清晰，未闻及干湿啰音。心律齐，各瓣膜区未闻及病理性杂音。其余查体未见明显异常。双侧桡动脉、股动脉、足背动脉搏动良好。

辅助检查：患者近半年进行相关检查，胸部 CT 平扫检查可见多发小结节。血、尿、便常规均未见异常。喉镜、肺功能、动脉血气分析等其他检查及血生化结果均未见明显异常。

初步诊断：咳嗽待查；高血压 3 级（很高危）；2 型糖尿病。

诊疗经过

为明确肺结节性质并排查肺部周围其他器官病变，予以完善胸部增强 CT，结果提示：双肺多发小结节，未见明显强化。双肺及胸膜陈旧性病变。主动脉弓局部改变，可见主动脉弓左侧有一囊袋状轻度外凸影，性质不明。

为进一步明确主动脉弓处病变性质，建议患者进一步完善胸主动脉 CTA 检查，结果如图（图 1 - 34）：主动脉弓局部管壁增厚，见钙化斑块影，管壁局部向腔外隆起局部穿透性溃疡形成，主动脉弓、降主动脉起始部局部管腔略增宽，直径约 3.4cm；降主动脉管壁增厚，亦可见钙化斑块影，管腔轻度狭窄。影像学结论为主动脉弓局部穿透性溃疡形成。

暂建议先予以药物保守治疗，限期手术。目前需严格控制血压，目标收缩压为 110 ~ 130mmHg。予以琥珀酸美托洛尔、硝苯地平控释片及缬沙坦胶囊口服降压。同时予以瑞舒伐他汀降脂，阿卡波糖和维格列汀降糖治疗，血糖控制目标值为空腹血糖 6 ~ 8mmol/L，餐后血糖 8 ~ 10mmol/L。

出院诊断：主动脉弓穿透性溃疡（Stanford B 型）；高血压 3 级（很高危）；2 型糖尿病。

患者本人手术意愿强烈，后患者于北京某医院行左锁骨下动脉 - 左颈总动脉转流及降主动脉支架植入术，术后给予抗凝、强

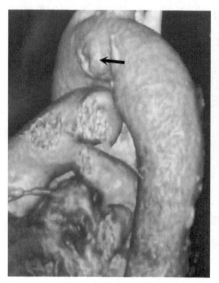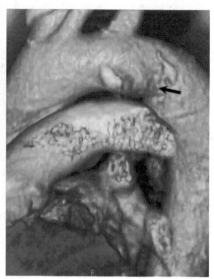

图 1－34　胸主动脉 CTA 显示主动脉弓管壁
局部向腔外隆起（箭头所指）

心、利尿、抗炎、雾化、营养心肌等治疗，术后恢复良好，1 个月随访时，刺激性干咳症状逐渐消失。

病例分析

　　本病例的重点是对出现久治不愈的刺激性干咳症状的老年患者需要想到进行相关少见病因的排查。咳嗽是老年患者最常见的症状之一，其病因复杂且涉及多个系统。按症状持续时间分类，咳嗽可分为急性、亚急性及慢性三种。目前指南定义症状＞8 周的为慢性咳嗽，每天痰量＞10ml 作为湿咳。急性咳嗽及湿咳常以感染性咳嗽多见，特别是痰量较多、咳脓性痰者，应首先考虑呼吸道感染性疾病。而本例患者复诊时咳嗽病程已达半年，属慢性干咳且抗炎治疗效果不佳，故进一步病因排查应以非感染性因素为主。

　　根据相关指南推荐，慢性咳嗽的病因诊断应遵循以下原则：重

笔记

视病史、根据病史选择检查、先常见病后少见病（具体诊断流程见图1-35）。慢性咳嗽患者应首先考虑上气道综合征、咳嗽变异型哮喘、嗜酸粒细胞性支气管炎、胃食管反流性咳嗽等常见病因。给予相应治疗无效时应及时评估诊断是否有误，治疗力度和时间是否足够，有无影响疗效的因素等。

本例患者既往就诊按呼吸道感染经验性治疗方案给予足量抗菌及镇咳药物治疗，疗效不佳，故此次复诊应重新评估既往诊断的正确性。详细询问患者病史及症状特点后，结合患者既往心血管疾病病史，首先应排除有无ACEI类药物引起的咳嗽。因该患者降压药选用的是复代文，可排除ACEI药物副作用所致的咳嗽。患者近半年重点针对呼吸系统疾病进行了排查和诊治，基本排除了感染性因素及上气道综合征、咳嗽变异型哮喘、嗜酸粒细胞性支气管炎等常见非感染性因素。故进一步病因诊断应考虑到是否存在呼吸道相邻器官病变累及气道及其他可引起慢性刺激性干咳的少见病因。我们首先完善了心脏超声检查，未见明显异常，可排除心脏结构改变压迫气管引起咳嗽。患者自诉无反酸、嗳气、胸骨后烧灼感等症状，且咳嗽症状与进食无关，可排除胃食管反流性咳嗽。患者无鼻塞、流涕及鼻窦、鼻咽部疾病史，可以排除鼻后滴流综合征。在排查纵隔内大血管时发现主动脉局部轻度隆起改变并进行针对性逐步详查，最终让患者慢性咳嗽的少见病因——主动脉弓穿透性溃疡、主动脉夹层浮出水面。

急性主动脉综合征泛指具有相似临床症状的一组急症，多为主动脉撕裂或溃疡导致管腔内血液进入到血管中层，包括主动脉夹层（aortic dissections，AD）、壁内血肿（intramural hemorrhage and hematoma，IMH）、穿透性主动脉溃疡（penetrating atherosclerotic ulcers，PAU）、外伤性主动脉疾病（TAI）等。

主动脉夹层是由于各种原因导致的主动脉内膜、中膜撕裂，主动脉内膜与中膜分离，血液流入，致使主动脉腔被分隔为真腔和假腔，血液可在真假腔之间流动或形成血栓。最常见的症状是疼痛，突发的前胸、后背和腹部疼痛。部分主动脉疾病患者可没有明显的临床症状，但某些特征性的临床症状常常提示需要进行主动脉疾病的筛查。例如，急性的胸腹部或背部疼痛常提示主动脉夹层；巨大的胸主动脉瘤常引起咳嗽、气短或吞咽困难等不适；腹主动脉瘤可有间断的腹痛或腹胀等不适。PAU 是主动脉粥样硬化病变上的溃疡穿透内弹力层并在动脉中层形成血肿。PAU 形成的中层血肿一般为局限性，绝大多数发生于降主动脉，还可以出现于主动脉弓，溃疡可导致 IMH，并可进展为动脉瘤、甚至主动脉夹层及主动脉破裂等。PAU 多发生在 >60 岁的老年男性，多伴有高血压及广泛的动脉粥样硬化和钙化，其早期症状为类似典型主动脉夹层的胸痛和背痛，其它较少见的症状有胸腔积液、声嘶、晕厥等。

主动脉夹层的病因主要有：①增加主动脉壁张力的各种因素，如高血压、主动脉缩窄、外伤等；②导致主动脉壁结构异常的因素，如动脉粥样硬化、遗传性结缔组织疾病（如 Marfan 综合征、Loeys‐Dietz 综合征、Ehlers‐Danlos 综合征等）、家族性遗传性主动脉夹层或主动脉瘤、大动脉炎等；③其他因素。

临床常用的主动脉夹层的分型有 DeBakey 分型和 Stanford 分型。DeBakey 分型可分为Ⅰ、Ⅱ、Ⅲ型。Ⅰ型：原发破口位于升主动脉或主动脉弓，夹层累及大部或全部胸升主动脉、主动脉弓、胸降主动脉、腹主动脉。Ⅱ型：原发破口位于升主动脉，夹层累及升主动脉，少数可累及主动脉弓。Ⅲ型：原发破口位于左锁骨下动脉以远，夹层范围局限于胸降主动脉为Ⅲa 型，向下同时累及腹主动脉为Ⅲb 型。Stanford 分 A、B 型：凡是夹层累及升主动脉者为

Stanford A 型，相当于 DeBakey Ⅰ 型和 Ⅱ 型；夹层仅累及胸降主动脉及其远端为 Stanford B 型，相当于 DeBakey Ⅲ 型。主动脉夹层分期方法为：发病时间 ≤14 天为急性期，发病时间 15～90 天为亚急性期，发病时间 >90 天为慢性期。结合本例患者特点，其主动脉病变应属于慢性期、Stanford B 型。

按照主动脉疾病诊断和治疗指南推荐，不论是主动脉夹层，还是 PAU，均可适用于 Stanford 分型，治疗原则是有效镇痛、控制心率和血压，减轻主动脉剪应力，降低主动脉破裂的风险。①A 型 PAU 发生 AD 和主动脉破裂的可能性较高，指南倾向于手术治疗。在无并发症的 B 型 PAU 患者则严格药物治疗，并密切随访影像学检查；如有血流动力学不稳定、进行性主动脉瘤样扩张、动脉瘤形成或持续性、复发性疼痛者应行手术治疗。②对于 Stanford A 型主动脉夹层，应快速评价患者心功能、主动脉瓣膜功能及主动脉窦受累情况，Stanford A 型主动脉夹层一经确诊，原则上均应积极外科手术治疗，同时给予药物治疗，目标为控制收缩压至 100～120mmHg、心率 60～80 次/分。对于 Stanford B 型，药物治疗为基本治疗方式，该型死亡率较低，部分患者可择期手术治疗，手术治疗的方法主要有腔内修复术（TEVAR）、开放性手术和 Hybrid 手术治疗等。不论哪个分型，所有患者均需要长期乃至终身进行规律的随访，即使手术康复出院的患者也有可能发生新发夹层、脏器缺血、动脉瘤形成或破裂等并发症。

专家点评

本例患者仅以慢性刺激性干咳为主要症状，无胸痛、气短等典型主动脉夹层表现，使得其短时间内难以明确诊断。胸主动脉紧邻气管，胸主动脉病变累及气道可刺激性干咳症状，对此国内外均有以咳嗽为主诉的无痛性主动脉综合征的病例报道。但作为干咳的相对少见病因，此病常常容易在诊疗过程中被忽视。此外，慢性咳嗽是老年患者中较常见的症状之一，通过本病例的诊疗我们也梳理了慢性咳嗽的常规诊断流程（图1-35）。对于部分常规排查未见明显异常且治疗效果不佳的老年咳嗽患者，建议应及时复核诊断的正确性，尤其应注意对一些少见病因进行筛查，以免延误治疗。

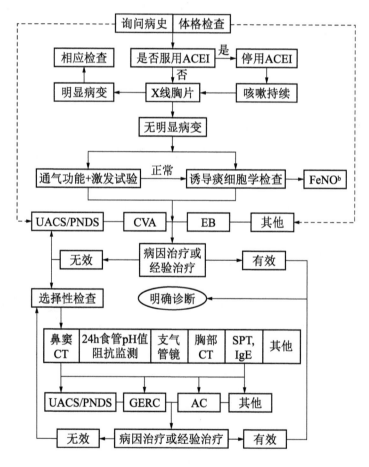

图1-35　慢性咳嗽诊断流程图（引自2015年
咳嗽的诊断与治疗指南）

参考文献

1. Irwin R S, Baumann M H, Bolser D C, et al. Diagnosis and management of cough executive summary：ACCP evidence – based clinical practice guidelines. Chest，2006, 129（1）：1 – 23.

2. 中华医学会呼吸病学分会哮喘学组．咳嗽的诊断与治疗指南（2015）．中华结核和呼吸杂志, 2016, 39（5）：323 – 354.

3. Erbel R, Aboyans V, Boileau C, et al. 2014 ESC Guidelines on the diagnosis and treatment of aortic diseases：Document covering acute and chronic aortic diseases of the thoracic and abdominal aorta of the adult. The Task Force for the Diagnosis and Treatment of Aortic Diseases of the European Society of Cardiology（ESC）. Eur Heart J, 2014；35（41）：2873 – 2926.

4. American College of Emergency Physicians Clinical Policies Subcommittee（Writing Committee）on Thoracic Aortic Dissection. Clinical policy：critical issues in the evaluation and management of adult patients with suspected acute nontraumatic thoracic aortic dissection. Ann Emerg Med, 2015；65（1）：32 – 42.

5. 中国医师协会心血管外科分会大血管外科专业委员会．主动脉夹层诊断与治疗规范中国专家共识．中华胸心血管外科杂志, 2017, 33（11）：641 – 654.

6. Miller C P, Firoozan S, Woo E K, et al. Chronic cough：a herald symptom of thoracic aortic aneurysm in a patient with a bicuspid aortic valve. BMJ Case Rep，2014, 1：2014.

7. 张剑，贺行巍，邱云．以声音嘶哑伴咳嗽为首发表现的无痛性主动脉夹层1例．临床急诊杂志, 2017, 18（6）：476 – 477.

（余陆娇　张海燕）

笔记

012　老年男性恶性胸膜间皮瘤一例

病历摘要

患者，男性，88岁。以"间断咳嗽一个月余，加重伴右季肋部疼痛一周。"为主诉入院。

患者1个多月前起无明显诱因出现间断咳嗽，无咳痰，未系统治疗。近1周咳嗽加重，夜间咳嗽较频繁，无咳痰，右季肋部隐痛不适，有时左、右腹部"窜气感"及隐痛，于外院行胸部CT检查，提示胸腔积液（具体不详），现来我院进一步诊治。病来无发热、盗汗，无咯血，无胸闷、气短，无乏力，无体重减轻，精神状态可，食欲、睡眠尚可，二便正常。

既往史：高血压10余年，最高160/100mmHg，近期未服降压药；8个月前因心绞痛于外院住院，行冠脉造影，于右冠脉、左冠脉前降支植入支架2枚，术后服用阿司匹林、波立维治疗；6个月前因消化道出血于我院消化内科住院治疗，诊断为急性糜烂性出血性胃炎，停用抗凝药物。

入院查体：T：35.8℃，P：70次/分，R：18次/分，BP：138/57mmHg。神志清晰，呼吸平稳，睑结膜苍白，巩膜无黄染，右肺下部叩诊呈浊音，左肺底可闻及帛裂音，右肺下部呼吸音略弱，心律规整。腹平软，无压痛，肝脾肋下未触及，全腹未触及包块，Murphy's征（-），肠鸣音3次/分。双下肢无水肿。

辅助检查：心电图：窦性心律，Ⅰ度房室传导阻滞。

初步诊断：呼吸道感染；胸腔积液；冠心病、不稳定心绞痛、冠脉支架植入术后；心律失常：Ⅰ度房室传导阻滞；高血压病 2 级（很高危）。

诊疗经过

入院后完善相关化验检查，结果如下：

血常规：WBC：5.81×10^9/L，中性粒细胞百分比：64.3%，红细胞计数 4.20×10^{12}/L，血红蛋白：113g/L。血清白蛋白 31g/L，总蛋白 59g/L，丙氨酸转移酶、天门冬氨酸氨基转移酶、γ 谷氨酰基转移酶、碱性磷酸酶正常。肾功能：尿素 6.32mmol/L，肌酐 92μmol/L。脑钠肽（BNP）41pg/ml，正常。C – 反应蛋白：24.30mg/L。血清肿瘤标志物：CA153 26.80 > 25.00U/ml，细胞角蛋白 19 片段 Cyfra21 – 1 16.76 > 3.30ng/ml。胸水化验：细胞总数：2330×10^6/L，白细胞数 1507×10^6/L，淋巴细胞：93%，蛋白：43g/L，乳酸脱氢酶：1338U/L，李凡他试验：阳性。胸水肿瘤标志物：糖类抗原 CA153 223.5U/ml，CA125 510.5U/ml。T – SPOT：TB 阴性。病理见上皮细胞增生。

胸腔彩超：右侧胸腔肩胛下角线第 7 后肋水平以下可见无回声区，其内不清晰，可见较密集点状低回声，最大前后径约 9.37cm。左侧胸腔未见明显无回声。增强胸部 CT：双肺间质性病变，右侧胸膜结节样增厚，增强后有明显强化。右侧胸腔积液，右肺膨胀不良。纵隔淋巴结增大。

PET – CT：右侧胸膜多发增厚，局部呈软组织影，代谢增高，考虑为恶性病变；右侧胸膜腔软组织结节影，代谢增高，考虑为恶性病变转移；右侧锁骨上、下、纵隔内及右肺门、膈上、左侧膈肌脚后方及腹膜后淋巴结影，部分肿大，代谢增高，考虑为恶性病变转移；右肺下叶膨胀不全，余双肺多发斑片影及条索影，部分代谢增高，建议治疗后密切复查。（图1-36，A图）

胸膜活检病理回报：（胸膜）恶性肿瘤，免疫组化结果支持间皮瘤。基因型检测提示基因突变。

明确诊断后，请肿瘤内科及放疗科等专家协助制定治疗方案。因患者高龄，多发性胸膜病变，若放疗则照射面积过大，放射后胸膜改变牵拉引起疼痛、放射性肺炎等较重，未给予放疗。

因基因型检测提示基因突变，无特殊对应药物；给予胸腔置管间断放胸水，胸腔注射药物：给予顺铂、贝伐单抗胸腔注射，及对症止痛治疗。治疗6个月时，复查胸部CT及PET-CT提示肿瘤广泛转移，治疗效果不佳。胸部CT显示双侧胸膜增厚，右侧为著，伴发结节影。双侧胸腔积液，较4个月前明显增多，右肺中下叶受压实变。纵隔淋巴结肿大。PET-CT示双侧胸膜多处不均匀增厚，右侧为著，部分呈软组织影，部分侵及胸壁及邻近肋骨，代谢增高，考虑为恶性病变伴转移；双侧颈部、双侧锁骨上、右侧腋窝、纵隔内、右肺门、降主动脉旁、膈肌脚旁及腹膜后多发肿大淋巴结影，代谢增高，考虑为恶性病变转移；第7颈椎、左侧肩胛骨、右侧第7～第9肋、左侧第9肋、第12胸椎、第4腰椎、骨盆骨代谢增高，部分骨质密度略增高，多考虑为恶性病变转移；双肺下叶膨胀不全，余双肺多发斑片影及条索影，部分代谢增高；双侧胸腔积液；右侧气胸；胸膜肿瘤增多伴多处转移。（图1-36，B图）患者病情逐渐加重，肿瘤慢性消耗出现恶病质，肿瘤广泛转移，大量胸腔积液，呼吸困难进行性加重，最终因呼吸衰竭死亡。

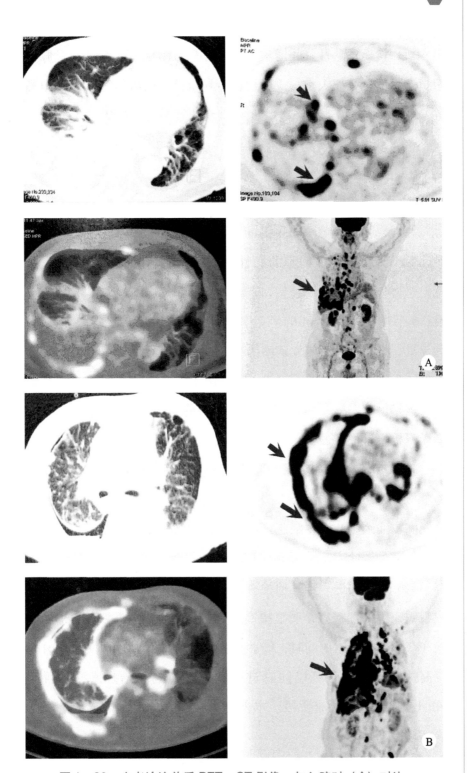

图1-36 患者诊治前后 PET-CT 影像。与入院时（A）对比，
治疗6个月后（B）可见肿瘤广泛转移（黑色箭头指示）

死亡诊断：恶性胸膜间皮瘤；冠心病、不稳定心绞痛、冠脉支架植入术后；心律失常：Ⅰ度房室传导阻滞；高血压病2级（很高危）。

病例分析

恶性胸膜间皮瘤（malignant pleural mesothelioma，MPM）是一种起源于胸膜腔间皮细胞的恶性肿瘤，因起病隐匿，早期诊断率低，恶性程度高，预后极差，未经治疗的MPM中位生存期为12个月，6个月、1年和5年的生存率分别为55%、33%和5%。该病较为少见，据统计，我国发病率为0.3~0.5/10万，65岁以上为好发人群，男女发病率的比值3.8：1。MPM是一种罕见的肿瘤，通常与石棉接触有关，暴露与癌症发生之间的延迟可达40年。本例患者无石棉接触史。

MPM患者临床表现以胸腔积液最为常见。因此，胸腔积液细胞学检查可作为首选诊断方法，相关报道敏感性达32%。但因恶性胸膜间皮瘤细胞与间皮细胞、腺癌细胞细胞学特征上高度相似，导致了较高的误诊率，也因此应用细胞学作为MPM单独诊断依据证据不充分，需要进一步其他检查。超声或CT引导下胸膜多点穿刺取组织完善病理检查，明显提高了MPM诊断的阳性率。胸腔镜活检在获取活检标本的同时，能够充分明确患者整个胸膜情况，诊断率高达90%，而且可以同时进行胸膜黏连固定治疗术，是目前MPM首选的确诊检查手段。本例患者在超声引导下行胸膜穿刺活检病理检查而确诊。

目前，临床上MPM的治疗方法主要包含外科手术切除、化疗、放疗及靶向治疗等，效果均不十分理想。MPM患者的预后较差，只有小部分早期 MPM 患者在确诊时可以接受以手术治疗为基础的综合治疗。晚期 MPM 的标准一线治疗方案是顺铂联合培美曲塞全身化疗。一项大型多中心随机试验显示，顺铂加培美曲塞与单用顺铂相比，生存期可延长 2.8 个月。贝伐单抗加入顺铂及培美曲塞方案可能会使患者进一步获益，将中位生存期延长至 18.8 个月。该例患者开始应用贝伐单抗和顺铂治疗，后期应用阿帕替尼、培美曲塞不能耐受，化疗以及靶向治疗，效果均不理想。

专家点评

恶性胸膜间皮瘤临床罕见，恶性程度高，且缺乏有效的早期诊断方法，大部分患者确诊时已为疾病晚期，因此急需寻找治疗晚期恶性胸膜间皮瘤更有效的方法。目前免疫治疗、靶向治疗是恶性肿瘤治疗潜在的发展领域，相信在不久的将来，一些新的治疗方法可能在临床实践中成为可能，能够造福于恶性胸膜间皮瘤患者。

参考文献

1. Milano M T, Zhang H. Malignant pleural mesothelioma：A population – based study of survival. J Thorac Oncol, 2010, 5（11）：1841 – 1848.

2. Panou V, Vyberg M, Weinreich U M, et al. The established and future biomarkers of malignant pleural mesothelioma. Cancer Treat Rev, 2015, 41（6）：486 – 495.

3. Tsao A S, Wistuba I, Roth J A, et al. Malignant pleural mesothelioma. J Clin Oncol, 2009, 27（12）：2081 – 2090.

4. Nakas A, Martin Uca A E, Edwards J G, et al. The role of video assisted thoracoscopic pleurectomy／decortication in the therapeutic management of malignant pleural mesothelioma. Eur J Cardiothorac Surg, 2008, 33（1）：83 – 88.

5. 杨睿. 恶性胸膜间皮瘤 47 例临床病例分析. 大连：大连医科大学, 2015.

6. Treasure T. What is the best approach for surgery of malignant pleural mesothelioma? It is to put our efforts into obtaining trustworthy evidence for practice. J Thorac Cardiovasc Surg, 2016, 151 (2): 307 – 309.

7. Vogelzang N J, Rusthoven J J, Symanowski J, et al. Phase III study of pemetrexed in combination with cisplatin versus cisplatin alone in patients with malignant pleural mesothelioma. J Clin Oncol, 2003, 21 (14): 2636 – 2644.

8. Zalcman G, Mazieres J, Margery J, et al. Bevacizumab for newly diagnosed pleural mesothelioma in the Mesothelioma Avastin Cisplatin Pemetrexed Study (MAPS): A randomised, controlled, open – label, phase 3 trial. Lancet, 2016, 387 (10026): 1405 – 1414.

（蔡冬梅　蒋丽娟）

第二章
老年心血管系统疾病

013 帕金森病、低钠血症及顽固性体位性低血压一例

病历摘要

患者，男性，86 岁。以"乏力、头晕 40 天，发现血钠低 20 余天"为主诉入院。患者入院前 40 天无明显诱因自觉乏力、头晕，20 余天前于外院诊治过程中发现血钠低，最低达 121mmol/L，经对症补钠治疗后血钠水平仍较低（最高为 131mmol/L），且病因不清楚，为求系统诊治入我院。病来无头痛，无视物旋转，无意识障

碍，无饮水呛咳及吞咽困难，饮食可，睡眠差，便秘，尿频，尿量可，近期体重无明显变化。

既往脑梗死病史30年，经药物治疗肢体可活动；2年前因冠心病、不稳定性心绞痛行介入治疗，先后植入3枚支架（左回旋支近段、远段及左前降支近段分别植入1枚支架）；帕金森病病史1年，未用药治疗。

体格检查：T：36.5℃，P：78次/分，R：16次/分，BP：130/70mmHg，神清，语言较清楚，双肺听诊呼吸音清，未闻及干湿啰音，心律齐，各瓣膜听诊区未闻及病理性杂音，腹部平软，无压痛及反跳痛，肝脾肋下未触及，双手可见静止性震颤，双下肢无浮肿，双侧足背动脉搏动弱。

辅助检查：化验结果：血、尿、便常规未见异常。血钠（132.2mmol/L）和血氯（96.9mmol/L）略低，肝肾功能、BNP、甲状腺功能、ACTH－COR等均未见异常。

物理检查：心电图：窦性心律，未见明显异常。动态心电图：窦性心律，24小时总心率113 201次，平均心率83次/分，最快心率100次/分，最慢心率72次/分，偶发室上性早搏（96次），阵发性室上速（2阵），偶发室早（35次），一度房室传导阻滞，二度Ⅱ型房室传导阻滞（2∶1传导）。心脏超声：左房增大，主动脉瓣退行性变，主动脉硬化，左室收缩功能正常，EF：58%，左室舒张功能减低，E峰＜A峰。颈动脉超声：双侧颈动脉硬化样改变伴斑块形成，双侧椎动脉硬化样改变，右侧椎动脉血流速度减低。颅脑CT：尾状核头及豆状核梗死灶，脑白质疏松，脑萎缩（图2-1）。

初步诊断：离子紊乱，低钠血症；帕金森病（PD）；稳定性冠心病，冠脉支架植入术后；缺血性脑血管病，陈旧性脑梗死，脑萎缩。

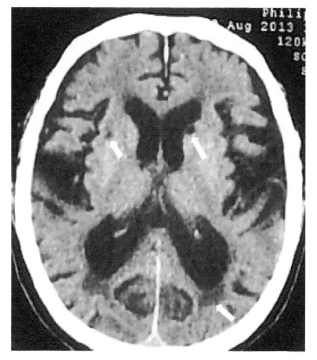

图 2-1 颅脑 CT 示尾状核头及豆状核梗死灶
（白色箭头指示），脑白质疏松，脑萎缩

诊疗经过

入院后初步给予扩张冠状动脉（单硝酸异山梨酯胶囊 50mg，日一次），抗血小板（阿司匹林肠溶片 100mg，日一次），调脂、稳定斑块（阿托伐他汀钙片 10mg，晚一次），减少心肌耗氧量（酒石酸美托洛尔片 12.5mg，日二次），营养心肌（曲美他嗪片 20mg，日三次）及补钠对症治疗。患者一般状态可，基本处于卧位，血压波动于（120～150）/（70～90）mmHg，心率波动于 70～90 次/分。

分析患者低钠血症原因：①抗利尿激素异常分泌综合征（SIADH）：此类患者通常尿量减少，尿比重增高，本病例尿比重正常，尿量 >800ml/24h，不支持；并且常规检查未发现可引起 SIADH 的原发疾病（如肺肿瘤等）。②肾上腺皮质功能低下（Addison病）：此类患者肾上腺皮质醇节律呈现低分泌状态，本病例肾上腺皮质醇节律正常，不支持。③长期限盐低钠饮食：本病例饮食正常，不支持。④脑血管疾病：患者有脑梗死病史，可能出现BNP代谢异常，导致低钠血症。治疗上继续给予补钠治疗，患者血钠水平有所改善，同时注意低钠纠正的速度不能过快，否则可引起脑桥中央髓鞘溶解综合征。

　　患者入院后第10天，于卧位休息时翻身后突然出现意识不清，问话不能回答，给予心电血压监护示血压下降，最低68/46mmHg，心率90次/分左右，给予补液扩容及多巴胺升压治疗，约20分钟后患者血压升至正常，意识状态转清，问话能正确回答，考虑患者意识不清为低血压引起脑灌注不足所致。针对患者低血压的原因，完善了心电图、血常规、离子、肌钙蛋白、BNP等检查，除血钠低（124.1mmol/L）外，其余结果均未见异常，不支持心源性、感染性因素及Addison病所致低血压，曾考虑血容量不足引起低血压，给予补液及持续静脉应用升压药物（多巴胺及间羟胺）治疗，发现患者对升压药物依赖且较敏感，血压波动较大。后来考虑到神经源性低血压的可能——患者有帕金森病病史，多存在自主神经功能障碍，可能导致血压下降。神经内科医师会诊，建议在应用间羟胺维持血压的同时口服α受体激动剂——盐酸米多君，以增加周围动脉的交感神经活性及小血管的张力，待血压稳定后，可逐渐停用间羟胺，联合口服去甲肾上腺素前体药物——屈昔多巴维持血压。先给予患者盐酸米多君2.5mg日三次口服，逐渐增加剂量至10mg，5mg，5mg日三次，并联合应用屈昔多巴口服，0.1g日一次开始，逐渐增加剂量至0.2g，0.1g，0.1g日三次，血压维持可，偶有一过性波动［(80～170)/(40～90)mmHg］。同时每日口服钠盐10g，血钠水平可维持在正常范围。随访患者6个月，一般状态较好，无头晕、胸闷及气短等不适。

出院诊断：帕金森病；离子紊乱，低钠血症；体位性低血压；稳定性冠心病，冠脉支架植入术后；缺血性脑血管病，陈旧性脑梗死，脑萎缩。

病例分析

　　低钠血症在老年人中很常见，据报道住院患者低钠血症的发生率为 1%～15%，使死亡率增加 7%～60%。而且，急性低钠血症比慢性低钠血症死亡率更高。低钠血症在神经科病人中较总体住院人群更普遍。结合本例患者的临床表现及辅助检查结果，考虑为脑性耗盐综合征（CSWS），依据如下：①患者有 PD 病史；②有低钠血症，尿钠浓度升高；③有体位性低血压；④尿量及尿比重正常；⑤扩容、补液治疗有一定效果；⑥肾功能、甲状腺功能及 ACTH－COR 正常。CSWS 引起低钠血症的机制如下：a. 体液机制：中枢神经系统病变刺激下丘脑，引起 ANP、BNP 分泌增多，从而竞争性抑制肾小管上的 ADH 受体，抑制肾小管对钠和水的重吸收，导致尿排钠增加，血容量减少。b. 神经机制：中枢神经系统疾病导致交感神经张力减低，肾脏交感神经兴奋性下降引起肾脏血流增加，肾小球滤过率增加及肾素分泌减少，肾小管对钠重吸收减少，最终导致血容量下降，血钠减少，尿钠增多。

　　CSWS 的诊断要点：①盐摄入正常情况下血钠低；②低血容量，中心静脉压下降（常 <6cmH$_2$O）、脱水征、心率快，体位性低血压，血浆渗透压降低，红细胞压积和血尿素氮增高；③尿钠升高，尿量增加而尿比重正常；④肾脏、甲状腺、肾上腺功能正常；⑤补水、补钠后病情好转；⑥排除其他原因引起的低钠血症，如水

肿和利尿治疗。

体位性低血压（OH）在老年人中亦很多见，结合本例患者的临床表现及辅助检查结果，考虑住院过程中发生的低血压为 PD 引起的 OH，依据如下：①患者有 PD 病史；②有体位性低血压；③依赖缩血管药物，血压波动较大；④不支持其他原因所致低血压；⑤伴有其他自主神经功能障碍的表现：如排尿困难、便秘等；⑥应用盐酸米多君、屈昔多巴治疗有效。

OH 的发病机制如下：①神经源性 OH：神经系统疾病导致交感神经节后神经元释放的去甲肾上腺素功能障碍，使血管阻力不能增加，不能代偿体位改变后重力所致的相对血容量不足和血压下降。②压力感受器反应低下：在站立位时，由于重力作用，身体上部分血液较平卧位减少，血液重新分布，静脉回流减少，压力感受器反应低下，不能代偿性增加心率、血管阻力及心输出量，导致 OH。据文献报道，15%～50% 的 PD 患者可出现 OH。PD 不仅有中枢神经系统病变，交感神经节亦存在病变，所以中枢与周围神经病变都与此有关，但其具体病因尚不明确。该症状发生率及严重程度与年龄呈正相关，而与疾病严重程度无明显关系。抗胆碱药、多巴胺受体激动剂、左旋多巴等也被认为是 OH 的原因。OH 可能出现在 PD 患者中并使相当一部分患者有症状且能力丧失这一事实还没有被广泛认知。以社区为基础的研究中，PD 患者 OH 的发生率为10%～40%。越来越多的证据表明，周围神经特别是自主神经在 PD 中也受累。除了中枢多巴胺能神经元发生变性，PD 的另一个特点是包括调节心血管的周围自主神经也发生变性。有 30%～40% 的 PD 患者有 OH，PD 合并 OH 的患者中心脏交感失神经支配的神经影像学证据是很广泛的。PD 合并 OH 的患者无论是交感神经还是副交感神经的动脉压力反射都存在障碍。OH 是 PD 心血管自主神经障

笔记

碍的一个重要表现。来自心脏交感神经影像学的结果表明，PD 自主神经功能障碍的至少一个机制是由于缺失了节后去甲肾上腺素能神经的支配。三个决定性的因素——心脏去甲肾上腺素能失神经支配、血管去甲肾上腺素能失神经支配和动脉压力反射障碍，似乎作用在一起形成一个"三重打击"，导致了不仅仅是 OH，而且是一组综合征还包括餐后低血压、血压不稳定、卧位高血压和可能的疲劳和活动不耐受。

⊕ 专家点评

　　多病共存是老年疾病或老年综合征最主要的临床特点，其中帕金森病、低钠血症与体位性低血压是颇为常见。但如本例患者的血压不稳定和受体位影响的程度之重，却十分罕见。在疾病的诊治过程中，尽管患者高龄多病，生活功能基本丧失，治疗组并未姑息对待，满足于简单的对症治疗、补充钠盐及限制体位变化，而是通过积极组织会诊、查阅文献，分析该患者低钠血症及体位性低血压的病因，最终应用一元论诊断思维解释了患者的病情，并使患者得到有效救治，生活质量得到明显改善。该患者诊治过程中的诊断思维值得与大家分享。

参考文献

1. Tisdall M, Crocker M, Watkiss J, et al. Disturbances of sodium in critically ill adult neurologic patients: a clinical review. J Neurosurg Anesthesiol 2006, 18（1）: 57 – 63.

2. Kalita J, Singh R K, Misra U K. Cerebral Salt Wasting Is the Most Common Cause of Hyponatremia in Stroke. J Stroke Cerebrovasc Dis, 2017, 26（5）: 1026 – 1032.

3. Arieff A I, Gabbai R, Goldfine I D. Cerebral Salt – Wasting Syndrome: Diagnosis

by Urine Sodium Excretion. Am J Med Sci 2017, 354 (4): 350 - 354.

4. Ha Y, Jeong JA, Kim Y, et al. Sodium and Potassium Relating to Parkinson's Disease and Traumatic Brain Injury. Met Ions Life Sci, 2016, 16: 585 - 601.

5. Zawadka - Kunikowska M, Słomko J, Tafil - Klawe M, et al. Role of peripheral vascular resistance as an indicator of cardiovascular abnormalities in patients with Parkinson's disease. Clin Exp Pharmacol Physiol, 2017, 44 (11): 1089 - 1098.

6. De Pablo - Fernandez E, Tur C, Revesz T, et al. Association of Autonomic Dysfunction with Disease Progression and Survival in Parkinson Disease. JAMA Neurol, 2017, 74 (8): 970 - 976.

7. Blaho A, Šutovský S, Valkovič P, et al. Decreased baroreflex sensitivity in Parkinson's disease is associated with orthostatic hypotension. J Neurol Sci, 2017, 377: 207 - 211.

8. Biaggioni I. Autonomic Neuronopathy With Impaired Cardiovascular Regulation. Hypertension, 2007, 49 (1): 21 - 22.

9. Jain S, Goldstein D S. Cardiovascular dysautonomia in Parkinson Disease: From pathophysiology to pathogenesis. Neurobiol Dis, 2012, 46 (3): 572 - 580.

（单锦华　田文）

014 老年人高血压合并餐后低血压一例

病历摘要

患者，男性，85 岁。以"发现血压升高 10 余年"为主诉入院。患者入院前 10 余年发现血压升高，血压最高达 220/100mmHg，伴有头晕、视物模糊，无黑蒙晕厥，开始应用硝苯地平控释片降压治疗，血压控制可，后因牙龈肿胀出血，停用硝苯地平控释片，换用其它降压药物，血压控制不稳，波动较大。入院前一个月患者因情绪波动，再次出现血压升高，多为夜间，最高可达223/102mmHg，血压升高时有头晕脑胀不适，白天时有出现头晕、走路不稳、视物模糊现象，再次入院调整血压。

既往冠心病，急性非ST段抬高性心肌梗死，冠状动脉造影及支架植入术后2年，于右冠状动脉植入支架一枚，否认糖尿病病史。

入院查体：P：68次/分，坐位BP：141/75mmHg，身高：175cm，体重：81kg，体重指数：26.45kg/m²，腰围：112cm。神清语明，听诊双肺呼吸音清，未闻及干湿啰音，心律齐，心脏各瓣膜听诊区未闻及病理性杂音，腹软，无压痛，双下肢无浮肿。

辅助检查：血常规：WBC：7.45×10^9/L，中性粒细胞百分比：65.5%，血红蛋白：147g/L，血小板：196×10^9/L。尿常规：比重：1.009，PRO：阴性。便常规未见异常。空腹葡萄糖：6.60mmol/L。餐后120分钟葡萄糖：12.51mmol/L。尿微量蛋白：β2微球蛋白：0.67mg/L。D–二聚体：0.63μg/ml。肝功能：ALT：52U/L，GGT：108U/L，ALB：39.8g/L。肾功能：Urea：8.74mmol/L，Cys–C：1.83mg/L，Cr：95μmol/L。血离子：K^+：4.01mmol/L，Na^+：140.2mmol/L，Cl^-：104.8mmol/L，Ca：2.37mmol/L，P：0.89mmol/L。血脂分析：TG：1.80mmol/L，HDL–C：0.87mmol/L，TC：4.03mmol/L，LDL–C：2.48mmol/L。UA：672μmol/L。cTnI：0.003ng/ml。BNP：56pg/ml。甲状腺功能：FT3：3.5400pmol/L，FT4：13.3200pmol/L，TSH1.7247mIU/L。物理检查：动态心电图示窦性心律，平均心率65次/分，最高心率106次/分，最低心率42次/分，偶发房早、成对房性期前收缩、短阵房速、不完全性右束支传导阻滞。动态血

压：24 小时平均血压为 125/61mmHg，昼夜节律异常（反勺型），夜间血压负荷增高。心脏超声：射血分数为 65%，主动脉瓣退行性变，主动脉斑块形成，左室舒张功能减低（Ⅰ级），静息状态下整体收缩功能正常。腹部彩超：脂肪肝，右肾囊肿，双肾上腺区未见明显包块样回声。双肾血管彩超：双肾叶间动脉未见明显小慢波频谱，腹主动脉内壁不光滑样钙化。双下肢动脉彩超：左侧下肢动脉硬化样改变伴多发斑块形成，左侧胫前动脉阻塞样病变，左侧下肢动脉侧枝建立；右侧下肢动脉硬化样改变，右侧下肢动脉多发斑块形成伴不同程度狭窄，右侧下肢动脉血流速度正常范围。双颈动脉彩超：双侧颈动脉硬化样改变，双侧颈动脉多发斑块形成伴不同程度狭窄，双侧颈动脉血流速度正常范围。胸部 CT：右肺上叶小结节影，双肺多发局限性小气肿，双侧陈旧性病变。颅脑 CT 显示老年性脑改变。头颈部动脉 CTA 显示主动脉弓、头臂干、左锁骨下动脉、双侧颈总动脉、左侧颈内动脉起始部、双侧颈内动脉虹吸段管壁增厚伴钙化，管腔轻度狭窄；左侧椎动脉近颅内段可见钙化斑块，管腔未见明显狭窄。

初步诊断：高血压病 3 级（极高危险组）；冠心病；陈旧性心肌梗死；冠脉造影及支架植入术后；心律失常；偶发房性期前收缩、成对房早、短阵房速、不完全性右束支传导阻滞；周围血管疾病；左下肢动脉硬化闭塞症、右下肢动脉硬化、双颈动脉硬化。

诊疗经过

入院后立即给予患者进行血压评估与监测。首先评估体位变化对患者血压的影响，发现患者卧位血压为 120/60mmHg，站立 3 分钟测量血压下降为 85/55mmHg，考虑患者存在体位性低血压，嘱患者起床下地前先取半卧位坐于床上几分钟，然后腿悬在床边站立片刻后，再慢慢起身站立，如若出现头晕等不适，立即坐下或躺下，谨防跌倒。

然后评估进食对患者血压的影响，给予患者每日 8 次监测血压。先是给予患者苯磺酸氨氯地平片 5mg 早一次口服、奥美沙坦酯片 20mg 晚一次口服降压治疗，进行血压监测后，发现患者夜间及晨起血压较高，早餐后血压出现下降，并伴有明显的头晕、视物模糊症状，早餐前 30 分钟血压（120～160)/(50～70) mmHg，早餐后 30 分钟血压（80～100)/(40～60) mmHg，午餐、晚餐后血压较餐前稍有下降，无明显症状，诊断为餐后低血压（postprandial hypotension，PPH）。并在入院第 6 天将降压治疗方案调整，结合患者有冠心病病史，需扩张冠状动脉血管治疗，调整降压药为奥美沙坦酯片 20mg 早一次口服、单硝酸异山梨酯缓释胶囊 50mg 晚一次口服治疗，继续进行血压监测。

患者在入院第 8 天出现眼睑、双下肢轻度浮肿症状，给予患者复查动态血压提示：24 小时平均血压 137/59mmHg，白天平均血压 133/60mmHg，夜间平均血压 141/55mmHg，昼夜血压节律异常（反勺型），血压负荷增加。入院第 11 天患者晨起血压逐渐升高，结合动态血压结果，调整奥美沙坦酯片至晚饭后服用，以控制夜间和晨起较高的血压。

患者在入院第 12 天开始午后出现较高血压，临时应用卡托普利片血压可下降，并且睡前应用奥美沙坦酯片和单硝酸异山梨酯缓释胶囊后，血压仍逐渐升高，最高达 210/90mmHg，考虑患者存在眼睑及双下肢浮肿症状，且患者服用钙拮抗剂类降压药出现牙龈肿胀出血，给予患者加用氢氯噻嗪片 12.5mg 晚一次口服，将奥美沙坦酯片提前至午后服用，用以控制午后较高的血压。加用利尿剂氢氯噻嗪治疗5天后（入院第16天），患者眼睑及双下肢水肿逐渐消退，夜间及午后较高血压逐渐得到控制。但患者逐渐出现明显的餐后低血压（入院第20天），考虑患者对利尿剂氢氯噻嗪敏感，保留氢氯噻嗪6.25mg午后服用，将奥美沙坦酯片改为替米沙坦片40mg晚一次服用，同时针对患者餐后低血压，给予患者：①餐前饮水300～400ml；②餐后保持卧位；③早、午餐阿卡波糖50mg嚼服，患者餐后低血压现象未明显改善。

第30天后决定让患者分餐，每日加至六餐，减少每餐进食量，患者餐后低血压逐渐改善，同时无头晕及视物模糊不适出现。夜间血压较高时，少量进食加服用硝酸异山梨酯片5mg可使血压下降。患者早餐若进食量稍大时仍会出现餐后低血压，但很快能恢复。

对患者进行随访，出现眼睑浮肿、血压有较高情况出现时应用氢氯噻嗪6.25mg可控制血压，浮肿消退后出现血压较高情况时应用硝酸异山梨酯片5mg可使血压下降；偶有进餐量较大时，出现餐后低血压，经平卧休息很快好转，整体血压控制情况满意。

在该例患者血压调节过程中，患者有其特点：首先是患者应用硝苯地平控释片出现牙龈肿胀出血，钙离子通道阻滞剂应用受限；且患者心率在60次/分左右，β受体阻滞剂应用受限；给予患者睡前联合应用奥美沙坦酯片及单硝酸异山梨酯缓释胶囊不能有效控制患者夜间及晨起比较高的血压；患者入院后出现眼睑及双下肢浮肿，曾一度出现午后血压较高，给予患者午后应用氢氯噻嗪片利尿治疗后，患者水肿消退，午后高血压得到控制，并且夜间及晨起血压未再出现明显高值。联合应用奥美沙坦酯片、单硝酸异山梨酯缓释胶囊、氢氯噻嗪片控制患者高血压，结合分餐治疗改善患者餐后低血压，患者全天血压控制理想。患者住院过程中血压变化的情况汇总于表2-1。

笔记

表 2-1　患者入院后不同时间血压监测值（mmHg）

入院后天数	起床	早餐前30min	早餐后30min	午餐前30min	午餐后30min	晚餐前30min	晚餐后30min	睡前
2	156/71	151/60	102/46	122/35	123/45	146/60	126/52	—
6	132/53	124/58	88/38	113/58	106/51	135/53	134/47	134/58
8	155/56	116/53	110/48	133/54	134/59	159/56	148/56	159/62
11	139/43	143/63	127/52	142/53	148/45	152/68	134/51	154/64
12	158/63	178/68	148/59	190/90	146/80	189/69	163/39	210/90
16	165/80	141/60	116/47	126/40	120/56	140/54	111/56	158/55
21	156/49	117/45	81/41	139/53	104/39	132/91	112/49	166/63
28	146/60	130/60	91/48	104/51	97/50	156/59	129/37	139/57
30	150/60	144/52	116/53	126/54	117/50	148/62	129/56	186/79

病例分析

　　餐后低血压（PPH）是指餐后 2h 内收缩压下降≥20mmHg，或原收缩压≥100mmHg 下降至 <90mmHg，伴有低血压症状，包括晕厥、衰弱，甚至冠脉事件和卒中。发生机制主要是餐后内脏血流量增加，以及老年人压力反射迟钝所致。人体进食时迷走神经兴奋，内脏血管扩张，内脏血流量增加，有利于食物消化吸收，但同时回心血量和心输出量减少，出现血压一过性降低。餐后血压一过性降低时，正常年轻人可通过压力感受器反射使交感神经兴奋，心率加快和血管收缩，血压迅速恢复正常，而老年人由于主动脉弓和颈动脉窦发生动脉硬化而使压力感受器敏感性降低，对低血压不能进行有效调节而发生 PPH。PPH 主要发生于早餐，中餐和晚餐亦可发生。该例患者餐后低血压以早餐后明显，同时伴有明显的头晕、视物模糊症状，对老年人的行动造成不便。

PPH 目前也是冠心病事件和全因死亡率的独立危险因素。其发生与多种药物联合应用相关，尤其是利尿药。但此例患者由于存在眼睑及双下肢浮肿，血压较高，不易控制，应用氢氯噻嗪降压的同时未对餐后低血压产生严重影响。该患者同时应用硝酸酯类药物单硝酸异山梨酯控制夜间高血压，其在分餐后餐后低血压改善的同时对夜间及整体血压的调节效果较理想。此外高糖类的饮食、早餐、热餐容易引起 PPH 的发生。老年人常合并多种疾病，并存糖尿病、自主神经功能不全、帕金森病、高血压、终末期肾病行血液透析者，较易发生 PPH，尤其是老老年，其 PPH 发生率更高。

　　PPH 的治疗主要有非药物及药物干预。针对此例患者，开始采取的餐前饮水、餐后保持卧位、午餐后 2h 再服氢氯噻嗪的非药物方法及应用拜糖平的药物方法未见改善，直到患者采用分餐治疗方法，减少每餐进食量，每天可加至 5~6 餐，餐后低血压得到明显改善。

专家点评

　　高血压在老年患者中发病率居高不下，而与普通成人高血压相比较，老年高血压具有较为鲜明的特点，其中血压波动性大、体位性低血压和餐后低血压是最为常见的临床变化，也是导致患者焦虑的常见原因。老年病科医生应该熟悉掌握餐后低血压的发生机制及临床特点，以利于早期识别高血压患者的餐后低血压并制定有针对性的管理策略，包括选择合适的药物以及根据药代动力学特点建议恰当的服药时间，饮食规律，以及餐后活动方式的变化和适当的运动调节压力感受器的敏感性，从而改善患者的症状、预后及生活质量。

参考文献

1. 孙宁玲，赵连友. 高血压诊治新进展. 北京：中华医学电子音像出版社，2011：87.

2. 蹇在金. 餐后低血压－老年人常见而特有的疾病. 临床心血管病杂志，2007，23（9）：641－642.

3. 童迪夷，方宁远. 餐后低血压. 中华高血压杂志，2014，22（10）：987－990.

4. 邹晓，司全金，王海军，等. 高龄老年餐后低血压的临床特点及防治策略的研究. 中华老年心脑血管病杂志，2013，13（5）：477－479.

5. 肖建敏. 高龄老年人餐后低血压的临床特点及防治策略. 中国老年学杂志，2014，34：2260－2261.

6. Zou X, Cao J, Li J H, et al. Prevalence of and risk factors of postprandial hypotension in older Chinese men. J Geriatr Cardiol, 2015, 12 (6)：600－604.

7. Umehara T, Toyoda C, Oka H. Postprandial hypotension in de novo Parkinson's disease：A comparison with orthostatic hypotension. Parkinsonism Relat Disord, 2014, 20 (6)：573－577.

8. 张洁，郭立新. 餐后低血压与糖尿病. 中华糖尿病杂志，2014，6（4）：269－271.

9. 卢水焕，莫云秋. 老年人餐后低血压研究进展. 医学综述，2013，19（13）：2387－2390.

（魏秀芳　田文）

015 老年患者起搏器综合征一例

病历摘要

患者，男性，80 岁。以"心悸 5 年，胸闷气短半年，加重伴下肢水肿 1 周"为主诉入院。患者入院前 5 年出现阵发性心悸，无胸闷胸痛，无黑蒙晕厥，曾行心电图及动态心电图显示房速、房扑、室早、高度房室传导阻滞。近半年心悸症状加重，发作频繁，伴胸闷气短，无胸痛，无晕厥，活动耐力可。2个月前因持续心房扑动合并高度房室传导阻滞，于我院行永久起搏器（单腔）植入术，术后恢复良好，无不适好转出院。1个月前无诱因出现活动后气短，伴心悸，病情逐渐加重，活动耐力明显下降，无夜间憋醒。1周前出现双下肢水肿，尿量无明显减少，为系统诊治收入院。病来精神状态可，体力差，食欲欠佳，睡眠正常，大小便正常，体重无明显变化。

既往高血压病史3年，糖尿病病史20年。

查体：T：36.3℃，P：80次/分钟，R：16次/分钟，BP：160/90mmHg。口唇无发绀，颈静脉无怒张，双肺下部叩诊呈浊音，呼吸音弱，未闻及干湿啰音。心界无扩大，心率80次/分钟，P2＞A2，心律不齐，各瓣膜区未闻及心脏杂音。腹部查体无异常，肝脾未触及。双下肢凹陷性水肿。

辅助检查：血常规、尿常规、便常规、肝功能、肾功能、血离子、肌钙蛋白、甲状腺功能等未见异常。脑钠肽（BNP）：1255ng/L。

物理检查：心电图：基础心律为房扑，间断起搏，心率83次/分钟，心室起搏、心室感知抑制型（VVI）起搏方式，起搏位点为右心室心尖部，起搏时QRS波群呈类LBBB样改变，VV间期为720ms。动态心电图：异位节律，心房扑动，间断VVI起搏心电图，平均心率64次/分，最高心率90次/分，最低心率59次/分。偶发多源室性早搏（室早总数9个），T波改变。动态血压：24h平均血压135/77mmHg，白天平均血压136/76mmHg，夜间平均血压133/78mmHg，昼夜血压节律异常（非勺型），血压负荷增加。超声心动图：①（行起搏器植入术前）：左室舒张末期内径（LVEDD）：49mm，左室舒张末容积（LVEDV）：100ml，左室收缩末容积（LVESV）：48ml，左室下壁心肌向心运动略减低，肺动脉压力中度升高，三尖瓣轻度反流，反流峰速 3.6m/s，主动脉瓣退行性变，左室舒张功能减低（Ⅱ级），静息状态下左室整体收缩功能正常低值（LVEF：52%）；②（此次入院起搏器植入术后 2 个月）：左室舒张末期内径（LVEDD）：48mm，左室舒张末容积（LVEDV）：115ml，左室收缩末容积（LVESV）：68ml，左室中下部心肌向心运动不同程度减低，肺动脉压中度升高，三尖瓣轻度反流，反流峰速 3.5m/s，下腔静脉略扩张，左室舒张功能减低（Ⅱ级），左室射血分数（LVEF）：41%，心包少量积液。胸部 CT：双肺下叶炎性改变伴双侧胸腔积液（中量），左肺下叶小结节，双肺及胸膜陈旧性病变，双肺下叶轻度间质性改变，心脏增大，心包较多积液，纵隔淋巴结肿大。

初步诊断：心律失常：心房扑动，高度房室传导阻滞，单腔起搏器植入术后；慢性心功能不全，心功能Ⅲ级，双侧胸腔积液，心包积液；起搏器综合征；高血压病 3 级（极高危险组）；冠状动脉粥样硬化；2 型糖尿病。

诊疗经过

本例患者以全心衰的临床表现入院，明确心功能不全病因是治疗的关键。患者既往无冠心病、高血压病史，无饮酒嗜好，结合上述检查排除缺血性心肌病、扩张性心肌病、瓣膜病、高血压性心脏病、酒精性心肌病及心律失常性心肌病。患者心功能不全的特点为起搏器术后 1 个月开始出现左心功能不全的临床表现，逐渐发展为全心功能不全。依据其心功能不全发生发展的特点，以及上述的排除诊断，考虑起搏器综合征的可能性大。

入院复查起搏器程控参数：起搏模式 VVIR，低限频率：60 次/分，心室起搏比例：90.8%，右心室阈值：2.25v，P/R：22.4~31.36mv，起搏阻抗：433 欧姆。(1 个月前起搏器程控仪的工作参数良好，起搏模式频率应答型心室按需起搏，低限频率由 50 次/分上调至 60 次/分)。冠状动脉 CTA：左侧冠状动脉口钙化斑块，管腔无明显狭窄。左前降支近段混合斑块及非钙化斑块，管腔轻度狭窄，中段肌桥形成，管腔略变细。右侧冠状动脉中段钙化斑块，管腔轻度狭窄。心包积液。

进一步应用起搏器程控仪联合超声心动图等技术，分别测量患者在自主心律及全部起搏心律两种状态下的血压、心脏同步性及左室收缩功能。结果显示，全部起搏状态下：血压：130/70mmHg，心电图示心率：69 次/分，QRS 波时限：156ms；超声心动图提示左、右室间收缩前延迟时间差为 25ms；左室内前壁 - 后壁达峰时间差为 106ms，LVEF：39%。全部自主心律状态下：血压：130/70mmHg，心电图示心率：45 次/分，QRS 波时限：118ms；超声心动图：左、右室间收缩前延迟时间差为 3ms；左室内前壁 - 后壁达峰时间差为 85ms，LVEF：48%（表 2-2，图 2-2，图 2-3）。

表 2-2　起搏心律及自主心律两种状态下血压、心率、超声心脏同步性及左室收缩功能

起搏器工作状态	ON	OFF
血压	130/70mmHg	130/70mmHg
心率	45 次/分	69 次/分
QRS 波群时限	156ms	118ms
同步性检测	左 - 右室间收缩前延迟时间差 25ms	左 - 右室间收缩前延迟时间差 3ms
	左室内前壁 - 后壁达峰时间差 106ms	左室内前壁 - 后壁达峰时间差 85ms

笔记

（续表）

起搏器工作状态	ON	OFF
LV	55mm	54mm
LVEF	39%	48%
左室舒张功能	E/A = 1.8	E/A = 2
	E/e' = 18	E/e' = 20
	EDT = 190ms	EDT = 144ms
肺动脉收缩压	50mmHg	45mmHg
下腔静脉内径	17mm	17mm
随呼吸变化率	大于50%	大于50%

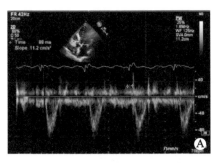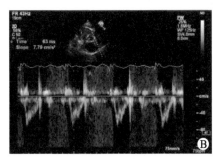

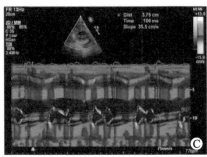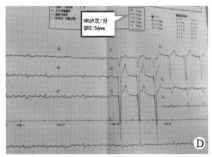

注：图 A：心电图的 Q 波至主动脉血流频谱起始处时间 ［Time（QRS-AVopen）］为 88ms；图 B：心电图的 Q 波至肺动脉血流频谱起始处时间 ［Time（QRS-PVopen）］为 63ms，Time（QRS-AVopen）与 Time（QRS-PVopen）两者时间差为 25ms，代表左 - 右室间收缩前延迟时间差；图 C：左室内前壁 - 后壁达峰时间差 106ms；图 D：全部起搏心律状态下心电图为起搏心律，心率 69 次/分，QRS 波时限 156ms，呈左束支传导阻滞图型

图 2 - 2　全部起搏心律状态超声心动图及心电图

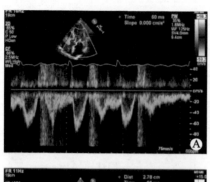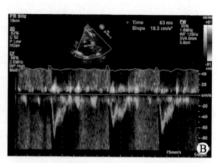

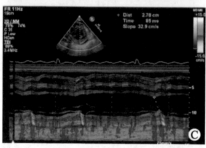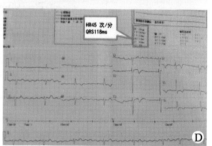

图 A：心电图的 Q 波至主动脉血流频谱起始处时间［Time（QRS-AVopen）］为 60ms；图 B：心电图的 Q 波至肺动脉血流频谱起始处时间［Time（QRS-PV open）］为 63ms，Time（QRS-AVopen）与 Time（QRS-PVopen）两者时间差为 3ms，代表左右室间收缩前延迟时间差；图 C：左室内前壁-后壁达峰时间差 85ms；图 D：自主心律状态下心电图为房扑，心率 69 次/分，QRS 波时限为 118ms

图 2-3　起搏功能关闭自主心律状态超声心动图及心电图

确定诊断：心律失常：心房扑动，高度房室传导阻滞，单腔起搏器植入术后；起搏器综合征；心功能不全，心功能Ⅲ级，双侧胸腔积液，心包积液；高血压病 3 级（极高危险组）；冠状动脉粥样硬化；2 型糖尿病。

明确诊断后，给予硝酸异山梨酯、呋塞米、螺内酯抗心衰治疗，奥美沙坦降压、瑞舒伐他汀调脂及降糖治疗。针对起搏器综合征考虑患者高龄，运动量低，且不耐受频率应答，起搏模式由 VVIR 改为心室按需起搏（VVI），调整起搏器低限频率为 50 次/分，并停用原琥珀酸美托洛尔片口服。治疗 10 天后复查胸部 CT 显示右侧胸腔少量积液，心包少量积液，与前比较明显改善。BNP：183ng/L。

患者无心悸、气短、浮肿，好转出院。出院后 20 天复诊患者无不适症状。起搏器程控提示：心室起搏比例：52.5%，右心室阈值：3.0v，感知：5.6mv，起搏阻抗：432 欧姆。超声心动图：左、右室间收缩前延迟时间差为 17ms，左室内前壁 - 后壁达峰时间差为85ms，LVEF 为 49%。

病例分析

起搏器综合征（pacemaker syndrome，PMS）于 1960 年由 Mitsui 等首先报道，是由于非生理性起搏，引起房室活动不同步，导致血流动力学及电生理学异常，引起主要为低心输出量所致的一系列症状与体征。但不同的个体之间由于心功能代偿能力不同，表现也不尽一致。常见的临床症状有乏力、头晕、气短、心悸、胸痛、嗜睡，甚至晕厥；体征有低血压、充血性心力衰竭体征、心音变化及心脏杂音、也可触及肝脏搏动。由于与年龄相关的心脑血管的生理性改变，老年人室性起搏的不良反应更明显、更常见。老年患者PMS 发生率为 26%。目前对 PMS 的诊断无统一标准，同时术前心脏功能、患者症状敏感性差别大，且缺乏特异性的临床表现等都会影响术后 PMS 的判断。因此，准确、科学地统计 PMS 发生率是困难的。公认的起搏器综合征的诊断：①前提是患者在安置了人工心脏起搏器以后出现症状，除外起搏功能异常引起的各种症状；②心电图分析有无逆行 P 波或者心脏起搏时心电生理检查出现室房逆行传导；③血流动力学指标：心室起搏时动脉压下降大于 20mmHg，肺毛细血管楔嵌压及右房压明显上升超过 20mmHg，同时出现症状；④自身心律出现时症状减轻或消失。符合以上条件并排除其他器质性疾病及癔病等引起不适者可以考虑为起搏器综合征，然而血压保持不变并不能排除起搏器综合征的诊断。在某些 VVI 起搏患者，如果没有室房逆传，仍有部分合适的心房收缩可补偿一部分的血流动力学的不足。这类患者仍会因静脉压升高和（或）神经反射机制产生起搏器综合征的症状和体征。

起搏器综合征产生机制复杂，包括：①房室失同步化，即室房逆传：主要是指 VVI 起搏器房室不同步以及室房逆传导致无效的心房收缩引起心房压及肺毛细血管楔压升高、心排血量（CO）减少所致。虽然房室失同步化作为起搏器综合征的一个主要原因，但并非唯一。例如，心房颤动患者安置起搏器后，或双腔起搏器患者不存在室房逆传，也可出现起搏器综合征。同样本例患者持续心房扑动，心电图检查未发现逆行 P 波，术后 1 个月即出现起搏器综合征，所以单纯用室房逆传无法完全解释该综合征的机制。②双心室不同步：右室心尖部是最经典的心室起搏位置，属非生理性起搏，它使心室除极和机械收缩发生异常，从而导致长期的血流动力学紊乱（心室收缩和舒张异常）和组织结构的改变。右心室心尖部起搏时，激动自右心室心尖部沿室间隔逆行向心底部传导，起搏冲动的传导主要是由普通心室肌细胞完成的，传导系统和普通心室肌传导性的差异，导致心室起搏后左、右室的电活动不同步，进而引起左右室心肌机械收缩失调。心电图表现为 QRS 波增宽呈左束支传导阻滞，增宽的 QRS 后半部分常由左室除极形成，使窦性心律时原比右室提前 5～10ms 的左室激动反而比右室除极晚 20ms 以上才除极，这使双室收缩的同步性严重丧失，是引起起搏器综合征的原因之一。左、右心室电 - 机械活动不同步在某些易感人群及心功能已经下降的患者中易导致或加重心力衰竭的发生，也是 DDD 起搏器产生 PMS 的主要原因。心室激动顺序和心室收缩的同步性是起搏心律影响心功能的两个重要因素。对于本例患者而言，持续心房扑动合并高度房室传导阻滞选择 VVIR 型起搏是最佳方式，螺旋电极置入右室间隔部。由于患者高龄，有高血压、糖尿病病史，心脏储备功能下降。研究也证实高血压患者即使 LVEF＞50% 者，实时三维超声心动图仍发现左室心肌部分节段收缩出现了提前与延迟，提示存在左室的收缩不同步。对于老年患者，由于心室壁增厚、收缩力及顺应性随着年龄增大而逐渐下降，此时心房的射血功能显得尤为重要，当右心室起搏影响房室收缩同步性时。心房泵无法发挥作用，尤其老年患者 CO 更易受到影响，更容易出现 PMS。综上因素，本例患者在起搏术后 1 个月短时间内即出现起搏器综合征。本例患者通过频谱多普勒超声及组织多普勒 M 型超声评估心脏同步性。频谱多普勒超声通过测量心电图的 Q 波至主动脉、肺动脉血流频谱起始处时间差来反映左－右室收缩的起始时间差异。差值＞40ms 可认为左－右室间收缩不同步。M 型超声通过测量左室前壁到左室后壁收缩的时间差评估左室内不同步，其差值≥130ms 代表室内收缩失同步。本例患者虽左－右室间收缩前延迟时间差及左室前壁到后壁收缩的时间差均未达到临床意义的截点值，但在自主心律时左－右室间收缩前延迟时间差较起搏状态下明显缩短，考虑本例患者在右室起搏下左－右室收缩不同步是起搏器综合征发生的主要病因。

选择正确的起搏方式及最佳的起搏参数设置是预防及治疗起搏器综合征最有效的方法，严格掌握 VVI 起搏器置人适应证。VVIR 与 VVI 相比，在血流动力学、症状和运动表现方面都有一定的益处，可以提供与代谢需求水平成比例的起搏频率的变化。由于 VVIR 起搏器是单感知器，可能出现过度感知现象，导致非生理性的右心室心尖部起搏比例过高，导致 PMS 的发展。对于非起搏器依赖患者可以通过降低起搏频率，打开起搏器滞后功能，尽量让患者自身心律工作。有较多逆行室房传导的患者给予合适的抗心律失常药物治疗（如维拉帕米抑制室房逆传），或改用房室顺序的双腔起搏。如何在心脏起搏治疗挽救患者生命的同时，获得更好的起搏治疗效果，改善患者的心脏功能状态和生命质量，是临床医生面临的急需解决的重大问题。

专家点评

起搏治疗是缓慢性心律失常最为有效的治疗方式。随着永久起搏器智能化不断提高，双腔起搏器应用比率不断上升，起搏器植入技术及理念（间隔起搏甚至希氏束起搏）的提升，起搏器综合征的发生率逐渐下降。但伴随经济发展和着医疗技术的进步，人类预期寿命持续增长。老年患者随着年龄的增长，房颤的发生率逐渐增多。因此，单腔起搏治疗在一定数量的患者中仍然是无奈之选。此外，由于老年患者的心脏功能储备也随着年龄增加不断下降，房颤导致心脏辅助泵功能的缺失及心肺等脏器代偿功能的减弱都是老年患者发生起搏器综合征的易患因素。老年医学科医生应当初步了解起搏器综合征的发病机制及临床特点。当植入起搏器术后的患者发生心悸气短等心功能不全的症状时，应当想到起搏器综合征的可能性，并请心电生理医生会诊，通过改良起搏器参数设置以及调整医嘱，改善患者的症状。

参考文献

1. 王青青，宿燕岗. 高龄患者起搏器综合征一例. 中华心律失常学杂志，2016，20（5）：437-438.

2. 王秋林，周鹏，蔡国才，等. 起搏依赖患者长期右心室尖起搏致起搏诱导性心肌病临床分析. 心脏杂志，2013，25（2）：200-203.

3. 杨梅，李金升，夏明银，等. 实时三维超声心动图定量评价原发性高血压患者 左室收缩同步性的临床研究. 中国医师进修杂志，2011，34（4）：34－36.

（李楠楠　田文）

016 急性心肌梗死合并高度房室传导 阻滞、心力衰竭及肺部感染一例

病历摘要

　　患者，女性，81岁。以"间断胸痛1年余，气短、乏力3天"为主诉入院。患者1年多前无明显诱因出现心前区疼痛，为闷痛，放射至后背部，伴气短及大汗，多于夜间出现，每次持续约10分钟，曾就诊于当地医院，诊断为"冠心病"，行冠脉造影检查"未见异常"，后上述症状间断出现，应用硝酸酯类药物效果不佳，后就诊于我院，行心电图检查提示完全左束支传导阻滞，QRS：150ms，心脏彩超示LVEF（左心室射血分数）：27%，BNP（血浆B型钠脲肽）：1549pg/ml。考虑患者为"冠心病，不稳定性心绞痛，扩张性心肌病，心功能不全"，结合发作特点，考虑冠状动脉痉挛所致心绞痛可能性大。给予扩张冠状动脉、缓解冠脉痉挛（盐酸地尔硫卓缓释胶囊）及抗血小板等治疗后症状好转。入院前3天患者在外院行青光眼手术后出现乏力、气短，伴咳嗽，咳白色稀薄痰，无胸闷、胸痛，无头晕、头迷，予"沐舒坦"等药物雾化治疗后未见好转，行心电图提示：心率：45次/分，Ⅱ度2型房室传导阻滞（图2-4）。为

求进一步诊治入我院，病来无黑蒙，无视物旋转及耳鸣，无恶心、呕吐，无发热寒战，饮食、睡眠差。既往高血压病史 20 余年，血压最高达 190/100mmHg，平时口服拜新同降压。糖尿病病史 20 余年，平时应用来得时及口服利格列汀降糖，空腹血糖控制在 6～9mmol/L，餐后 2 小时血糖波动于 8～10mmol/L。慢性阻塞性肺疾病病史 10 余年，反复出现喘息，长期应用舒利迭、思力华，低流量吸氧，2016 年 4 月患者胸部 CT 提示右肺下叶周围型占位性病变不除外（大小约 3.3cm×2.5cm，CT 值约 30HU），2017 年 1 月复查胸部 CT 较前无明显变化。慢性肾功能不全多年，肌酐最高为 250μmol/L（平时肌酐波动于 62～150μmol/L），8 个月前曾出现代酸合并呼碱、高钾及低钠血症，现长期口服托伐普坦、布美他尼利尿，羟苯磺酸钙、肾衰宁改善肾功能。痛风病史 5 年，现口服碳酸氢钠片。

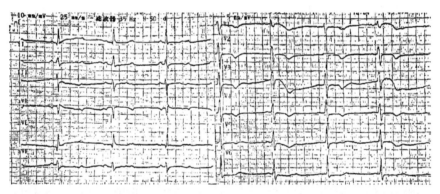

图 2-4　患者外院心电图：Ⅱ度 2∶1 房室传导阻滞，
V1～V3 导联 R 波较前增高，不除外正后壁心肌梗死
（患者于外院未行后壁心电图检查）

入院查体： T：36.7℃，BP：121/44mmHg，P：45 次/分，平车推入，半卧位状态，神志清楚，呼吸略促，颈静脉无怒张，双肺呼吸音粗，可闻及干鸣音，心律齐，P2 不亢，各瓣膜区未闻及心脏杂音。腹部膨隆，腹软，无压痛，肝脾肋下未触及，双下肢无水肿，双足背动脉搏动可。

辅助检查：血常规：WBC：4.62×10^9/L，中性粒细胞百分比：74.7%，RBC：3.63×10^{12}/L，血红蛋白：100g/L，血小板：103×10^9/L。尿常规未见异常。粪便隐血试验 OB：阳性。BNP：519pg/ml。T 细胞亚群：CD4：153 个/μl，CD8：115 个/μl，CD3：267 个/μl。动脉血气：pH：7.339，$PaCO_2$：50.10mmHg，PaO_2：69.60mmHg，血氧饱和度：93.80%（2 升/分吸氧）。余肌钙蛋白、CK-MB、心肌酶、肝肾功能、离子、凝血四项、D-二聚体、血尿酸等未见明显异常。物理检查：心电图示窦性心律，心率：52 次/分，Ⅱ度房室传导阻滞，完全左束支传导阻滞。入院前 3 天动态心电图提示心率总数：24 小时 75020 次，平均心率为 70 次/分，最高心率：86 次/分，最低心率：41 次/分。窦性心律、室性逸搏心律、偶发室性早搏、二度房室传导阻滞、室性融合波、完全性左束支传导阻滞（图 2-5）。超声心动图（入院前 3 天）显示左房内径：45mm，左室舒末内径：74mm，右室内径：21mm。结论提示：左心大，二尖瓣反流（轻度），肺高压（轻度），主动脉瓣退行性变伴轻度反流，升主动脉内径增宽，左室舒张功能减低（Ⅲ级），左室整体收缩功能减低（LVEF：27%），心包积液（少量）。

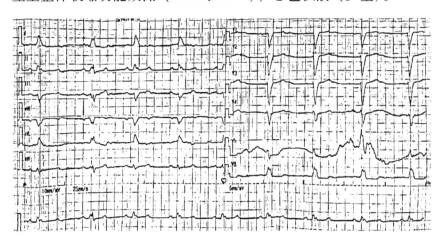

图 2-5　入院心电图：Ⅱ度 2：1 房室传导阻滞，
完全左束支传导阻滞，提示双束支阻滞

初步诊断：冠心病、急性心肌梗死不除外；心律失常、二度Ⅱ型房室传导阻滞（2∶1传导）、完全左束支传导阻滞、室性逸搏；扩张性心肌病、心功能不全、心功能Ⅳ级；高血压病3级（很高危险组）；2型糖尿病；慢性阻塞性肺部疾病；肺部占位性质待定；痛风；青光眼术后。

诊疗经过

本例患者入院后心率波动于40~45次/分，心电图间断提示高度房室传导阻滞（图2-6），喘息明显，给予异丙肾上腺素提高心率，硝普钠减轻心脏负荷，同时给予降压、降糖、调脂、利尿，针对慢性阻塞性肺部疾病，给予平喘、化痰、解痉等治疗。住院期间复查心脏彩超提示左房内径：45mm，左室舒末内径：73mm，左室舒末内径：61mm，右室内径：23mm，LVEF：29%，提示左心大，左室下后壁心肌变薄，运动不同程度减弱，二尖瓣反流（轻度），肺高压（轻度），主动脉瓣退行性变伴轻度反流，升主动脉内径增宽，左室舒张功能减低（Ⅱ级），左室整体收缩功能重度减低。经过对症治疗后，患者病情明显好转，精神状态可，无喘息，双肺仅可闻及少许干鸣音。入院第10天患者着凉出现发热，体温38.2℃，喘息明显，予美罗培南静点、莫西沙星口服，甲强龙平喘。上述抗炎药物应用2天后化验结果回报三系减少，痰真菌涂片：找到真菌孢子及假菌丝，真菌抗原升高（34.96pg/ml），考虑与感染和（或）药物相关，加用氟康唑口服。之后患者着凉，反复出现发热伴喘息加重，血氧饱和度波动于90%左右，BNP呈升高趋势，同时出现菌群失调、低钙、高磷。胸片：肺纹理周围模糊小淡片影，感染科会诊后考虑当时处于流感病毒流行的季节，不能除外合并病毒性肺炎的可能性，加用奥斯他韦（达菲）口服，2天后体温下降。后痰培养提示：烟曲霉菌，调整氟康唑为伏立康唑口服。针对患者心功能不全，加用小剂量沙库巴曲缬沙坦钠片（25mg，日2次）口服。经对症治疗后患者心率逐渐升高，复查心电图为窦性心律，完全左束支传导阻滞，QRS＞150ms（图2-7），考虑患者为心脏起搏再同步化-除颤治疗（CRT-D）一类适应症，建议行CRT-D手术治疗，但患者右肺下叶占位性质待定，且患者住院后便潜血持续阳性，血红蛋白间断出现下降，不能除外消化道肿瘤，患者生存期不确定，经与患者家属详细交代病情后，家属拒绝手术，患者症状好转后出院。

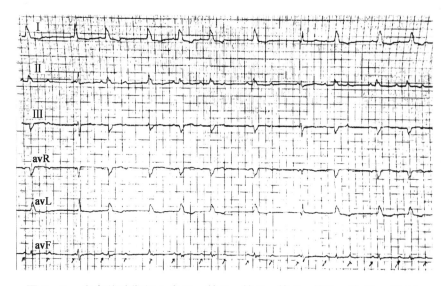

图2-6 患者住院期间心电图：第2、第3、第6、第9、第11、第12、第14个P波未下传，第1、第4、第5、第7、第8、第10、第13个P波下传形成的QRS表现为完全左束支传导阻滞

出院诊断：冠心病，急性下后壁心肌梗死（Killip Ⅰ级）；心律失常，高度房室传导阻滞，室性逸搏；扩张性心肌病，慢性心功能不全，心功能Ⅳ级；高血压病3级（很高危险组）；2型糖尿病；慢性阻塞性肺部疾病；肺部占位性质待定；痛风；青光眼术后。

111

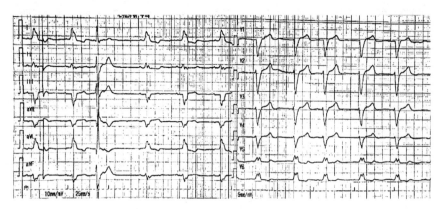

图2-7　患者出院前心电图：完全左束支传导阻滞。
与图2-4比较，可见V1～V3导联R波振幅明显回落

病例分析

　　本例患者高龄、基础状态差，既往频繁出现心绞痛症状，且多为夜间发病，硝酸酯类药物效果不佳，口服钙离子拮抗剂可缓解症状，1年前冠脉造影"未见异常"，考虑患者为变异性心绞痛，主要由于冠状动脉痉挛所致，情绪紧张和过大的精神压力也是发生冠脉痉挛的一个重要原因。患者术前心脏彩超未提示心肌变薄，术后出现房室传导阻滞，术后未及时检测肌钙蛋白，转入我院后肌钙蛋白及心肌酶谱正常，住院过程中复查肌钙蛋白未见异常，但心脏彩超提示左室下后壁中上段变薄，约5mm，考虑患者急性心肌梗死可能性大，可能为青光眼手术应激所致。转至我院后，可能肌钙蛋白升高的时间窗已经错过。

　　该患者除了基础疾病多、营养状态差之外，治疗还存在很多矛盾：①患者既往有频繁心绞痛发作，现青光眼术后、便潜血阳性、血红蛋白缓慢下降，抗血小板药物应用受限，我们选择为患者在青光眼术后1周加用氯吡格雷口服，同时严密监测便潜血及

血红蛋白变化；②患者心动过缓，缓解冠脉痉挛既往有效的钙拮抗剂无法应用，且患者右眼为闭角型青光眼，为硝酸酯类药物禁忌，结合患者血压高，住院期间给予硝普钠扩血管，患者心绞痛发作时临时予硝苯地平口含；③患者既往肌酐高，长期口服改善肾功能类药物，ACEI 药物慎用，因同时存在慢性心功能不全，给予沙库巴曲缬沙坦钠片口服，患者耐受性较好，应用后未发现肌酐明显升高。

本例患者房室传导阻滞的发生考虑是急性下壁心肌梗死的并发症，机制可能与房室结动脉血流障碍、迷走神经张力增高或房室结附近缺血性代谢产物（钾、腺苷等）的释放有关。由心肌梗死引起的房室传导阻滞多是一过性的或暂时的，患者冠脉痉挛缓解，恢复供血后房室传导阻滞好转。针对这种情况的房室传导阻滞，可先尝试给予药物（阿托品或异丙肾上腺素）维持心室率，如果药物治疗反应不佳或存在血流动力学异常，则给予临时起搏治疗，若 10 ~ 14 天后仍依赖起搏器，则需植入永久起搏器。

患者存在严重的心力衰竭，心衰患者死亡率高，极易发生猝死，而猝死主要是由于电活动紊乱所致，ICD 可以减少射血分数减少性心力衰竭（HFrEF）患者由于恶性心律失常导致的猝死。是否需要置入 ICD 还需考虑患者的意愿、生活质量、左心室射血分数和可能导致死亡的其他疾病。2016 年 ESC 心衰指南心力衰竭患者置入 ICD 的建议：①ICD 二级预防：对于已从室性心律失常血流动力学不稳定恢复者，其功能状态良好，预期生存 > 1 年，建议置入 ICD，以降低猝死和全因死亡风险（Ⅰ类推荐，A 级证据）。②ICD 的一级预防：对于尽管优化药物治疗 3 个月及以上，仍有症状，左室射血分数（LVEF）≤35% 的心衰患者（NYHA Ⅱ – Ⅲ级），只要功能状态良好，预期寿命 > 1 年，建议置入 ICD，以降低猝死和全因死亡风险：缺血性心肌病（除非近40天内有心梗）（Ⅰ类推荐，A级证据），扩张型心肌病（Ⅰ类推荐，B级证据）。③在心肌梗死40天内不建议置入ICD，因为此时置入不能改善预后（Ⅲ类推荐，A级证据）。④对于NYHA Ⅳ级，且药物治疗反应性差的心力衰竭患者不推荐ICD治疗，除非他们是CRT、心室辅助装置或心脏移植的对象（Ⅲ类推荐，C级证据）。⑤对于存在心源性猝死、生存期有限的患者，可以考虑使用可穿戴的ICD（Ⅱb类推荐，C级证据）。对于LVEF降低的患者，右心室起搏可能加剧心脏机械收缩不同步。而CRT可避免出现这一现象。

2016年欧洲心衰指南对于置入CRT的建议：①对于窦性心律患者，在优化了药物治疗后仍有症状，QRS时限≥150ms，QRS波呈左束支传导阻滞，LVEF≤35%，建议置入CRT，以改善症状、降低发病率和死亡率（Ⅰ类推荐，A级证据）。②对于窦性心律患者，在优化了药物治疗后仍有症状，QRS时限≥150ms，QRS波呈非左束支传导阻滞，LVEF≤35%，可以考虑置入CRT（Ⅱa类推荐，B级证据）。③对于窦性心律患者，在优化了药物治疗后仍有症状，QRS时限在130~149ms，QRS波呈左束支传导阻滞，LVEF≤35%，建议置入CRT（Ⅰ类推荐，B级证据）。④对于窦性心律患者，在优化了药物治疗后仍有症状，QRS时限在130~149ms，QRS波呈非左束支传导阻滞，LVEF≤35%，可以考虑置入CRT（Ⅱb类推荐，B级证据）。⑤对于存在高度房室传导阻滞和心室起搏适应证的HFrEF患者，无论NYHA分级如何，建议置入CRT而不是右心室起搏，包括房颤患者（Ⅰ类推荐，A级证据）。⑥对于合并房颤的心力衰竭患者，经优化药物治疗后，NYHA分级Ⅲ~Ⅳ级，LVEF≤35%，QRS时限≥130ms，应考虑置入CRT。要确保双心室起搏的措施或患者可能转复为窦性心律（Ⅱa类推荐，B级证据）。⑦对于置入了心室起搏器或 ICD 的 HFrEF 患者，后经优化药物治疗仍出现心力衰竭恶化，且较高比例的右心室起搏，可考虑升级为 CRT。不适用于稳定型心力衰竭患者（Ⅱb 类推荐，B 级证据）。⑧QRS 时限 < 130ms 的患者不建议置入 CRT（Ⅲ类推荐，A 级证据）。

本例患者虽然高度房室传导阻滞为一过性，但心衰较重，心功能Ⅳ级，优化药物治疗时间 > 3 个月后仍有症状，心电图呈完全左束支传导阻滞，QRS 时限≥150ms，LVEF≤35%，为 CRT - D 的Ⅰ类适应症，但患者高龄，且肺部及消化道是否存在肿瘤情况未知，经与家属协商后拒绝手术，症状好转后出院。出院后患者规律服用出院医嘱药物，随访 1 年未再次因心源性疾病住院治疗，时有活动后气短，但可以耐受。

🏥 专家点评

共病和多重用药是老年疾病的主要特点。并且在病情危重时常常存在治疗矛盾，甚至如果严格掌握禁忌证时，可能处于无药可用的境地。如本例患者既往患有 COPD、心力衰竭和心绞痛，此次住院主要的线索是一侧青光眼手术诱发急性心肌梗死导致严重心动过缓，并发心力衰竭。治疗上，抗凝抗血小板治疗在围术期应用属禁忌，且患者持续便潜血阳性并出现贫血；因另一侧青光眼围手术而不宜应用硝酸酯类药物；因严重缓慢性心律失常而不能应用既往抗痉挛确切有效的非二氢吡啶类钙拮抗剂；对于缓慢性心律失常的特效药物异丙基肾上腺素也是急性心肌梗死的禁忌症；感染及心力衰竭严重也不宜行冠脉造影及介入治疗。因此，对于此类患者需要权衡利弊、抓住主要矛盾突破是治疗的关键，固守成规可能在不犯错误的同时也不能得到有效的治疗。此外新药物及新技术的应用合理将给患者预后带来极大获益。老年科医生应该掌握新上市药物的作用特点、了解新技术或治疗方式的适应症是使患者得到合理治疗的重要环节。

参考文献

1. 杨晓云. 急性下壁心肌梗死的房室传导阻滞及其罪犯血管. 实用心电学杂志, 2016, 25 (4): 275 – 277.

2. 李康, 丁燕生. 2016 年欧洲心脏病学会心力衰竭治疗指南解读—射血分数降低的心力衰竭非外科置入装置 (埋藏式心律转复除颤器/心脏再同步化治疗) 治疗. 中国介入心脏病学杂志, 2016, 24 (6): 356 – 360.

（林妍霞　田文）

017　老年缺血性心肌病心力衰竭一例

病历摘要

患者，女性，63 岁。以"反复胸闷气短 4 年，加重 1 个月"为主诉入院。患者 4 年前无明显诱因出现胸闷，持续不缓解，伴恶心、呕吐胃内容物，20 分钟后出现意识丧失，心脏骤停，120 急救立即予电除颤后就诊于盛京医院，诊断为急性前壁心肌梗死，急诊冠脉造影并在左前降支植入支架一枚，术后 6 个月出现体力活动后气短，胸闷，伴心悸及大汗，术后 1 年复查冠脉造影结果提示 LAD 支架术后 40%～50% 支架再狭窄。D1 为 99% 狭窄。后上述症状时常出现，劳累及感冒后易发，伴周身乏力，活动耐量逐渐下降，反复多次在当地医院入院治疗，治疗效果不佳。1个月前因感冒上述症状加重，伴双下肢水肿，夜间可平卧，于外院抗心衰利尿治疗后略好转，二便正常，近期体重无明显变化。

既往高血压7年，血压最高160/110mmHg，间断口服雷米普利、氨氯地平降压治疗，血压控制在（120～130）/（80～90）mmHg；甲状腺功能减低4年（口服甲状腺素片治疗1年半，现甲状腺功能正常）；家族中父亲脑出血已故，母亲脑血栓已故。

入院查体： P：101次/分，BP：128/63mmHg，R：18次/分，体重：110kg，身高：165cm，BMI：40.1kg/m^2，口唇无发绀，颈静脉无怒张，双肺听诊呼吸音清，双肺下野可闻及少量湿啰音，心率105次/分，心律齐，无额外心音及心脏杂音。腹平软，无压痛反跳痛，肝脾肋下未触及。双下肢对称性凹陷性水肿。

辅助检查： 血、尿、便常规未见异常；D-二聚体：0.54μg/ml，BNP：150pg/ml，LDL-C：1.77mmol/L，血钾：3.82mmol/L，Cr：54μmol/L，eGFR：98.901ml/min；肝肾功能、空腹血糖及糖化血红蛋白、血尿酸、凝血系列、甲状腺功能甲状腺炎未见明显异常。

物理检查： 入院心电图：窦性心律，一度房室传导阻滞，心率106次/分，Ⅰ、Ⅱ、avL、V2～V6，T波倒置，V1～V5异常Q波；心脏超声：LVEDD：80mm，LA：56mm，LVEF：23%，E/e' 18.6，e' 9cm/s，左室前间壁、部分前壁及间壁中间段心肌、心尖段变薄，最薄约3mm，运动异常，二尖瓣反流（轻度）主动脉瓣退行性变，左室舒张功能减低（Ⅲ级）；中心静脉压为11.7cmH$_2$O，压肝后为17cmH$_2$O；动态血压24h平均血压为114/72mmHg，白天平均血压为110/70mmHg，夜间平均血压为123/76mmHg；动态心电图：平均心率：87次/分，窦性心律，偶发房性早搏（73个），成对房性

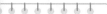

早搏（1 个），短阵性房性心动过速，偶发室性早搏（152 个），多源室性早搏，ST - T 改变，前间壁，高侧壁导联异常 Q 波。胸部CT 结果提示：双肺多发微小结节。双肺轻度间质性改变，双肺陈旧性病变。3 年前冠脉造影结果提示 LAD 支架术后 40% ~ 50% 支架再狭窄。D1 为 99% 狭窄。余未见明显异常。

初步诊断：冠心病、缺血性心肌病、慢性心功能不全（NYHA 分级Ⅲ级）、陈旧性前壁心肌梗死、左室心尖部室壁瘤形成倾向、冠脉造影及 PCI 术后；心律失常（一度房室传导阻滞、窦性心动过速、短阵房性心动过速、多源室性早搏）；高血压病 2 级（很高危）；肥胖症；双肺多发微小结节。

🔖 诊疗经过

患者急性心梗后出现心衰症状，在药物治疗的情况下仍发作逐渐频繁，活动耐力逐渐下降。且患者入院前的药物治疗已趋于最佳药物治疗：阿司匹林 100mg 日一次口服，阿托伐他汀钙 20mg 日一次睡前口服，琥珀酸美托洛尔 71.25mg 日一次口服，23.75mg 晚一次，雷米普利 5mg 日一次口服，呋塞米 20mg 日一次口服，螺内酯 20mg 日一次口服，加用氯化钾 1g 日两次口服；地高辛 0.125mg 日一次。入院后增加静脉呋塞米剂量并加用硝酸异山梨酯注射液 2mg/h 静脉泵入，考虑 β 阻断剂剂量已经较大，加用依伐布雷定 2.5mg/日降低心率；3 天后调整调整依伐布雷定 2.5mg 日两次；患者症状缓解不明显，停用雷米普利，之后 36 小时加用沙库巴曲缬沙坦 25mg 日二次口服；倍他乐克缓释片调整至 47.5mg 早晚各一次；2 天后可兰特调整至早 5mg/晚 2.5mg；沙库巴曲缬沙坦调整至 50mg 日二次口服（表 2 - 3）。

表2-3　患者住院期间的生命体征、出入液量及治疗药物变化

日期	BP （mmHg）	HR （次/分）	入出液量 （ml）	用药及调整
2月1日 入院	149/91	106	入520 出800	
2月2日	140/80	101	入1100 出1000	倍他乐克缓释片71.25mg QD 23.75mg QN
2月3日至 2月5日	117-126/ 70-87	80-91	入500-800 出800-1100	地高辛0.125mg 日一次； 可兰特2.5mg 日一次口服
2月6日	112/69	93	入500 出900	调整可兰特2.5mg 日二次； 停用雷米普利， 加用诺欣妥25mg 日二次
2月7日	99/63	89	入1000 出1200	倍他乐克缓释片 调整至早一片晚一片
2月8日	102/62	94	入800 出1000	
2月9日	114/71	84	入800ml 出1000ml	可兰特调整至早5mg， 晚2.5mg； 诺欣妥调整至50mg 日二次
2月11日	121/73	75	入800ml 出1000ml	
2月12日 出院	122/74	76		

入院9天后患者自觉胸闷气短症状有所改善，心率较入院时明显下降，双下肢水肿情况明显好转。出院复查心脏超声：LVEDD：72mm，LVEF：27%，E/e' 18，e' 5cm/s，左室舒张功能减低（Ⅱ级）。一周后复查：BNP：134pg/ml，血钾：4.22mmol/L，血清肌酐无明显变化。

出院诊断：冠心病、缺血性心肌病、慢性心功能不全（NYHA分级Ⅲ级）、陈旧性前壁心肌梗死、左室心尖部室壁瘤形成倾向、冠脉造影及PCI术后；心律失常（一度房室传导阻滞、短阵房性心

动过速、多源室性早搏）；高血压病 2 级（很高危）；肥胖症；双肺多发微小结节。

患者出院后规律随访 1 年，在其他口服药物基本不变的情况下，逐渐增加沙库巴曲缬沙坦剂量至 100mg，日二次，每日服用呋塞米 20～40mg（根据尿量、体重及水肿的情况自行调节），状态良好，未再因心衰入院。

病例分析

本例特点为患者急性心梗后出现胸闷气短，双下肢水肿，活动耐力下降等心衰症状，感冒后加重，常规强心，利尿，扩血管药物治疗效果欠佳，气短、心率快，改善不明显；加用伊伐布雷定、血管紧张素受体脑啡肽酶抑制剂（ARNI）新型抗心衰药物后，患者心率下降，心功能改善，症状缓解，显著改善患者生活质量和预后。

心力衰竭指由于心脏结构和（或）功能异常，引起静息或负荷时心输出量减少和（或）心腔内压力增高，从而导致的一种临床综合征，是各种心血管疾病的严重和终末阶段，致残致死率高，严重威胁人类的健康。心力衰竭的治疗目标不仅仅是改善症状、提高生活质量，更重要的是拮抗肾素 - 血管紧张素 - 醛固酮系统（RAAS）和交感神经系统，防止和延缓心肌重构的发展，从而降低心力衰竭的住院率和死亡率。在心力衰竭的治疗中，以利尿剂，肾素 - 血管紧张素 - 醛固酮系统（RAAS）抑制剂、β 受体拮抗剂为主的金三角过去 30 余年得到认可。近年来心力衰竭的药物治疗取得了较大的进展，伊伐布雷定、血管紧张素受体脑啡肽酶抑制剂（ARNI）等新型药物相继应用于临床，取得了较好的疗效并获得了各国指南的认可、推荐。

关于血管紧张素受体脑啡肽酶抑制剂在心力衰竭中的应用，2016 年欧洲心脏病学会（ESC）急慢性心力衰竭诊治指南和 2017 年美国心脏病学会（ACC）/美国心脏协会（AHA）/美国心力衰竭协会（HFSA）联合发布的心力衰竭管理指南均作出明确推荐。2016 年 ESC 指南建议对于 ACEI、β 受体阻滞剂和醛固酮受体拮抗剂优化治疗后仍有症状的 HFrEF 非卧床患者，推荐使用 ARNI 替代 ACEI，以进一步降低心力衰竭住院和死亡风险（Ⅰ类推荐，B 级证据）。2017 年 ACC/AHA/HFSA 心力衰竭管理指南推荐 LVEF≤35% 的 HFrEF 患者可以使用 ARNI 治疗（Ⅰ类推荐，B 级证据），推荐所有 NYHA 心功能Ⅱ~Ⅲ级、可以耐受 ACEI/ARB 治疗的慢性症状性 HFrEF 患者更换为 ARNI（Ⅰ类推荐，A 级证据）。结合当前各国指南和相关临床试验，推荐符合下列条件的患者可考虑使用 ARNI：①LVEF≤40%；②NYHA 心功能Ⅱ~Ⅳ级；③既往无因 ACEI/ARB 治疗导致的血管性水肿或不可接受的副作用，推荐采用 100mg，bid 的起始剂量，当患者耐受，2~4 周后加倍至目标维持剂量 200mg。对于部分血压低或未使用过 ACEI/ARB 的患者，推荐采用 50mg，bid 的起始剂量；由于在估算肾小球滤过率（eGFR）< 30ml/min 的重度肾功能损害患者中用药经验非常有限，因此这类患者应慎用，推荐采用 50mg，bid 的起始剂量；中度肝功能损害（Child－Pugh B 级）患者，也推荐采用 50mg，bid 的起始剂量。对于收缩压在 100~110mmHg（1mmHg＝0.133kPa）的患者，应考虑推荐采用 50mg，bid 的起始剂量。收缩压＜100mmHg 的患者治疗时需慎重，注意监测血压变化。血钾水平＞5.4mmol/L 的患者不可启动治疗。

研究显示沙库巴曲缬沙坦容易导致症状性低血压，血管性水

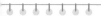

肿。在老年高血压高危患者中，沙库巴曲缬沙坦降压效果更强。因此，在使用沙库巴曲缬沙坦时，应密切监测血钾、血压的情况，根据血压、症状及检查结果及时调整用量；此外为减少血管性水肿的发生，使用时禁止合用 ACEI，也不建议在使用 ACEI 最后一剂 36 小时之内使用，有使用 ACEI/ARB 导致血管性水肿病史的患者亦不可使用。

伊伐布雷定在心力衰竭中的应用逐渐被重视。伊伐布雷定的适应证包括：HFrEF（LVEF≤35%）；服用最大耐受剂量的 β 受体阻滞剂；窦性心律静息心率≥70 次/min；NYHA 心功能Ⅱ～Ⅲ级心衰患者。指南中伊伐布雷定是二线药物，并且是Ⅱa 级推荐。初始剂量是 2.5～5.0mg，bid，根据心率滴定剂量，最大靶剂量是 7.5mg，bid。≥75 岁的心衰患者初始剂量为 2.5mg，bid，<75 岁的患者可以从 5mg，bid 开始。根据 2017 年 ACC 心衰优化治疗专家共识推荐：每 2～4 周再次评估，监测心率，如果窦性心律，心率<50 次/min，或出现心动过缓相关的症状，减量；如果窦性心律，心率>60 次/min，可以考虑加量，密切监测心率；最好将患者的窦性心律维持在 50～60 次/min。如果在 50～60 次/min，患者不能耐受出现相关症状，可适当上调心率范围。

对于不能耐受 β 受体拮抗剂不良反应的患者，可以单独选用伊伐布雷定，亚组分析显示这类患者可以从伊伐布雷定治疗中获益。对于 HFrEF 患者的最佳心率范围可能需要个体化处理，并结合病因和患者耐受情况进行相应的调整。对冠心病伴有心衰的患者，窦性心率在 50～60 次/min 可能是较好的选择。对于扩张型心肌病的患者，窦性心律，心率<70 次/min 即可，因心肌收缩功能下降，心率有一定代偿作用。老年心衰患者也不宜将窦性心率降得过低，避免诱发潜在病态窦房结综合征，出现阵发性心房颤动的增多。

笔记

专家点评

　　由大面积心肌梗死、缺血性心肌病演化而来的终末期心力衰竭是以往临床工作中将医生至于尴尬境地的常见原因。坏死的心肌无法再生修复，心室重构或室壁瘤导致的心室收缩不协调令恶化的心功能雪上加霜，残存心肌长时间的过度代偿积重难返，这些因素往往令医生和患者信心不足。但随着对心力衰竭的深入理解及以药物研发为代表的医学进步，心力衰竭患者的预后在近十余年来改善显著。尤其是近年来伊伐布雷定和ARNI的问世，使心力衰竭患者的症状、预后及生活质量显著改善，并在临床工作中深切感受到患者的获益。尽管新药的应用还需要更长的时间去观察、评价，还需要对相关机制进一步探索，但无疑对于终末期心力衰竭患者是值得尝试应用的。

参考文献

1. Yancy C W, Jessup M, Bozkurt B, et al. 2017 ACC/AHA/HFSA focused update of the 2013 ACCF/AHA guideline for the management of heart failure: a report of the American College of Cardiology/American Heart Association task force on clinical practice guidelines and the Heart Failure Society of America. Circulation, 2017, 136 (6): 137 – 161.

2. Ponikowski P, Voors A A, Anker S D, et al. 2016 ESC guidelines for the diagnosis and treatment of acute and chronic heart failure: The Task Force for the diagnosis and treatment of acute and chronic heart failure of the European Society of Cardiology (ESC). Developed with the special contribution of the Heart Failure Association (HFA) of the ESC. Eur Heart J, 2016, 37 (27): 2129 – 2200.

3. Yancy C W, Januzzi J L, Allen L A, et al. 2017 ACC Expert Consensus Decision Pathway For Optimization Of Heart Failure Treatment: Answers To 10 Pivotal Issues

About Heart Failure With Reduced Ejection Fraction: A report of the American College of Cardiology Task Force on Expert Consensus Decision Pathways. J Am Coll Cardiol, 2018, 71 (2): 201 – 230.

4. McMurray J J, Packer M, Desai A S, et al. Angiotensin – neprilysin inhibition versus enalapril in heart failure. N Engl J Med, 2014, 371 (11): 993 – 1004.

（张添甜　田文）

018　老年房颤患者意识丧失伴休克一例

病历摘要

　　患者，男性，84 岁。以"发现房颤 3 年，流涕、咳嗽 1 月余"为主诉入院。患者于入院前 3 年体检时发现心律不齐，心电图示"房颤伴快心室率"，无心悸气短，无胸闷胸痛，无黑蒙、晕厥，就诊于辽宁中医院，给予"阿司匹林、倍他乐克、稳心颗粒、达比加群"等药物治疗，后因应用阿司匹林及达比加群后出现血尿及血小板降低而停用上述两种药物。入院 5 天前患者感冒后出现流涕，咳嗽（清晨较重），咳少量白色泡沫痰，无血丝，无发热，自服感冒药后症状缓解不明显（具体药物不详），为进一步诊治入院治疗。患者病来无头晕头痛，无恶心呕吐，无双下肢水肿，无夜间憋醒。

　　否认高血压、冠心病病病史，有慢性阻塞性肺疾病、缺血性脑血管病、2 型糖尿病病史多年。

入院查体：T：36.4℃，P：90 次/分，R：15 次/分，BP：117/70mmHg，神清，语明，口唇无发绀，颈静脉无怒张，左肺可闻及细湿啰音，心率98 次/分，律不齐，第一心音强弱不等，各瓣膜区未闻及病理性杂音。腹软，无压痛、反跳痛及肌紧张，双下肢无水肿。双足背动脉搏动弱。

辅助检查：血常规：WBC：4.46×10^9/L，中性粒细胞百分比：62%，血红蛋白：155g/L，血小板：136×10^9/L；尿常规、便常规未见异常；D - 二聚体：0.58ng/ml；动脉血气：pH：7.355，PaO_2：63.60mmHg（吸氧 2 升/分），$PaCO_2$：59.80mmHg，血氧饱和度：91.70%；心肌酶、肌钙蛋白、BNP、血离子、肾功未见明显异常。

物理检查：心电图提示房颤心律，心室率 106 次/分；动态心电图示异位节律，心房颤动伴室内差异性传导，心率总数为132871 次，最高心率：146 次/分，最低心率：63 次/分，平均心率：96 次/分；动态血压示 24 小时平均血压：127/74mmHg，白天：128/74mmHg，夜间：126/74mmHg，昼夜血压节律异常（非勺型），夜间血压负荷增加；心脏超声显示双房略大，左房内径 36mm（57mm×34mm），左室舒末内径48mm，右房内径 54mm×38mm，右室内径 19mm，肺动脉收缩压约50mmHg，E/e'=24，EF：50%；胸部 CT 可见双肺轻度间质性改变，双肺陈旧病变，肺气肿，纵隔淋巴结略增大（图 2 - 8）；头 CT 显示脑内多发小缺血，梗死灶，脑白质疏松，老年性脑改变；双下肢动脉超声提示双侧下肢动脉硬化样改变、双侧下肢胫前及胫后动脉阻塞性病变，双侧下肢胫后及足背动脉频谱形态异常，足背动脉流速减低；双下肢深静脉彩超未见异常。

初步诊断：心律失常，持续性房颤；慢性阻塞性肺疾病；Ⅱ型呼吸衰竭；呼吸道感染；2 型糖尿病；缺血性脑血管病。

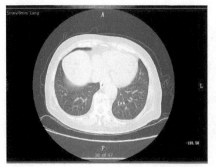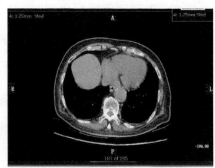

图2-8 入院胸部 CT 显示双肺轻度间质性改变，
双肺陈旧病变，肺气肿，纵隔淋巴结略增大

诊疗经过

入院后给予患者控制心室率、抗炎、平喘、化痰等药物治疗，患者持续性房颤 CHADS2 评分 4 分（高龄、糖尿病及卒中史），属血栓栓塞高危，但因既往抗凝治疗出血病史，故暂未予抗凝。住院治疗期间患者夜间起床活动后突发意识不清、牙关紧咬、呼之不应。查体：血压为 46/32mmHg，心率为 75 次/分，指套血氧饱和度测不出，神志不清，呼之不应，下颌式呼吸，大动脉搏动微弱，面色发绀，周身花斑，立即给予心脏按压、开通静脉通路、气管插管予抱球辅助呼吸并接续呼吸机机械通气、升压药物及呼吸兴奋剂静注，心电图提示房颤心律，与前比较 I 导联 S 波加深、Ⅲ 导联出现异常 Q 波（图2-9）。结合患者高龄、既往房颤，糖尿病及脑卒中病史，突发活动后血流动力学改变及意识丧失，心电图急性右室负荷过重表现，高度考虑急性肺栓塞可能性大。因患者高龄且出血高危（HASBLED 评分 3 分），尽管存在溶栓适应症，经与家属协商后仅给予抗凝治疗而未予溶栓治疗。急诊化验回报显示 D - 二聚体：4.73ng/ml（0 ~ 0.5ng/ml），cTnI：0.630ng/ml（0 ~ 0.4ng/ml），

笔记

CK－MB：3.5ng/ml（0～16U/L），LDH：283U/L（135～225U/L），AST：101U/L。经治疗后患者神志清醒，四肢可自主活动。3 天后患者血压稳定，停用升压药物，继续给予呼吸机辅助通气、抗炎、化痰治疗，4 天后患者自主呼吸有所恢复，拔出气管插管，间断应用无创呼吸机辅助通气。继续给予低分子肝素日二次皮下注射抗凝，同时密切观察有无尿血、便血、皮肤黏膜出血等出血表现，监测血常规变化。复查动脉血气：pH：7.323，PaO_2：60.2mmHg，$PaCO_2$：74.7mmHg，血氧饱和度：88.9%，D－二聚体 >20ng/ml。病情平稳后完善肺动脉 CTA 双侧多发肺动脉分支充盈缺损，双侧胸腔积液伴肺组织膨胀不良、双肺陈旧病变、肺气肿、纵隔淋巴结增大（图 2-10）。

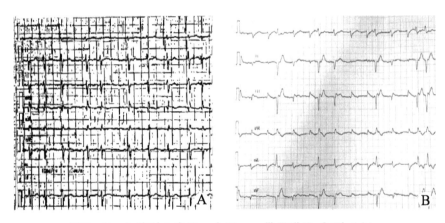

图 2-9　入院时心电图：Ⅰ 导 rs，Ⅲ 导联呈 rS 型（A）；
发病时心电图：Ⅰ 导联呈 rS，Ⅲ 导联可见异常 Q 波

出院诊断：心律失常，持续性房颤；慢性阻塞性肺疾病；Ⅱ 型呼吸衰竭；呼吸道感染；2 型糖尿病；缺血性脑血管病。

病例分析

肺栓塞是指肺动脉及其分支被脱落的栓子阻塞的病理过程。造

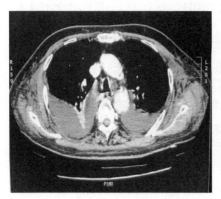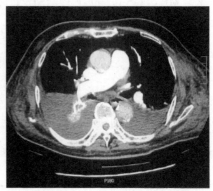

图2-10　肺动脉 CTA 显示右肺上叶尖段、中叶内侧段、
左肺上叶尖后段、舌叶及下叶前基底段多发肺动脉
分支充盈不良，局部可见小充盈缺损，
并可见双侧大量胸腔积液

成肺栓塞有多种原发病。肺栓塞的栓子亦有多种，其中血栓栓子最为常见。肺栓塞有多种危险因素，性别、年龄、长期卧床、久坐不动或活动减少、下肢深静脉血栓形成、心肺疾病等均可诱发肺栓塞。肺栓塞栓子的来源多为右心系统，针对原发病的治疗成为了治疗肺栓塞的关键。

此病例为高龄老年人突发意识丧失伴休克。患者高龄，既往有持续性房颤病史，此次以呼吸道感染入院，入院抗炎治疗期间夜间起夜后突发意识丧失，伴有血液动力学障碍，应对此突发情况原因加以关键分析。综合分析患者的病情我们不难发现，患者高龄、既往缺血性脑血管病病史，存在心律失常、持续性房颤，属于血栓栓塞高危人群。一般来说，持续性房颤形成左房血栓，血栓脱落可栓塞于脑部，造成脑栓塞。有资料证实，持续性房颤除能在左心房形成血栓外，亦可在右心房形成血栓。而且在个别情况下，房颤时左心房脱落的血栓亦可以通过房间隔缺损到达右心并造成肺栓塞。这也是房颤患者发生肺栓塞时栓子的另一可能来源。此病例的特殊之处在于患者持续性房颤，双下肢静脉超声未见血栓形成，考虑可为房颤导致形成的血栓脱落，导致肺栓塞事件的出现。患者有慢性阻塞性肺疾病病史，长期慢性缺氧可导致毛细血管内皮细胞功能损害，红细胞增多，且慢性阻塞性肺疾病本身易合并细小动脉原位栓塞，这些都导致血液呈高凝状态。COPD 时右心负荷增加，右心系统血流淤滞，如合并房颤，可造成右心房血栓形成。再加之呼吸道感染使血管内皮细胞受损，激活炎症细胞，进一步导致了凝血和纤溶系统的失衡。

综上理论，结合病史及辅助检查，患者肺栓塞风险评分（PESI 评分）为 2 分，意识丧失的原因考虑为肺栓塞所致，而导致肺栓塞的原因可为长期房颤栓子脱落所致。临床上出现突发意识丧失，血压血氧下降，同时肌钙蛋白略升高时，应警惕肺栓塞可能。肺栓塞的急性期治疗除了包括血液动力学、呼吸支持治疗外，还包括溶栓治疗及抗凝治疗。此例患者因高龄而未行溶栓治疗仅进行了血液动力学及呼吸支持治疗。持续性房颤的治疗以抗凝治疗及控制心室率为主。患者持续性房颤，CHADS2 评分为 4 分，有口服抗凝药物应用指征。但患者高龄，且既往有缺血性脑血管病病史及应用抗血小板及抗凝药物出血史，HAS – BLED 评分为 3 分，属于出血高危人群，因担心出血风险过高而入院后未给予口服抗凝药物。抗凝药物的选择上亦应谨慎，在院治疗期间我们最后给予了低分子肝素皮下注射抗凝，同时密切观察出血倾向及监测血常规变化。出院后序贯口服抗凝药物的选择亦应严密监测血常规并观察有无出血。可使用安全性较好的新型口服抗凝药，持续服用。总结以上病例，评估和预防老年多器官疾病在院患者血栓栓塞事件的发生，应对抗凝药物的应用时机和选择加以重点把握，除了常规抗凝药物治疗外，一些机械预防策略，如循序加压弹力袜、间歇充气压缩泵、静脉足泵可增进静脉回流，减轻静脉血液淤滞状态，与抗凝药物同时应用预防效果更佳。

专家点评

心房颤动和急性肺栓塞都是老年患者较为常见的疾病。动脉系统血栓栓塞是房颤患者致死致残的主要原因。因此，房颤患者的合理抗凝治疗是房颤药物治疗的重中之重。目前普遍认为，右心房的解剖结构特点决定了右心房不像左心房一样易于形成血栓并脱落，因此房颤导致肺栓塞在机制上难以被认同。但在临床工作中，肺栓塞发生于房颤患者并且找不到栓子来源的情况并不少见，可能的原因在病例分析部分已经探讨。此外，房颤患者高凝风险往往与肺栓塞高危人群的危险因素有相同之处，如心力衰竭、糖尿病以及高龄等。因此，房颤患者的合理抗凝对于肺栓塞的预防也能使患者获益。当然，预防血栓栓塞的同时评估出血风险也至关重要，不能矫枉过正，也不能因噎废食。该病例也提醒老年科医生，老年患者突发呼吸困难、低血压或意识丧失，一定要想到肺栓塞的可能性，以便抢夺治疗时机。

参考文献

1. 邓家莲. 肺栓塞的危险因素分析及预防现状. 内科，2008，3（4）：573 – 576.
2. 白久武，高蓓兰，徐金富，等. 老年慢性阻塞性肺疾病急性加重期继发肺栓塞和/或深静脉血栓的机制研究. 中华全科医师杂志，2014，（6）：448 – 451.

（李婉 林杰）

019 泛发性湿疹激素治疗后呼吸困难一例

病历摘要

患者，男性，89 岁。以"间断发热半月余，伴突发呼吸困难 2 天。"为主诉入院。患者半月前无诱因出现发热，最高 37.6℃，咳嗽、咳白色黏痰，自服中药退热。近 2 天晨练有气短，休息数分钟可缓解。1 天前排便后突发呼吸困难伴大汗、黑矇，休息近 1 小时后渐缓解。无明显胸痛、无意识丧失、无咯血。无夜内憋醒，一般状态尚可，精神状态可，二便正常，体重无变化。

既往史：右下肢静脉血栓 6 年，于当地医院行置管溶栓治疗，具体不详；双下肢动脉硬化症 6 年；泛发性湿疹半年，当时应用得宝松 1 支（倍他米松磷酸钠 2mg + 二丙酸倍他米松 5mg）肌肉注射；1 个月后于沈州医院甲强龙 40mg 日 1 次连 5 天，后续贯强的松口服 2 月左右；近 20 余天自行停用激素，改为中药治疗，具体不详；发现血压偏高半年，最高 155/90mmHg，曾服用降压药（不详）、自诉过敏、周身瘙痒后停用；否认糖尿病、吸烟、饮酒史。

入院查体：T：36.4℃，P：99 次/分，R：17 次/分，BP：146/80mmHg。体态肥胖，神清语明、听力下降，周身散在皮疹，双手、双足皮肤粗糙、有皲裂；口唇发绀，双肺听诊呼吸音粗、未及干湿啰音；心相对浊音界正常，心律齐，P2 亢进，心脏各瓣膜区未闻及杂音；腹软，未触及肿物，无压痛及反跳痛，左下肢轻度肿胀。

双足背动脉搏动尚可。

辅助检查：血常规：WBC：$9.24×10^9/L$，中性粒细胞百分比：69.7%，血红蛋白：150g/L，血小板：$141×10^9/L$；尿常规、便潜规未见异常；D – 二聚体 > 20.00μg/ml（参考值 0 ~ 0.5μg/ml）；cTnI：正常；肝功能：ALB：34.1g/L；肾功能：Cr：89μmol/L；血钾：4.11mmol/L；空腹血糖：6.77mmol/L；hs – CRP：25.10mg/L；PCT：0.09ng/ml；BNP：257pg/ml；LDL – C：3.02mmol/L；UA：498μmol/L；动脉血气：pH：7.461，$PaCO_2$：33.90mmHg，PaO_2：49.10mmHg，SpO_2：83.60% 。

物理检查：ECG：窦性心动过速，心率：118 次/分，顺钟向转位（图2 –11）。

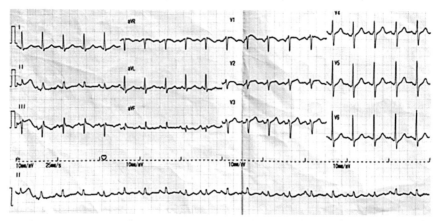

图2 –11　心电图示窦性心动过速，电轴左偏，
胸前导联顺钟向转位

下肢深静脉超声显示左侧下肢股浅及腘静脉血栓形成（亚急性期可能性大）。右侧下肢股浅及腘静脉血栓形成（慢性期）。下肢动脉超声：双侧下肢动脉硬化，多发斑块形成，血流速度正常范围。胸部 CT 显示双肺间质性改变，右肺炎症可能大，双肺微小结节，陈旧病变。心脏超声显示左室心肌肥厚（室间隔厚度：11mm，左室后壁厚度：11mm），右室：19mm，肺高压（轻 – 中度），三尖瓣轻度反流，峰速约3.4m/s，间接估测肺动脉压力为51mmHg，

E/A＝0.7，EF：66%。

初步诊断：肺栓塞可能性大；Ⅰ型呼吸衰竭；左侧下肢股浅及
腘静脉血栓形成（亚急性期可能性大）；右侧下肢股浅及腘静脉血
栓形成（慢性期）；湿疹；高血压病1级；肺内感染。

诊疗经过

患者为老年男性，既往下肢深静脉血栓病史，近期应用皮质激
素药物，突发活动后气短，体检心率偏快，有肺动脉高压体征，血
气分析提示低氧血症以及过度通气，D－二聚体显著升高，心电图
有窦性心动过速及右室负荷过重表现，心脏超声提示中度肺动脉高
压，发现左侧下肢股浅及腘静脉血栓形成（亚急性期可能性大）。
因此，高度怀疑急性肺动脉栓塞。急诊行肺动脉及冠状动脉联合
CTA 显示双侧多发肺动脉栓塞（图2－12）；左侧冠状动脉主干起
始处混合斑块，左前降支近段点状钙化斑块，右侧冠状动脉近段局
限性混合斑块，管腔均轻度狭窄。

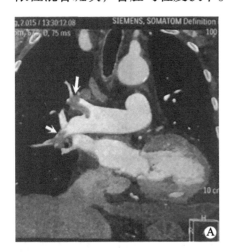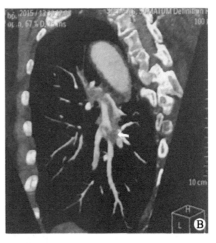

图2－12　肺动脉 CTA 后前位（A）及左侧位（B）显示
右肺上动脉、右肺下动脉及左肺下动脉
较大面积充盈缺损（白色箭头所指）

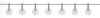 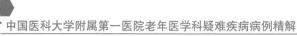

考虑患者高龄、血流动力学稳定、出血风险大及下肢深静脉血栓易松动二次栓塞等因素，暂不予溶栓治疗。给予充分抗凝治疗（依诺肝素 0.4mg，日 2 次皮下注射），因下肢仍有较新鲜血栓，且肺栓塞面积较大，介入科会诊后建议行下腔静脉滤器置入术。同时给予抗感染（头孢哌酮舒巴坦钠 3.0g 日 2 次）治疗和抗过敏（氯雷他定 10mg、盐酸西替利嗪 10mg 日 1 次以及口服外用卤米松乳膏/复方樟脑乳膏）治疗湿疹；倍他乐克缓释片 23.75mg 日 1 次控制心率。

急诊行肺动脉造影，可见肺动脉明显增粗增宽，右肺上叶及下叶大块充盈缺损，左肺散在多发充盈缺损影（图 2 - 13）。之后将下腔静脉滤器置入于腰 2 水平，位于肾静脉开口以下。此后症状略缓解。予低分子肝素第 5 天，与家属沟通后，不同意应用新型口服抗凝固药加用华法林 2.5mg 日 1 次口服，计划待 PT - INR 稳定在 2.0~2.5 之后停用肝素；患者当日夜内出现双下肢疼痛、肿胀，双下肢深静脉彩超：较前相比左侧股总静脉可见到新的缓慢流动的泥沙样回声考虑下肢血栓有进展。经血管外科会诊后次日下午予溶栓治疗，给予尿激酶 10 万单位日 1 次静脉滴入，停用低分子肝素及华法林，加用利伐沙班 15mg 日 2 次口服。夜内双下肢疼痛肿胀明显加重，左侧为著，难以忍受，双侧腓肠肌握痛阳性，体温最高 37.8℃。不能除外下肢血栓再次进展，因此在镇痛治疗的同时，急诊查下腔静脉及双下肢静脉 CT 血管造影，发现滤器以远下腔静脉显影浅淡，双侧髂总静脉、髂内外静脉及股深静脉内见线样造影剂通过，局部见多发不规则充盈损（图 2 - 14）。

血管外科再次会诊，将尿激酶加量至 10 万单位日两次静脉滴入 + 克塞 4000IU 日 2 次皮下注射、停用利伐沙班。观察患者无明显股青肿、股白肿现象，且下肢疼痛症状略缓解，暂无外科手术指

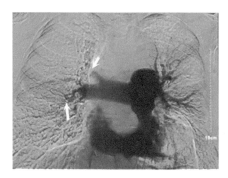
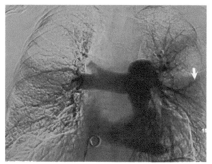

图2-13 肺动脉造影显示肺动脉明显增粗增宽，右肺上叶及下叶大块充盈缺损，左肺散在多发充盈缺损影像（白色箭头所指）

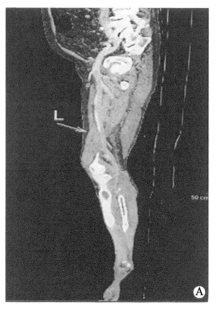
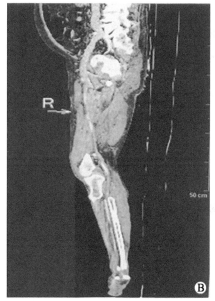

图2-14 双侧髂总静脉、髂内外静脉及股深静脉内见线样造影剂通过，局部见多发不规则充盈损（A：左侧，B：右侧）

征；抬高患肢、改善静脉回流、镇痛等对症治疗，继续溶栓治疗共14天。此后2周监测D-二聚体逐渐降至12μg/ml，每日测量双侧下肢小腿围无明显变化（左侧38~39cm，右侧36~37cm）。复查双下肢深静脉超声：左下肢股浅静脉及腘静脉血栓形成-慢性期改变可能大，股总静脉及股深静脉彩色血流充盈可。右下肢股浅静血栓形成（慢性期改变可能大），股总静脉、股深静脉及腘静脉未见异常。

患者左下肢肿胀明显减轻，皮温皮色基本正常，躯干和四肢红色皮疹部分消退。考虑下肢血栓形成进入慢性期，建议停用尿激酶，克赛继续应用。并于一周后加用华法林，出院后门诊监测PT－INR平稳在2～3。建议抗凝3个月～半年。根据随访情况确定下一步延长抗凝方案。

出院诊断：急性肺动脉栓塞，Ⅰ型呼吸衰竭；左侧下肢股浅及腘静脉血栓形成（亚急性期可能性大）；右侧下肢股浅及腘静脉血栓形成（慢性期）；湿疹；冠状动脉粥样硬化；高血压病1级；肺内感染。

病例分析

肺栓塞的临床症状可表现为呼吸困难、胸痛、黑蒙及晕厥，体征可表现为呼吸频率增加、心率加快、血压下降、休克、紫绀及下肢肿胀等。但这些症状及体征缺乏特异性，患者也可没有任何明显症状。因此，肺栓塞的漏诊率较高，其诊断通常建立在接诊医生对该病的警惕、敏感性和良好的鉴别诊断思维基础之上。2014年ESC肺栓塞指南列出，脉血栓栓塞（VTE）的易患因素，包括强易患因素［比值比(OR)＞10］、中等易患因素（OR：2～9）和弱易患因素（OR＜2）以帮助识别肺栓塞高危人群，2018年发表的中国《肺血栓栓塞症诊治与预防指南》明确推荐，非外科手术患者应该采用Padua评分（表2－4）识别VTE的高危人群，该患者既往VTE病史，高龄，肥胖，近日制动且有激素治疗史，属静脉血栓栓塞高风险人群。本例患者属肺栓塞的高危人群。一旦考虑到肺栓塞，其诊断本身并不困难。明确诊断后需要进行的是疾病的危险分层以及制定相应的治疗策略。

表 2 - 4　非手术患者静脉血栓栓塞症风险因素 padua 评分标准

危险因素	评分
活动性恶性肿瘤，先前有局部或远端转移和（或）6 个月内接受过化疗和放疗	3
既往静脉血栓栓塞症	3
制动，患者身体原因或遵医嘱需卧床休息至少 3 天	3
有血栓形成倾向，如抗凝血酶缺陷症，蛋白 C/S 缺乏，抗磷脂抗体综合症等	3
近期（小于等于 1 个月）创伤或外科手术	2
年龄大于等于 70 岁	1
心脏和（或）呼吸衰竭	1
急性心肌梗死和（或）缺血性脑卒中	1
急性感染和（或）风湿性疾病	1
肥胖（体质指数≥30kg/m^2）	1
正在接受激素治疗	1

注：≥4 分为静脉血栓栓塞症风险患者。

　　该患者入院时血压正常，超声检查提示三尖瓣反流速度增快，BNP 升高。按照 2018 年中国《肺血栓栓塞症诊治与预防指南》推荐的肺栓塞危险分层（表 2 - 5），该患者属中高危患者，暂时未予溶栓治疗。在抗凝治疗第 5 天时患者出现病情变化，下肢深静脉血栓形成增加的趋势，考虑患者的年龄及出血风险，给予小剂量长疗程尿激酶溶栓治疗，取得了良好的治疗效果。

表 2-5　肺血栓栓塞症危险分层

危险分层	休克/低血压	影像学[1] （右心室功能不全）	心脏生物学标志物升高[2] （肌钙蛋白/BNP）
高危	+	+	+/-
中高危	-	+	+
中低危	-	+/-	-/+
低危	-	-	-

注：1. 右室功能不全应用心脏超声或 CTPA 进行评价。心脏超声表现：右室扩大，右室/左室直径比值大于 0.9；右室游离壁运动功能减退；三尖瓣反流速度增加等。CTPA 在四腔心层面若发现右室扩大（舒张末期，右室/左室直径比值大于 0.9），提示右室功能不全。2. 心脏生物学标志物包括肌钙蛋白升 I 或 T 以及 BNP 或 NT-Pro BNP 升高。

下肢深静脉血栓栓塞，尤其是肺栓塞患者重在预防。《内科住院静脉血栓栓塞症预防中国共识（2015）》指出，按照美 Padua 预测评分标准积分≥4 的患者 VTE 患病风险高，须按照推荐的措施进行 VTE 预防。在未进行 VTE 预防的患者中，高风险患者和低风险患者发生 VTE 的比率分别为 11.0% 和 0.3%。可采用的办法包括机械预防（如分级加压弹力袜、间歇充气加压泵和足底静脉泵）和药物预防（包括胃肠外抗凝、维生素 K 抑制剂和新型口服抗凝药物），预防一般需 6～14 天。但如果危险因素持续存在，可能需要延长预防时间。高龄患者通常伴有肾功能损害、多种合并症、对口服抗凝药易过敏、其他合并用药互相作用，VTE 预防可能导致高龄 VTE 高风险患者加剧出血。出血风险高的高龄患者可行机械预防。

本例患者虽非住院患者，但以此为代表的很多非住院的 DVT 高危人群可以参照上述方法预防 DVT 以及肺栓塞。尤其临床医生在处方激素等促凝药物或诊治其他相关疾病（如肿瘤、肾病、炎症性肠病等）时，注重 DVT 风险评估并给予相应的预防措施是预防肺栓塞发生的重要措施。

专家点评

急性肺栓塞是老年医学科常见急危重症，及时识别并准确诊断、恰当危险分层并按不同危险程度制定治疗策略至关重要。当然，所有致命性疾病都应预防先行，及早识别高危人群，降低发病，至少能够减少发病后等待救治的时间。

参考文献

1. Torbicki A，Perrier A，Konstantinides S，et al. Guidelines on the diagnosis and management of acute pulmonary embolism：The Task Force for the Diagnosis and Management of Acute Pulmonary Embolism of the European Society of Cardiology（ESC）. Eur Heart J，2008，29（18）：2276 - 2315.

2. 中华医学会呼吸病学分会肺栓塞与肺血管病学组，中国医师协会呼吸医师分会肺栓塞与肺血管病工作委员会，全国肺栓塞与肺血管病防治协作组．肺血栓栓塞症诊治与预防指南．中华医学杂志，2018，98（14）：1060 - 1087.

3. 内科住院患者静脉血栓栓塞症预防中国专家建议写作组，中华医学会呼吸病学分会，中华医学会老年医学分会，等．内科住院患者静脉血栓栓塞症预防中国专家建议（2015）．中华结核和呼吸杂志，2015，38（7）：484 - 491.

（孙筱笛　田文）

020 维拉帕米治疗快速心室率房颤转为窦性心律一例

病历摘要

患者，女性，92 岁。以"间断胸闷 50 余年，头晕气短 6 年，再发 2 天"为主诉入院。患者 50 年前无明显诱因出现间断胸闷，无胸痛，活动后加重，休息数分钟后可缓解，曾于我院诊断为"冠心病"。近年来规律口服阿司匹林、阿托伐他汀治疗。6 年前患者出现活动后头晕、气短，无黑矇、晕厥，于我院诊断为"心脏瓣膜病、主动脉狭窄"并给予内科药物保守治疗。2 天前患者着凉后出现气短，伴胸闷，夜间睡眠不能平卧，咳嗽，无咳痰，自测脉搏 90 次 / 分。病来无发热，有双下肢麻木，双足穿袜套样感，尿量无减少，体重无明显变化。

既往高血压病病史 20 余年，血压最高达 200/90mmHg，现口服"苯磺酸氨氯地平片"降压，血压控制在 125/65mmHg 左右。糖尿病病史 20 年，目前服用二甲双胍片 0.5g 每日 3 次，阿卡波糖片 100mg 每日三餐中嚼服，地特胰岛素 28 单位每日睡前皮下注射，空腹血糖控制在 7 ~ 9mmol/L，餐后血糖未监测，合并双下肢动脉硬化症，糖尿病周围神经病变。缺血性脑血管病 8 年，胆囊结石 20 年。

入院体格检查：T：36.2℃，P：132 次 / 分，BP：120/80mmHg，

笔记

R：20 次/分。发育正常，营养中等，自动体位，神志清楚，查体合作，应答切题。睑结膜无苍白，口唇无发绀，颈静脉无怒张。双肺呼吸音清，双肺底可闻及少许湿啰音。心率 155 次/分，心律绝对不齐，第一心音强弱不等，心尖区可闻及 3/6 级收缩期吹风样杂音，向左腋下传导，主动脉瓣第一听诊区可闻及 3/6 级收缩期喷射样杂音，向颈部传导。腹软，无压痛、反跳痛及肌紧张，肝脾肋下未触及。双足背动脉搏动弱，左下肢略浮肿。

辅助检查：血常规：WBC：10.12×10^9/L，中性粒细胞计数：8.24×10^9/L，中性粒细胞百分比：81.4%。尿常规：白细胞：5.38/HPF。便常规未见异常。肝肾功能无明显异常。血浆 B 型钠尿肽：479pg/ml。C - 反应蛋白：16.8mg/L。甲状腺功能正常，甲状腺球蛋白抗体 > 1000IU/ml。血尿酸：424μmol/L。

物理检查：入院心电图（2017 - 9 - 12）：房颤心律，心室率155 次/分，I、aVL、V3 - 6 导联 ST 段压低 0.05 ~ 0.10mv（图 2 - 15）。超声心动图：主动脉瓣退行性变伴中度狭窄（主动脉瓣瓣口前向血流速度为 3m/s，平均跨瓣压差 29mmHg），左室心肌轻度肥厚，左房略大，左室舒张功能减低（Ⅱ级），静息状态下左室整体收缩功能正常（EF：55%）。胸部 CT：双肺陈旧性病变，左侧胸腔

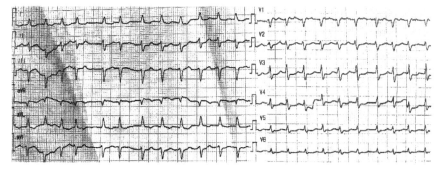

图 2 -15　入院心电图：房颤心律，心室率 155 次/分，
I、aVL、V3 -6 导联 ST 段压低 0.05 ~0.10mv

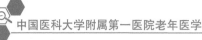

少量积液。

初步诊断：老年退行性心脏瓣膜病，主动脉瓣狭窄（中度）；高血压病3级（极高危组），心律失常，阵发性房颤，射血分数保留的心功能不全（HFpEF）；冠心病，稳定型心绞痛；2型糖尿病，周围动脉粥样硬化症，周围神经损害；上呼吸道感染；缺血性脑血管病，多发性脑梗死。

诊疗经过

针对患者心脏瓣膜病、高血压病、冠心病、2型糖尿病等既往疾病，继续遵照患者之前的治疗方案。针对心功能不全，应用呋塞米、螺内酯片利尿降低心脏前负荷，由于患者血压波动在100/60mmHg左右，且存在主动脉瓣狭窄，未予肾素血管转换酶抑制剂或血管紧张素Ⅱ受体抑制剂类药物，停用原有降压药物苯磺酸氨氯地平。针对上呼吸道感染静脉应用头孢哌酮钠舒巴坦钠抗感染治疗。患者CHADS2评分为5分，HASBLED评分为2分，给予患者利伐沙班15mg日一次抗凝。考虑患者为初发房颤，且估计发病时间小于48小时，抗凝同时尝试应用胺碘酮转律、酒石酸美托洛尔片12.5mg日二次控制心室率。当应用胺碘酮10天累计用量为10.55g时，患者仍为房颤心律，心率波动在100～120次/分，且QTc：0.509s明显延长，停用胺碘酮。尝试静脉应用普罗帕酮455mg后，患者血压下降明显，停用心律平。因年龄因素，未尝试依布利特等其他转律药物或同步电复律，并放弃转律尝试。之后在应用酒石酸美托洛尔的基础上应用地高辛0.125g/日、地尔硫卓90mg/日，患者心率控制不理想，静息心率波动在100～120次/分，且伴有血压下降。继续调整治疗方案，停用地尔硫卓，换用维拉帕米 40mg 日 3 次口服,以期良好控制心室率,应用 5 天后患者转为窦性心律,心率 70 次/分。因考虑维拉帕米的负性肌力作用及便秘的不良反应,逐渐减少维拉帕米用量至停用,应用胺碘酮 0.2g/日口服预防房颤发作。6 天后患者再次出现房颤,停用胺碘酮,予维拉帕米 40mg 每日 3 次口服,5 天后再次转为窦性心律,患者出院。出院时患者为窦性心律(图 2-16),无心悸、气短等不适,继续口服维拉帕米、酒石酸美托洛尔、地高辛、利伐沙班。2017 年 ESC/EACTS 心脏瓣膜病管理指南中指出对于低流速、低跨瓣压差、主动脉狭窄且射血分数正常的患者进行手术干预存在争议,而且该指南中还指出有严重合并症或一般情况差的高龄患者,手术干预已不太可能改善其生存质量或寿命。该患者高龄,合并基础疾病多,一般情况差,故暂不考虑手术治疗。

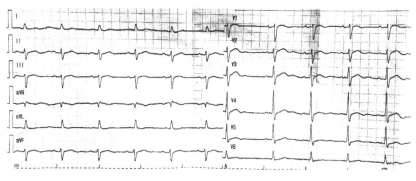

图 2-16 出院心电图:窦性心律,心率:69 次/分

出院诊断:老年退行性心脏瓣膜病,主动脉瓣狭窄(中度);高血压病 3 级(极高危组);心律失常,阵发性房颤,射血分数保留的心功能不全;冠心病,稳定型心绞痛;上呼吸道感染;2 型糖尿病,周围动脉粥样硬化症,周围神经损害;缺血性脑血管病,多发性脑梗死。

病例分析

心房颤动是老年患者最常见的心律失常。随着年龄增长，房颤的发生率不断增加，在老年患者及合并其他疾病，如高血压、心力衰竭、冠状动脉性心脏病、瓣膜性心脏病、肥胖、糖尿病或慢性肾病患者中患病率更高。心房颤动可增加患者死亡率，尤其是由于猝死、心力衰竭或卒中导致的心血管死亡。本例患者高龄，既往有老年退行性心脏瓣膜病、冠心病、高血压病、2型糖尿病等疾病史，患者发生心房颤动的几率倍增。该患者为初发心房颤动，发生时间<48小时，发作时心率在130次／分左右，首要任务降低心室率，同时开始予患者抗凝及尝试转律治疗。

在2016年ESC/EACTS心房颤动管理指南中推荐的控制心室率的用药为β阻滞剂、地高辛、钙拮抗剂地尔硫卓或维拉帕米。我们最先选择酒石酸美托洛尔来控制患者的心室率，胺碘酮转律。在对抗凝药物选择上，患者CHADS2评分为5分，建议抗凝治疗，考虑患者无机械心脏瓣膜，无二尖瓣中度至重度狭窄，首选新型抗凝药物，我们选择予患者利伐沙班抗凝治疗。当患者应用胺碘酮用量累计到10.55g时，患者QTc：0.509s显著延长，但患者仍为房颤心律，心率依旧波动在100~120次／分，停用胺碘酮。考虑患者高龄、基础疾病多，且心脏结构已经改变，主动脉瓣中度狭窄，左房增大（39mm），转律的成功率下降，但患者为初发房颤，且转律意愿强，继续尝试予患者转律。予患者应用普罗帕酮，在静脉应用普罗帕酮的过程中患者出现血压下降，低于90/60mmHg，停用，联合应用地高辛控制心室率。根据患者心率情况调整酒石酸美托洛尔片用量至50mg／日，但患者心率始终波动在110次／分左右，并自觉心悸。为了进一步降低心室率，加用钙拮抗剂地尔硫卓。应用地尔硫卓治疗期间，患者心室率仍没有明显下降趋势，但是血压逐渐降低，为防止患者血压进一步下降而影响机体重要脏器灌注，停用地尔硫卓。至此，在临床工作中用于阻断房室结而控制房颤心室率的常用药物基本都尝试了，仅剩下另一种非二氢吡啶类钙拮抗剂—维拉帕米尚未应用。因较强的负性肌力作用和频发的便秘的不良反应，维拉帕米在高龄房颤患者中很少应用。因没有其他更好的选择，我们在应用酒石酸美托洛尔和地高辛的情况下加用了维拉帕米，之后第 3天，患者的心率下降至 100 次/分以下。在联合应用的第 5 天患者转为窦性心律。之后逐渐减量并停用了维拉帕米，患者房颤复发，当再次应用维拉帕米后患者又转为窦性心律，进一步证实了维拉帕米在本例心房颤动患者中的转律作用。出院后患者口服酒石酸美托洛尔、地高辛、维拉帕米维持窦性心律。考虑患者为老年，且左房略大（39mm），主动脉瓣中度狭窄，房颤复发的几率大，并且 CHADS2评分为 5 分，血栓栓塞风险大，出院后继续口服利伐沙班抗凝。

　　对于心房颤动的治疗，首先要保证患者血流动力学稳定及控制心室率，待患者血流动力学稳定后积极查找病因，去除可逆病因，积极治疗不可逆病因。如果患者心室率控制达标后仍有不适症状，建议转律治疗。同时应用抗凝药物预防血栓栓塞性疾病的发生。心房颤动的发生机制较为复杂，心房电重构在房颤的发生及维持起着重要作用。电重构概念首次在 1995 年被 Wijffels 等提出，电重构主要表现为心房有效不应期缩短、心房有效不应期频率适应性降低，不应期离散率增大和传导速度减慢，有利于心房颤动的发生和维持。有研究认为，胞浆内钙超载是心房电重构的显著特征。维拉帕米为 L－型钙通道阻滞剂，可以减轻钙超载。有文献记载地高辛联合维拉帕米可以转复 90% 的快心室率的心房颤动患者。本例患者应用维拉帕米转律成功的机制可能为其减少钙离子内流，减轻细胞内钙超载，抑制心房电重构，最终转为窦性心律。地尔硫卓和维拉帕米同属于 L－型钙通道阻滞剂，但地尔硫卓降压效果明显且负性频率和负性传导作用不及维拉帕米，因而患者应用地尔硫卓没用转律或有效控制心室率，并出现血压下降。这个患者提示了治疗疾病应提倡个体化的综合治疗，对于多病共存的高龄患者，要综合各个方面来制定或及时调整治疗方案。

🏥 专家点评

心房颤动是老年人群中最常见的心律失常，并且其发病率随着年龄增加而不断增加。老年患者，尤其是 90 岁以上的超高龄患者难以从手术射频消融中获益。药物治疗是老年患者更偏好的选择。抗凝和控制心室率是房颤药物治疗的两大方向。通常房颤患者控制心室率主要的药物是 β 阻断剂、洋地黄和以地尔硫卓为代表的非二氢吡啶类钙拮抗剂，如效果不理想，可以用胺碘酮等Ⅲ类抗心律失常药物。但该患者对这些药物或因不良反应不能耐受，或疗效不佳。而长期心室率过快会不可避免地导致心力衰竭的发生。另一种非二氢吡啶类钙拮抗剂便进入医生的视野，因较强的负性肌力作用、对窦房结的抑制作用和频发的便秘的不良反应，维拉帕米在高龄房颤患者中很少应用。在密切监测下小剂量开始应用取得了超出预期的效果。此例患者的治疗过程提示在复杂矛盾的情况下，理论是医疗实践的重要基础。

参考文献

1. Baumgartner H, Falk V, Bax J J, et al. 2017 ESC/EACTS Guidelines for the management of valvular heart disease. Eur Heart J, 2017, 38 (36), 2739 – 2791.

2. Kirchhof P，Benussi S，Kotecha D，et al. 2016 ESC Guidlines for the management of atrial fibrillation developed in collaboration with EACTS. Europace,2016，18(11)：1609 – 1678.

3. Wijffels M C，Kirchhof C J，Dorland R，et al. Atrial fibrillation begets atrial fibrillation. A study in awake chronically in strumented goats. Circulation,1995,92(7)：1954 – 1968.

4. Yue L，Feng J，Gaspo R，et al. Ionic remodeling u nderlying action potential changes in a canine model of atrial fib rillation. Circ Res，1997，81（4）：512 – 525.

5. 孙娟，侯月梅，张玲，等. 维拉帕米对家兔快速心房起搏所致心房结构和电重构的影响. 国际心血管病杂志，2009，36（4）：236 – 239.

6. 古名高. 地高辛联合维拉帕米治疗永久性房颤伴心室率快86例疗效观察. 实用临床医学，2005，6（9）：31.

（王晓鸥　林杰）

021　超高龄非 ST 段抬高性心肌梗死保守治疗一例

病历摘要

患者，男性，93 岁。以"反复胸痛 10 年，心前区不适 2 天"为主诉于 2018 年 5 月 2 日入院。患者于 10 年前因反复发作胸痛于我院诊断为"冠心病，急性下壁心肌梗死"，给予抗血小板、扩冠、抗凝等治疗，择期行冠脉造影术示：右冠状动脉中远段完全闭塞，于右冠状动脉植入支架 1 枚。7 年前因胸痛再发于我院诊断为"冠心病,不稳定心绞痛,陈旧下壁心肌梗死",行冠脉造影术提示:右冠状动脉中远段支架内 95% 狭窄,后侧支 80% 狭窄,后降支 90% 狭窄,于右冠状动脉支架内病变至后侧支植入支架 1 枚,术后后降支未显影。后症状未再发作,半年前因高尿酸血症停用阿司匹林。2 天前患者无明显诱因再次出现心前区不适,无明显胸痛胸闷,不伴出汗及恶心、呕吐,于我院急诊查 cTnI:0.344ng/ml。为进一步治疗收入院。病来无发热、咳嗽、咳痰,无夜间憋醒,无明显头迷、头痛,无黑蒙、晕厥。饮食睡眠可,二便正常,近期体重无明显变化。

既往高血压病史 7 年,最高为 182/90mmHg,目前未用药物控制,血压(120 ~ 130)/(70 ~ 80)mmHg。否认糖尿病史。否认吸烟饮酒史及传染病史。约 17 年前患股骨粗隆间骨折。

体格检查: T:36.5℃,P:59 次/分,R:18 次/分,Bp:116/73mmHg。神志清楚,发育正常,营养中等,无贫血貌,浅表淋巴结未触及。周身皮肤黏膜无出血点及瘀斑,睑结膜无苍白,双肺呼吸音清,未闻及干湿啰音,心浊音界正常,心律齐,各瓣膜听诊区未闻及病理性杂音,腹软,无压痛,肝脾肋下未触及,双下肢无浮肿。

辅助检查: 血、尿、便常规未见异常。cTnI:0.225ng/ml;血钾:4.48mmol/L,eGFR:59.1ml/(min · 1.73m^2),LDL - C:3.2mmol/L,BNP:113pg/ml,D - 二聚体:1.39μg/ml,UA:383μmol/L。肝功能、凝血功能四项等未见明显异常。入院心电图:窦性心律,心率 59 次/分,Ⅱ、Ⅲ、V7 ~ V9 导联可见 q 波,T 波低平、浅倒置,未见显著 ST 段改变(图 2 - 17)。心彩超:左室下后壁心肌节段性变薄,运动减低。室间隔上部心肌增厚,左室舒张末期内径 55mm,EF:57%。

初步诊断: 冠心病,急性非 ST 段抬高型心肌梗死,Killip Ⅰ级,陈旧下后壁心肌梗死，2 次冠脉造影及 PCI 术后；高血压病 3 级（很高危）；心律失常，窦性心动过缓；慢性肾功能不全（CKD 3 期）；高尿酸血症。

诊疗经过

入院后静脉持续应用异舒吉扩冠，予西洛他唑 50mg 日二次、氯吡格雷 75mg 日一次、阿托伐他汀 20mg 日一次、氯沙坦钾 25mg 日一次、螺内脂 20mg 日一次、曲美他嗪、泮托拉唑、乳果糖等药物口服，依诺肝素钠 4000IU 日一次皮下注射，因心率慢暂未应用 β 受体阻断剂。考虑患者属高危急性冠脉综合征，按照指南建议，应在 72 小时内行介入诊疗，但患者高龄，合并肾功能不全，向家属交待出现手术相关并发症的风险极高，家属经慎重考虑后决定暂行保守治疗。入院后病情较平稳，未再出现心前区不适，cTnI 恢复正常。5 月 7 日停用依诺肝素钠。5 月 8 日患者于情绪激动后出现胸痛，持续不缓解，伴呼吸困难。血压降至 80/45mmHg，心率下降至 50 次/分，口唇发绀，皮肤发凉。心电图示下壁导联 ST 段抬高 0.1～0.2mv（图 2 - 17），诊断急性下壁心肌梗死、心源性休克。紧急应用阿托品、多巴胺、间羟胺、吗啡等药物并补液后生命体征略平稳，但胸痛症状无明显缓解，向家属详细交待病情，家属同意行急诊冠脉介入治疗。

5 月 8 日急诊冠脉造影示（造影剂碘克沙醇）： 左前降支中段 70% 狭窄。左回旋支中段 90% 狭窄，钝缘支 80% 狭窄。右冠状动脉近中段 60%～70% 狭窄，后降支 100% 狭窄，后侧支支架内 95% 狭窄。结合患者病情及心电图表现，考虑后侧支为靶病变，于后侧支支架内再狭窄处植入支架 1 枚（图 2 - 18）。

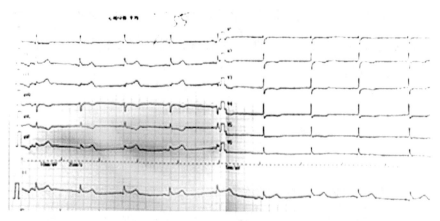

图 2-17　患者发病时心电图：窦性心律，Ⅱ、Ⅲ、aVf 导联
ST 段上抬 0.05mV，提示急性下壁心肌梗死

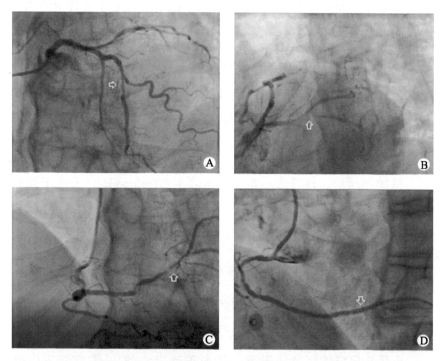

注：A：左前降支中段 70% 狭窄（箭头所示）；B：左回旋支中段 90% 狭窄，钝缘支 80% 狭窄（箭头所示）；C：右冠状动脉近中段 60%～70% 狭窄，后降支 100% 狭窄，后侧支支架内 95% 狭窄（箭头所示）；D：手术后造影结果，提示后侧支无残余狭窄（箭头所示）

图 2-18　第一次冠状动脉造影及介入治疗术后影像

笔记

术后症状缓解，在原有药物基础上，调整依诺肝素钠为4000IU，2次/日进行皮下注射以进一步强化抗凝；加用呋塞米20mg日一次，口服减轻心脏负荷；氯化钾片1.0g，日二次口服预防低钾及可能诱发的恶性心律失常；琥珀酸美托洛尔23.75mg日一次，口服降低心脏耗氧，阻断心肌重塑（动态心电图平均心率为71次/分）；丹参川芎嗪200ml日一次静点改善肾脏微循环，预防造影剂肾病。5月9日复查cTnI：11.46ng/ml，eGFR：49.08ml/（min·1.73m^2），ADP诱导血小板聚集率：77%（因应用依诺肝素钠暂未调整抗血小板方案）。后连续每日监测cTnI，至5月13日下降至1.581ng/ml。

5月11日起患者情绪波动后再次反复出现间断胸痛症状，持续时间不长，cTnI未再次升高。拟病情进一步稳定后决定是否处理冠脉残余病变。5月14日患者胸痛持续最长达3小时，心电图示下壁导联ST段再次抬高。急查cTnI上升至1.728ng/ml。拟再次行冠脉造影及必要时PCI术。再次向家属交待病情。

5月15日再次行冠脉造影，示左回旋支病变较前无明显变化，右冠状动脉近中段病变较前明显加重，达80%狭窄并可见血栓形成，后侧支支架内通畅，于右冠状动脉近中段再次植入支架一枚（图2-19）。患者术中出现无复流，伴有胸痛、频发室早，予血小板GPⅡb/Ⅲa抑制剂替罗非班0.5mg冠脉内静推，余量以0.2mg/h静点、硝普钠200μg冠脉内注射、间羟胺1mg吗啡3mg静推、利多卡因50mg静推续以1μg/min静点后好转。

术后患者症状明显缓解，再次调整用药：强化抗血小板方案为替罗非班应用至术后48h，停用后将氯吡格雷75mg日一次，口服改为替格瑞洛90mg，日二次口服；适当降低抗凝强度降低出血风险，将依诺肝素钠调整为4000IU日一次皮下注射；加用依折麦布10mg日一次口服（LDL-C：2.01mmol/L）进一步控制血脂。

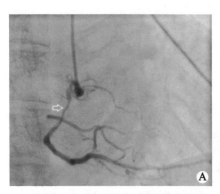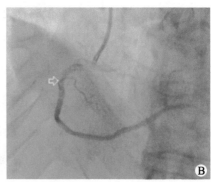

注：A：右冠状动脉近中段80%狭窄伴血栓形成（箭头所示）；B：手术后造影结果

图 2-19　第二次冠状动脉造影及介入治疗术后影像

患者 5 月 17 日出现新发房颤，查体双肺低可闻及细湿啰音。予应用胺碘酮后转律成功。将速尿调整为 20mg 日二次口服，进一步降低心脏负荷，琥珀酸美托洛尔片加量至 47.5mg 日一次口服。后患者病情平稳，未再发作胸闷胸痛。5 月 25 日复查 eGFR：55.13ml/（min·1.73m^2），LDL：1.69mmol/L，BNP：167pg/ml，cTnI：1.6ng/ml。患者于 5 月 26 日病情好转出院。

出院诊断：冠心病，急性下壁心肌梗死，Killip Ⅳ级，陈旧下后壁心肌梗死，4 次冠脉造影及 PCI 术后；高血压病 3 级（很高危）；心律失常，阵发性房颤；慢性肾功能不全（CKD 3 期）；高尿酸血症。

病例分析

患者为 93 岁高龄男性，入院主要诊断为"急性非 ST 段抬高型心肌梗死"，GRACE 评分为 170 分，院内死亡率大于 3%，为高危患者。CRUSADE 出血评分为 33 分，发生大出血风险为 8.6%，为出血中危患者。考虑患者入院后未再出现胸部不适症状，cTnI 恢复正常，结合患者高龄、合并肾功能不全、家属倾向保守等因素，予采取强化药物等保守治疗方案。后患者于情绪激动后再次出现持续

笔记

胸痛，伴血流动力学不稳定，心电图提示下壁导联 ST 段抬高，考虑发生急性下壁 ST 段抬高性心肌梗死，心源性休克可能性大，向家属交待病情危重及冠脉介入治疗的相关风险及获益，家属同意行急诊介入治疗并愿承担相关风险。考虑患者存在肾功能不全，予水化、应用等渗造影剂碘克沙醇、尽量减少造影剂用量等预防造影剂肾病措施。根据造影结果考虑患者右后降支为陈旧闭塞、心电图Ⅲ导联 ST 段抬高幅度大于Ⅱ导联，判断后侧支支架内再狭窄为靶病变并植入支架。术后强化抗凝、减低心脏耗氧、改善肾脏微循环等治疗，但患者病情缓解后再次出现胸痛，并再次出现 ST 段抬高、cTnI 升高等改变。向家属交待病情后再次行冠脉造影，提示右冠状动脉原近中段病变处较前加重并伴血栓形成，考虑右冠脉近中段病变为不稳定斑块破溃继发血栓形成，尽管应用了双联抗血小板药物，但患者可能存在高凝状态或氯吡格雷抵抗，服用的抗栓药物不足以抑制冠脉内血栓形成。也不能除外前次手术时推送支架、球囊过程中对原有病变剐擦形成损伤的可能。确定右冠近中段为罪犯病变后，再次植入支架 1 枚，之后患者症状缓解。术中患者斑块、血栓负荷较重，虽应用硝普钠等药物预防，仍出现较严重的无复流，伴有胸痛、频发室早及血流动力学明显波动。术后将氯吡格雷调整为替格瑞洛进一步强化抗血小板治疗，加用依折麦布促进血脂达标。后患者虽新发房颤，但经过药物转律、稳定心功能等治疗后总体病情平稳，cTnI 基本恢复正常，肾功能无明显恶化，好转出院。

针对本例超高龄急性冠脉综合征患者，根据其入院后不同阶段疾病变化的具体情况，尤其是在强化抗栓抗缺血治疗时，患者病情变化发生 ST 段抬高性心肌梗死并心源性休克的情况下，反复向家属交代短时间内进行血运重建的意义，以获得患者家属的积极配合，并综合评估相关风险，及时采取积极的介入治疗策略，避免了大量心肌坏死带来不可逆的临床结局。尽管患者在住院期间再次出现心肌梗死，积极的治疗策略和良好的医患沟通为患者的良好恢复做了很好的铺垫。

专家点评

非 ST 段抬高性急性心肌梗死的治疗策略在近年来全球范围内已经达成广泛共识，即应该早期进行冠状动脉造影评估并在必要时进行介入治疗，如患者虽经治疗仍无缓解或发生有生命威胁的并发症（如休克、低血压、泵衰竭、恶性心律失常以及机械并发症），应等同于 ST 段抬高性心肌梗死，尽短时间内启动介入治疗。但年龄因素是影响治疗决策的重要因素。本例患者 93 岁高龄，家属担心手术风险而初始选择保守治疗是临床常见的、也是多数如此高龄患者的选择。但高龄也同样是影响用药以及剂量选择的重要因素。该患者血栓及缺血风险高，但强化抗栓治疗同样也担心出血风险。尽管给予了双联抗血小板和抗凝治疗（慢性肾功能不全，CKD 3 期），患者仍然病情有所恶化，并进入恶性循环。之后 2 次介入治疗并更换了最强效的抗血小板药物 – 替格瑞洛，才使患者转危为安。该病例提示，介入治疗对于心肌梗死的救治价值难以替代，且应该及早进行；高龄本身不是介入治疗的禁忌证，高龄相关的机体状态以及各种伴随疾病是手术是否进行的决定性因素。

参考文献

中华医学会心血管病学分会，中华心血管病杂志编辑委员会 . 非 ST 段抬高型急性冠状动脉综合征诊断和治疗指南（2016）. 中华心血管病杂志，2017，45（5）：359 – 376.

（赵世杰　田文）

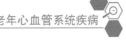

022 IABP及机械通气支持下经皮冠状动脉介入治疗老年重症冠心病一例

病历摘要

　　患者，女性，71岁。以"发热伴间断心前区疼痛4天"为主诉入院，患者入院前4天着凉后发热，体温37.6℃，咳嗽，咳少量白痰。并于休息时出现心前区闷痛，无放散痛，伴气短，夜间可平卧，无恶心、呕吐，无头晕、黑蒙，持续半小时后较前缓解；约10小时后症状完全消失，未在意。4天来患者疼痛间断发作，发作频率逐渐增加，发作每次均持续数小时，现为求进一步诊治入我科。患者病来无意识障碍，无腹胀、腹痛，饮食尚可，睡眠一般，二便正常，近期体重未见明显变化。既往高血压病史40余年，收缩压最高达200mmHg，规律口服拜新同及缬沙坦等药物，血压可控制在140/80mmHg；脑出血病史2年，目前功能锻炼中。

　　入院查体： T：37.5℃，P：96次/分，R：20次/分，BP：126/71mmHg。言语障碍，口唇无发绀，颈静脉无怒张。双肺呼吸音粗，双肺下野偶可闻及湿啰音。心前区无隆起及凹陷，心尖搏动位于第五肋间左锁骨中线内0.5cm，搏动范围正常，心相对浊音界正常，心律齐，各瓣膜区未闻及心脏杂音。腹部无压痛、反跳痛及肌紧张，双下肢无水肿，右足背动脉搏动良好，左足背动脉搏动未

155

触及。

辅助检查：血常规：WBC：10.41×10⁹/L，中性粒细胞百分比：76.6%。尿常规：红细胞：4.45/HPF，白细胞：36.29/HPF。便常规未见异常。cTnI：11.795ng/ml（参考值0~0.04ng/ml）。CK-MB：24.20ng/ml。肾功能：肌酐：105μmol/L。血离子：钠：134.9mmol/L，Cl⁻：98.0mmol/L。LDL-C：3.35mmol/L。BNP：966pg/ml。C-反应蛋白：140.30mg/L。降钙素原：0.09ng/ml。空腹血糖：6.90mmol/L。物理检查：入院心电图提示：窦性心律，心率98次/分，Ⅰ、Ⅱ、aVF导联ST段压低约0.1mv，V1、aVR导联ST段抬高约0.2mv，V4、V5导联ST段压低约0.5mv；超声心动图：左室下后壁心肌节段性变薄，约5mm，向心运动减低；左心大；左房内径：39mm，左室舒末内径：42mm，二尖瓣反流（轻度）；主动脉瓣退行性变；左室舒张功能减低（Ⅲ级）；左室整体收缩功能减低（EF：46%）。胸部CT平扫（64排）：双侧胸腔积液，双肺膨胀不良并炎症，右肺门软组织增厚，右肺上叶支气管改变。

初步诊断：冠心病，急性非ST段抬高型心肌梗死（Killip：Ⅱ级）；高血压病3级（极高危险组）；肺内感染；脑出血（后遗症期）。

诊疗经过

入院后给予双联抗血小板、抗凝、扩冠、控制心室率减少心肌耗氧、调脂、抗炎等对症治疗，患者胸痛症状每日仍间断发作数次，每次持续3~10分钟。尽管患者急性冠脉综合征的危险分层为高危，因考虑患者存在尚未控制的感染，故未启动急诊冠脉介入治疗。

　　患者入院后第 5 天，患者无发热，咳嗽、咳痰消失，但胸闷气短略加重且反复发作。经科室会诊并与家属商议后，考虑患者心肌缺血严重，结合临床表现及心电图变化估计存在严重的冠脉三支病变或左主干病变，保守治疗预后不佳，决定行冠脉介入治疗。患者在导管室卧位等待手术时，突然出现急性呼吸困难，伴喘息，无法平卧，考虑患者为心肌梗死后急性左心衰发作，立即予吗啡 5mg、呋塞米 40mg、甲强龙 40mg 静脉注射，再予吗啡 5mg 皮下注射治疗，症状无明显缓解，予以面罩 10 升/分高流量给氧辅助通气治疗，血氧饱和度波动于 82%~90%。患者症状无缓解，随之意识丧失、血压下降至 70/40mmHg，呼吸为下颌式。紧急联系麻醉科行气管插管及机械辅助通气，经辅助通气及去甲肾上腺素静注 $[0.2\mu g/(kg \cdot min)]$ 后患者生命体征渐平稳，意识略恢复。考虑患者病因为急性心肌梗死后心肌大面积缺血致心功能不全，预后极差，经与患者家属商议后，继续按原计划行冠状动脉介入治疗（percutaneous coronary intervention，PCI），经全麻后，行选择性冠状动脉造影，可见冠状动脉严重三支血管病变（结果见图 2-20：A~C），结合心电图变化和影像学特点，考虑回旋支病变为此次发病的罪犯病变。

　　决定针对回旋支行 PCI 术，置入主动脉内球囊反搏（IABP）辅助装置，反搏比率为 1:1，调节去甲肾上腺素滴速使反搏压波动于 100~130mmHg。送 EBU 3.5 指引导管到左主干开口，调整 BMW 导丝通过回旋支病变达最远端，沿导丝推送 2.5/20mm 球囊至病变处，以 8~10ATM：5 秒扩张病变处，扩张后患者出现持续室性心动过速，予利多卡因反复静推无效（初始 100mg，并反复静注 50mg 达 4 次），行 150 焦耳双相电复律 3 次，并给予胺碘酮 300mg 缓慢静注并以 0.6g/h 持续静点后，患者窦律方可维持。沿导丝推送 Xience Prime 2.5/28mm 支架至病变处，精确定位后，以 6ATM：5 秒释放支架。再次送入 Xience Prime 2.75/28mm 支架至回旋支支架近端病变处，精确定位后，以 10ATM：5 秒释放支架，造影示支架中段膨胀不良，无内膜撕裂，应用 NC SPRINTER 2.75/15mm 球囊至支架膨胀不良处，以 16ATM：5 秒行支架内后扩张，造影示支架扩张良好，无残余狭窄及内膜撕裂，远端血流 TIMI：3 级。患者再次出现顽固性室性心动过速，反复再次静注利多卡因、胺碘酮及血压低时同步电复律（达 20 余次）均不能维持窦性心律，且血流动力学不稳定。不能除外前降支病变导致前壁心肌缺血对持续性室速的影响，决定行前降支血运重建，改善心肌供血。调整 BMW 导丝通过前降支病变达最远端，沿导丝推送 2.5/20mm 球囊至病变处，以8ATM：5 秒扩张病变处，沿导丝推送 Resolute 3.0/22mm 支架至病变处，精确定位后，以 8ATM：5 秒释放支架，推送 NC SPRINTER 3.0/12mm 球囊至支架膨胀不良处，以 18～20ATM：5 秒行支架内后扩张，造影示支架扩张良好，无残余狭窄及内膜撕裂（图 2-20：D、E）。前降支支架植入后，患者的室速在胺碘酮及利多卡因的联合作用下得以控制。保留 IABP、气管插管简易呼吸气囊辅助通气转回病房。

患者于术后恢复较顺利，术后当夜经胃管可回吸出少量血性胃内容物，考虑应激性胃黏膜病变，加大质子泵抑制剂用量并持续静点后出血停止。逐步停用去甲肾上腺素、下调 IABP 反搏比并于术后 36 小时撤出 IABP。在右美托咪定静脉泵入全麻镇静及机械通气辅助状态下，患者生命体征平稳且无心衰的临床表现，故考虑于次日尝试撤机。术后第 3 天，将呼吸机模式由 PC 改为 PS，并逐渐下调辅助支持压力和下限同期频率，患者无不良反应。故逐渐减量右美托咪定，患者意识逐渐恢复，尝试呼吸机脱管 6 小时后患者无不适，呼吸频率、心率、血压及血氧均无明显变化。故考虑撤机成

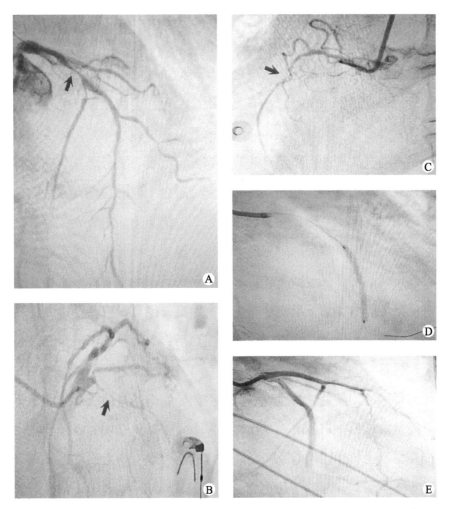

注：A：前降支近段 90% 狭窄，中段 70% 狭窄；B：左冠脉优势，回旋支近段 95% 狭窄；远段 95% 狭窄；远端闭塞；C：右冠状动脉细小，其中段 90% 狭窄；D：回旋支中远段植入 Xience Prime 2.5/38mm 支架；E：回旋支植入 2 枚支架（近段 Xience Prime 2.75/38mm 支架），前降支植入一枚 Resolute 3.0/22mm 支架后的影像，前降支及回旋支支架植入部位无残余狭窄，血流通畅

图 2 -20　患者冠状动脉造影及介入治疗影像

功，于当天拔除气管插管，予以鼻导管 2L/min 吸氧，SpO$_2$ 波动于 95% 左右。患者于当夜心率和呼吸频率略增快，并于凌晨反复出现频发室早及短阵室速，经胺碘酮、利多卡因静注、静滴及补钾、补镁治疗后可暂时恢复。

次日晨 7 时，患者再次发作顽固持续性室性心动过速，并出现室颤。予反复同步/非同步电复律及胺碘酮、利多卡因等药物治疗，效果欠佳。考虑患者再次出现电风暴与撤机后心脏负担加重及镇静解除后心理过度紧张及恐惧有关。因此，再次全麻镇静降低交感兴奋性，并给予机械通气减轻心脏负荷是该患的最佳策略。因考虑长期机械通气的可能性和经口插管的痛苦，家属要求经鼻气管插管行机械通气。但在全麻后经鼻气管插管过程中，患者可能存在一侧鼻中隔偏曲或其他障碍，气管导管克服了一定阻力后进入主气管。此后患者的鼻孔及口咽部可见持续渗血，经气管插管也可吸出较多血性渗出物。考虑气管插管导致鼻黏膜创伤后，在双联抗血小板药物和低分子肝素作用下出血增加且止血困难，经耳鼻喉科会诊并反复尝试鼻腔内油纱条及止血海绵填充止血后，出血量逐渐减少。因患者经胃管管饲明显受限，20ml/h 持续 3 小时候测胃残余大于 50ml，考虑胃蠕动功能差，且患者心功能不佳，完全通过静脉营养满足每日能量需求有一定风险，并且长期胃肠外营养还存在着肠道屏障功能受损及肠源性感染的风险，故在血流动力学平稳之后在胃镜指引下置入空肠管，并给予肠内营养混悬液 15ml/h 持续泵入，根据胃排空情况逐渐增加至 50ml/h，保证每日至少 1200Kcal 能量摄入。患者一度出现顽固性低钾血症，最低达 2.8mmol/L。经深静脉（颈内静脉留置管）高浓度补钾（30ml 10% KCl + 20ml NS，2～3ml/h 泵入，根据血钾调整速度，相当于每日补钾 50mmol，约 4g KCl）后逐渐恢复正常。

患者在持续全麻镇静、呼吸机辅助通气及纠正离子紊乱等治疗后，室性心律失常逐渐减少，心功能逐渐恢复。减少镇静剂用量至患者苏醒后，患者仍无自主呼吸，予气管切开行持续呼吸机辅助通气。完全停用镇静药物约 10 天后，患者自主呼吸逐渐恢复，逐渐下调呼吸机支持频率、支持压力，同时请康复科协助心肺及肢体康复。患者神志、呼吸功能、一般状态等均逐渐好转，于手术后第41天成功脱机。

复查结果：（第43天）血清超敏肌钙蛋白T：0.042ng/ml。血细胞分析：WBC：9.56×10^9/L，中性粒细胞百分比：65.7%，血红蛋白：112g/L，PLT：321×10^9/L。血清白蛋白测定：38.4g/L。肌酐：119μmol/L。血离子：钾：4.75mmol/L，钠：135.3mmol/L。C-反应蛋白：8.50mg/L。BNP：120pg/ml。复查超声心动图：左室心肌节段性变薄，约5mm，向心运动减低，左心大；左房内径：39mm，左室舒末内径：42mm，室间隔上部心肌限局增厚，二尖瓣反流（微量-轻度），主动脉瓣退行性变，左室舒张功能减低（Ⅰ级），左室射血分数正常低值（EF：53%）。患者病情明显好转，无胸闷胸痛气短等不适，于手术后第50天顺利出院。术后规律随访已6个月，目前一般状态较好，胸痛症状无再发。

出院诊断：冠心病，急性非ST段抬高型心肌梗死（Killip：Ⅳ级），心源性休克，冠脉造影及支架植入术后，IABP术后；心律失常，室性心动过速，室性心律失常电风暴；心肺复苏及电复律术后；肺部感染，Ⅰ型呼吸衰竭，呼吸机辅助通气，气管切开术后；高血压病3级（极高危险组）；慢性肾功能不全（CKD：4期）；泌尿系感染；脑出血后遗症期。

出院药嘱：替格瑞洛90mg每日2次，倍他乐克缓释片47.5mg早1次、23.75mg晚1次，阿托伐他汀20mg每晚1次，呋塞米片20mg、螺内酯片20mg隔日1次口服，氯化钾溶液10ml每日1次稀释后口服，胺碘酮片0.1g每日1次，缬沙坦胶囊40mg每日1次，酒石酸唑吡坦片10mg睡前口服。

该患者1年随访复查超声心动图：提示LVEDD：48mm，LVEF：

53%，左室舒张功能 1 级。BNP：80pg/ml。自述每日步行 5 分钟略有轻微气短，休息可缓解，每日尿量 1500ml 左右，无下肢水肿。

病例分析

急性非 ST 段抬高型心肌梗死（non – ST – elevation myocardial infarction，NSTEMI）的病理生理基础主要为冠状动脉严重狭窄和（或）易损斑块破裂或糜烂所致的急性血栓形成，引起冠状动脉血流减低和心肌缺血。该患者为老年重症急性非 ST 段抬高型心肌梗死患者，在入院经药物强化治疗后仍出现顽固性心绞痛，直至发展为急性泵衰竭，提示心肌梗死对该患者心脏功能及结构均已造成严重损坏，出现恶性心血管事件的可能性也大大增加。有文献显示急性非 ST 段抬高型心肌梗死的患者入院后出现心功能不全的约占心肌梗死患者的 7.3%，其独立危险因素包括：高龄，高血压病史，糖尿病病史，心力衰竭史等。2014 年美国心脏协会/美国心脏病学院关于非 ST 抬高急性冠脉综合征患者治疗指南建议：急性非 ST 段抬高型心肌梗死的患者如果出现顽固性心绞痛或血流动力学不稳定，应立即行有创性策略（即诊断性冠脉造影随后如果无禁忌则进行血管重建治疗），证据级别 A 级，可见，该类重症患者病情较危急，预后差，能否及时血运重建，直接影响着患者的临床结局。本例患者在多学科支持和 IABP、全麻及呼吸机机械通气等辅助下，及时进行了血运重建，抓住了宝贵的治疗时机。术后患者多次发生恶性心血管事件，予以抗心律药物治疗效果不佳，重新应用镇静药物镇静及呼吸机辅助通气治疗，取得了良好的效果，后又经耳鼻喉科、康复科等科室共同协作诊治，最后患者成功恢复出院。本病例提示我们，首先，对于急性非 ST 段抬高型心肌梗死并合并顽固性心绞痛的患者，尽管同时存在相对禁忌证的情况下，也应权衡利弊，必要时积极予以血运重建，以免错过临床最佳治疗时机。血流动力学不稳定的患者，全麻并辅以机械通气能够有效改善心脏功能和血流动力学，辅以 IABP 可有助于冠脉介入治疗的顺利完成；其次，对于交感电风暴的治疗，除抗心律失常药物外，镇静药物应用也是一种行之有效的方法，可使患者心脏负荷减轻，有助于患者心功能恢复。再者，对于此类患者抢救成功之后，IABP 的撤出和呼吸机撤机时机需要谨慎考虑，避免过早撤机导致病情反复。最后，老年重症患者往往合并多系统的疾病，病情较普通患者更为复杂，应针对此类患者进行综合评估，针对各系统的问题，多科室通力协作，为此类患者制定合理的治疗方案，以解决患者的临床诊疗问题。

专家点评

该患者为老年非 ST 段抬高性心肌梗死患者，与前一例患者相同，按照指南推荐应该及早行介入治疗。但因为合并感染发热而耽搁了治疗时机，以至于病情迅速进展。得益于医疗团队坚定的信念、先进的医疗技术和患者家属对医生团队的极大信任，该患者在及其危急的处境下，在全麻机械通气以及主动脉气囊反搏（IABP）的支持下进行了血运重建，并经过术后克服了心力衰竭、电风暴、出血、感染、营养及呼吸机撤机等重重困难，历时 50 天重获新生。该患者的救治过程再次提示，早期介入治疗对于极高危急性冠脉综合征患者的重要性，室颤电风暴的镇静治疗不可或缺，以及多学科协作和全方位管理在危重患者抢救过程中的作用巨大。

参考文献

1. Park H W, Yoon C H, Kang S H, et al. Early – and late – term clinical outcome and

their predictors in patients with ST – segment elevation myocardial infarction and non –

ST – segment elevation myocardial infarction. Int J Cardiol, 2013, 169 (4)：254 – 261.

2. 中华医学会心血管病学分会，中华心血管病杂志编辑委员会．非 ST 段抬高型

急性冠状动脉综合征诊断和治疗指南 (2016)．中华心血管病杂志，2017，45 (5)：

359 – 376.

3. Sulo G, Igland J, Nygard O, et al. Prognostic Impact of In – Hospital and

Postdischarge Heart Failure in Patients with Acute Myocardial Infarction：A

Nationwide Analysis Using Data from the Cardiovascular Disease in Norway

(CVDNOR) Project. J Am Heart Assoc, 2017, 6 (3).

（牛一蒙　田文）

023　感染诱发的老年多器官功能障碍综合征一例

病历摘要

患者，男性，86 岁。以"气短伴腹胀 2 天"为主诉入院。入院前 2 天患者无明显诱因轻微活动后出现气短，无胸闷、胸痛，无夜间憋醒，伴腹胀，无腹痛，尿量减少，24 小时尿量 600 ~ 800ml，无发热，无咳嗽、咳痰，精神萎靡，反应迟钝，饮食睡眠不佳，大便正常，无尿频、尿急、尿痛，近期体重无明显变化。

既往 2 型糖尿病 8 年，目前应用赖脯胰岛素控制血糖，餐后血糖控制不佳；高血压病 7 年，口服降压药控制血压，血压控制可；

脑梗死病 10 年，肾功能不全 6 年；胆囊结石 8 年，6 年前胆囊微创取石术；2 年前行胆道引流术。

入院查体：BP：150/70mmHg，P：65 次/分，T：36.9℃，R：20 次/分。神志清楚，卧床状态，口唇无发绀，颈静脉无怒张。双肺呼吸音对称较弱，右肺底可闻及湿啰音。心律齐，各瓣膜听诊区未闻及病理性杂音及心包摩擦音。腹软，无压痛、无反跳痛及肌紧张，肝脾肋下未触及，双下肢及双足无浮肿。

辅助检查：血常规：WBC：6.31×10^9/L，血红蛋白：120g/L，PLT：147×10^9/L。尿常规、便常规未见异常。BNP：818pg/ml（0～100pg/ml）。降钙素原：0.13ng/ml（＜0.05ng/ml），C－反应蛋白：18mg/L（0～3mg/L）。肌酐：380μmol/L，肌酐清除率：13ml/min。血离子：钾：6.39mmol/L，钠：135.2mmol/L，钙：2.07mmol/L，磷：2.01mmol/L,碳酸氢盐：14.1mmol/L。D－二聚体：3.1μg/ml。白蛋白：31g/L。低密度脂蛋白（LDL－C）：4.72mmol/L。动脉血气：pH：7.3，PO_2：65mmHg，PCO_2：25mmHg。

物理检查：入院心电图：窦性心律，心率：54 次/分，Ⅰ、avL、V4～6 导联 T 波低平或倒置。动态心电图：窦性心律，平均心率 76 次/分，偶发房性早搏，频发室早，5 次室性早搏三联律，1 次短阵室性心动过速，ST－T 段改变。动态血压：24 小时平均血压：161/74mmHg，白天平均血压：168/76mmHg，夜间平均血压：150/71mmHg，昼夜血压节律正常（勺型），血压负荷增加。超声心动图：左房大：41(58×41)mm，左室舒末内径：47mm，射血分数EF：58%。二尖瓣、主动脉瓣退行性变，左室舒张功能减低（Ⅰ级），静息状态下左室整体收缩功能正常。胸部 CT：双侧胸腔积液，双肺膨胀不全，双肺下叶炎症改变可能性大，双肺轻度间质性改变，双肺及胸膜陈旧性病变，气管内痰栓。（图 2－22A）颅脑

CT：脑内缺血腔梗灶。全腹 CT：胆囊结石，胆囊炎；肝囊肿；胰腺及双肾萎缩；双肾周渗液，双肾盂及上段输尿管扩张。

初步诊断：冠心病，无症状心肌缺血；高血压病 2 级（极高危险组）；慢性心功能不全，心功能Ⅲ级；肺内感染，双侧胸腔积液；慢性肾功能不全，CKD 5 期（代谢性酸中毒、高钾血症、低钙高磷血症）；2 型糖尿病；血脂异常症；高尿酸血症；陈旧性脑梗死；胆囊结石。

诊疗经过

入院后给予控制血压、血糖、血脂；针对冠心病给予倍他乐克缓释片、阿司匹林；纠正肾衰及离子紊乱用药；针对肺内感染给予哌拉西林他唑巴坦抗炎、化痰，调节肠道菌群药物预防菌群失调；置入鼻胃管进行营养支持。经过治疗后患者一般状态较入院时有所好转，生命体征较平稳。入院后第 12 天患者出现发热，最高体温达 38.3℃，PCT 较前升高，将抗生素更改为三代头孢，经治疗后患者体温降至正常，一般状态及生命体征平稳（图 2-21）。

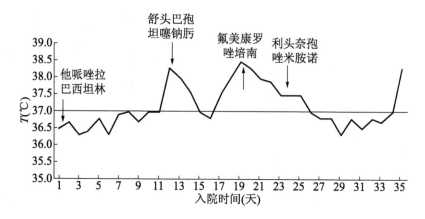

图 2-21　患者住院期间体温及抗生素应用变化图

入院第 17 天时患者突发意识不清，呼之不应，疼痛刺激无反应。当时测血压：为 87/42mmHg，心率：90 次/分，血氧饱和度：87%，呼吸：41 次/分。

查体：双瞳孔等大，直径约 2.5mm，光反应灵敏。双肺可闻及大量痰鸣音。立即给予生理盐水快速补液，多巴胺升压，经口吸出大量黄色黏液痰，呼吸兴奋剂静点。血气分析显示 $PaCO_2$ 为 24.8mmHg，PaO_2 为 65.4mmHg（吸氧）。患者出现发热，化验回报示 WBC：16.02×10^9/L，中性粒细胞百分比：79%，C - 反应蛋白：79.2ng/ml，PCT：1.35mg/L，肝酶升高，心肌酶升高，凝血异常，血氧下降，肾功能恶化及离子紊乱，痰培养可见白色假丝酵母菌。

考虑患者感染加重，同时合并真菌感染，继发多器官功能损伤，将抗生素调整为美罗培南加氟康唑，低分子肝素抗凝、保肝等对症治疗，并给予高流量持续吸氧改善缺氧（流量：40L/min，氧浓度：42%）。经过治疗患者体温及感染指标降低，血培养阴性，复查胸部 CT 较入院时相比胸腔积液消失，但双肺可见多发斑片影，内见支气管像，双肺可见散在索条影（图 2 - 22）。入院 23 天时患者压疮表面有破溃，考虑不除外球菌感染，将抗生素调整为头孢米诺加利奈唑胺（图 2 - 21）。之后患者体温逐渐降至正常，生命体征平稳，但神志未恢复至正常。停用血管活性药物，肝酶恢复正常，D - 二聚体下降至正常后停用抗凝。患者入院第 28 天时开始血液透析，透析后患者自主尿量逐渐减少，利尿剂效果差，白蛋白下降至 18.8g/L，对症补充白蛋白。

入院第 34 天时患者出现腹泻，排稀水样便 6 次，便球杆比 1：10，血压波动在 90/50mmHg 左右，考虑腹泻与肠道菌群失调有关，加用双歧杆菌四联活菌及谷胺酰胺，调节患者鼻饲饮食结构。次日患者经口吸出大量血性泡沫样痰，T：37.5℃，BP：91/44mmHg，心

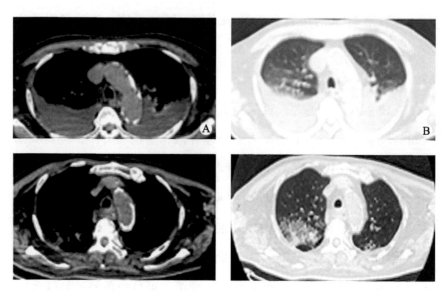

注：A：治疗前的胸部 CT 影像：双侧胸腔积液，双肺膨胀不全，双肺下叶炎症改变可能性大，双肺轻度间质性改变，双肺及胸膜陈旧性病变，气管内痰栓；B：治疗后胸部 CT：双侧胸廓对称，未见胸腔积液，双肺透过度减低，双肺可见多发斑片影，内见支气管像，双肺可见散在索条影

图 2 -22　治疗前后胸部 CT 影像对比

率：95 次/分，血氧饱和度：85% ~ 95%。R：40 次/分，双肺可闻及痰鸣音，双肺下野可闻及湿啰音，周身浮肿，心电监护可见室性早搏。急检血常规提示三系减少，感染指标升高，凝血异常，肾功能恶化及离子紊乱，心肌酶升高及心功能恶化、心电图Ⅲ、avF 导联可见异常 Q 波，ST 段抬高 0.05 ~ 0.10mv，Ⅰ、aVL、V4 ~ 6 导联 ST 段下移 0.10 ~ 0.15mv，伴 T 波倒置。对症给予抗心衰、纠正离子紊乱、抑制胃酸保护胃黏膜等对症治疗。当日中午患者突发呼吸骤停，随即心率、血压明显下降，患者家属放弃进一步抢救，患者死亡。

死亡诊断：重症肺炎；呼吸衰竭；感染性休克；感染诱发的老年多器官功能障碍综合征；冠心病，急性下壁心肌梗死（killip：3级）；心律失常，频发室早、短阵室速；高血压病 2 级（极高危险组）；慢性心功能不全，心功能Ⅲ级；慢性肾功能不全，CKD 5 期，血液透析治疗（代谢性酸中毒、高钾血症、低钙高磷血症）；DIC；贫血；压疮；缺血性脑血管病；2 型糖尿病；血脂异常症；高尿酸血症；胆囊结石。

病例分析

感染诱发的老年多器官功能障碍综合征（infection - induced multiple organ dysfunction syndrome in the elderly, i - MODSE）是指≥65 岁老年人在器官老化和患有多种慢性疾病的基础上，由感染激发机体发生过度的全身性炎症反应，继而机体对感染免疫调控紊乱，以至广泛的免疫抑制，短时间内先后或同时发生 2 个或 2 个以上器官功能障碍或衰竭的综合征。感染诱发的老年多器官功能障碍综合征其特点为：常在器官功能受损基础上发生；感染（尤其是肺部感染）常是主要诱因（占 64% ~ 74% ）；器官衰竭顺序与原患慢性病相关，以肺、心居多；临床表现与衰竭器官受损程度常不平行，易延误诊治；临床过程多样，病程迁延；受累器官多且难以完全逆转。首先需明确患者是否有感染，凡具有下列体征 2 项或 2 项以上时提示临床感染可能：T > 38℃或 < 36℃；心率 > 90 次/分；过度通气（R > 20 次/分或 PCO_2 < 32mmHg）；白细胞增多（ > 12 × 10^9/L）或白细胞减少（ < 4 × 10^9/L），或有超过 10% 的幼稚白细胞，或中性粒细胞分类增高；C - 反应蛋白或 PCT 升高；特别需要注意的是老年人症状多不典型，如出现不明原因的精神障碍（嗜睡、淡漠等）、血压下降等，也需警惕感染可能。常见感染部位包括：肺（35%），腹部（21%），尿道（13%），皮肤和软组织（7%），其他部位（8%），未知部位（16%）。

参照根据老年人适当修改的序贯性器官功能衰竭评估 SOFAE

笔记

（SOFA of Elderly）来诊断感染诱发的老年多器官功能障碍综合征，SOFA 评分代表病情的严重程度：将器官功能正常定为 0 分，功能受损定为 1 分，功能障碍前期定为 2 分，功能障碍期定为 3 分，功能衰竭期定为 4 分。如单个脏器评分≥2 分，则认为存在该器官功能障碍，必须进行恰当的干预；如发生功能障碍的器官≥2 个，则诊断为 MODSE。感染诱发的老年多器官功能障碍综合征的总体治疗原则在积极控制感染、维持循环稳定基础上，尽快评估器官功能，及早治疗任何一个首先发生的器官功能不全，阻断连锁反应；治疗要有整体观念，以保护重要器官功能（心、肺、肾、脑等）为首要目的；在多个器械（气管插管、主动脉内气囊反搏、肾脏替代治疗等）或管路（鼻胃管、尿管、中心静脉导管等）支持治疗时，需加强动态监测，同时注意多病共患、多重用药时药物使用的合理性和个体化原则。控制感染是感染诱发的老年多器官功能障碍综合征的基础治疗，及时明确感染部位，尽早控制感染源（≤12h）；在控制感染源的基础上，尽早开始（≤1h）静脉使用有效的抗菌药物，并保证有效的组织渗透浓度；对于大多数感染诱发的老年多器官功能障碍综合征患者，根据感染部位，推荐初始经验性抗感染治疗应包括覆盖所有可能的致病微生物，一旦获得病原菌的药敏试验结果，则调整为针对性的抗生素；感染诱发的老年多器官功能障碍综合征患者原则上抗生素治疗疗程为 7～10 天，经验性联合治疗建议不超过 3～5 天，可根据具体病情调整使用时间。建议监测 PCT 的水平，用于指导抗生素使用疗程。在抗感染治疗的基础上对感染诱发的老年多器官功能障碍综合征患者进行综合治疗，及时评价各个器官系统的功能状态，保护重要器官功能，防治并发症，同时给与营养支持治疗，治疗后及时重新评估患者各器官功能状态，对患者预后进行判断及调整进一步治疗。

本病例高龄患者，起病症状不典型，基础疾病多，本次住院主要诊断是肺内感染，可能与长期卧床及吞咽功能差导致的呛咳误吸有关。给予抗感染治疗及多器官系统的对症支持，入院第 17 天时患者突发昏迷，血氧血压下降，经口吸出大量黄色黏痰，体温升高化验结果提示感染加重，给予升级抗生素及辅助排痰治疗，因家属拒绝气管插管及呼吸机辅助通气，导致治疗上受限，感染很难有效控制。同时患者出现了多器官系统的功能障碍，包括心肌酶升高、急性肾功能衰竭、肝功能障碍、血液系统功能障碍、神经系统功能障碍。对该患者进行 SOFA 评分发现呼吸、循环、血液系统评分≥3 分，肾脏、神经系统评分≥4 分，可诊断为感染诱发的老年多器官功能障碍综合征。

2018 年感染诱发的老年多器官功能障碍综合征诊治中国专家共识上指出 SOFA 肾脏评分≥4 分应早期进行肾脏替代治疗，但即使接受肾脏替代治疗，死亡率仍然很高，可见本例患者病情重预后差。入院第 34 天时患者出现腹泻（已应用金双歧预防肠道菌群失调），考虑患者高龄，糖尿病病史多年，肠黏膜屏障较脆弱，胃肠功能较差，长期使用抗生素，肠道菌群失调严重，肠黏膜屏障受损，次日患者出现体温升高，不除外新发肠源性感染可能，病情进一步恶化，感染加重，继发多脏器功能障碍包括呼吸衰竭、心梗、心衰、DIC、消化系统出血、贫血、肝肾功能衰竭，虽然经过积极治疗但不能逆转这些严重合并症，最终患者死亡。本例患者若在早期预防、识别和处理患者的吞咽及误吸问题，可能预防吸入性肺炎阻断感染诱发的老年多器官功能障碍综合征的发生，吸入性肺炎重在预防，主要包括注意口腔卫生，食物质地和饮食方式的调整，增强吞咽功能及咳嗽反射，管饲饮食及康复训练。

对于老年人感染，临床上要做到：①首先识别可能发生老年重症感染的高危患者，尽早评估并予以干预，有助于改善疾病的转归。老年重症感染的危险因素包括：营养不良、长期卧床（>3个月）、老年衰弱等；存在免疫功能缺陷、糖尿病、急性胰腺炎、胆道及肠道系统疾病、恶性肿瘤或白血病、肝/肾功能衰竭、器官移植、存在易出血的感染灶、中性粒细胞缺乏等疾病；有中心静脉导管、血液透析、气管内插管或机械通气、胆道结构异常、近期介入治疗等；长期使用抗生素、近期使用类固醇激素、非甾体类抗炎药、化疗药物等。②需要识别出老年人不典型感染及感染部位，确定感染治疗方案。③老年人各器官系统储备功能较差，加之老年人常并发多种疾病，感染易诱发各个器官功能障碍或加重原有的系统疾病，在抗感染治疗的同时一定要树立起全局意识，加强对各器官功能状态的动态监测，保护重要器官的功能状态，并注意多重用药时药物使用的合理性和个体化原则，及时合理的诊断治疗将有助于减少并发症及改善预后。

专家点评

　　感染诱发的老年多器官功能障碍综合征是老年患者最终死亡的主要原因。早期识别老年患者的感染并及时治疗是预防感染诱发的老年多器官功能障碍综合征的重要措施。老年患者感染的临床特点与普通成人区别巨大，发展隐袭，可无明显症状，定位体征不明显，甚至无发热，易于漏诊或误诊，难于判断合适的治疗时机、药物选择，以及停药时机。此外，掌握老年感染诱发的老年多器官功能障碍综合征的临床特点有助于预判病情变化，及时调整治疗方案，充分与家属沟通病情，取得最大限度的理解。在生命终末期时避免患者无谓的痛苦和无效医疗资源的过度使用。

笔记

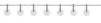

参考文献

1. 感染诱发的老年多器官功能障碍综合征诊治中国专家共识. 中华老年多器官疾病杂志，2018，17（1）：3-15.

2. Singer M，Deutschman C S，Seymour C W，et al. The third international consensus definitions for sepsis and septic shock (Sepsis-3). JAMA, 2016, 315 (8)：801-810.

（孙宇姣　林杰）

第三章
老年消化系统疾病

024 以急性肝衰竭为主要表现的侵袭性 NK 细胞白血病一例

病历摘要

患者，女性，69 岁。以"发热伴腹痛 7 天"为主诉入院。患者 7 天前无明显诱因出现上腹痛，伴后腰部疼痛、腹胀，体温升高，最高体温 37.2℃（平素体温在 35.0℃左右），当地医院完善相关检验检查，诊断为"急性胆囊炎、胰腺炎"，予抗炎、抑酸、保护胃黏膜及营养支持等治疗 5 天无好转，且出现转氨酶及胆红素升高，遂转入我院。既往无肝炎病史及肝炎家族史，无近期毒物接触史、饮酒史及服药史。

查体：T：36.5℃，P：80 次/分，R：18 次/分，BP：135/76mmHg。神志清楚，急性病容，皮肤巩膜黄染，周身皮肤黏膜无出血点及瘀斑，齿龈无肿胀，胸骨压痛（－），腋窝及腹股沟可触及肿大淋巴结。双肺呼吸音清，未闻及明显干湿啰音。心率80 次/分，律齐，各瓣膜听诊区未闻及病理性杂音。腹部平软，剑突下及右侧肋下可触及肿大肝脏，右锁中线肋下 3cm，质韧，无压痛；脾大，左锁中线肋下 4cm，无触痛。腹部未触及包块，无反跳痛，无肌紧张，Murphy's 征（－），肝区叩击痛阳性，移动性浊音阴性。肠鸣音弱，3～4 次/分，双踝部轻度浮肿。

辅助检查：血常规检查：WBC：11.03×10^9/L，中性粒细胞计数：4.42×10^9/L，RBC：4.26×10^{12}/L，淋巴细胞计数：1.95×10^9/L，单核细胞计数：4.53×10^9/L，Hb：122g/L，PLT：32×10^9/L，其中可见异型淋巴细胞，幼稚粒细胞及有核红细胞。尿常规：尿胆原：3＋，余未见异常。便常规未见明显异常。肝脏功能：ALT：144U/L，AST：488U/L，ALP：117U/L，GGT：194U/L，TP：54.6g/L，ALB：31.6g/L，TBA：102μmol/L，TBIL：291.8μmol/L，DBIL：219.2μmol/L。肾脏功能：Cr：30μmol/L，Urea：6.08mmol/L，Cys－C：0.99mg/L。凝血功能：PT：18.7s，PTA：51%，APTT：43.7s，Fg：2.86g/L。D－二聚体：1.82μg/ml（FEU）。EBV DNA＞5.00×10^7copies/ml，EBV－IgG＞150.00U/ml，EBV－IgM＜10.00U/ml。动脉血气：pH：7.478，PaCO$_2$：29.9mmHg，PaO$_2$：63.8mmHg，动脉氧饱和度：92.7%。

全腹增强 CT 提示肝脏形态饱满，尾状叶略大，密度均匀，胆囊不大，内密度增高，胆囊周围见液性密度影，增强扫描胆囊壁见分层强化。脾大，脾脏梗死改变。肝门部、腹膜后、双侧腹股沟有增大淋巴结。磁共振胰胆管成像提示肝内外胆管未见明显扩张。胸部 CT 提示双肺轻度间质性改变，双侧少量胸腔积液，纵隔、双腋下有增大淋巴结。

　　初步诊断：急性肝损害；血液系统疾病不除外；EB 病毒感染。

诊疗经过

　　患者于外院拟诊"急性胆囊炎"，因治疗效果不佳且肝功能进行性恶化转入我科。入院 1 周内胆红素每日升高 39.1～76.3μmol/L，PTA 降至 34.2%，PT 升至 21.3s，AST/ALT＞1，并逐渐出现酶胆分离。患者病程早期出现急性肝衰竭伴短期内迅速肝脏脾脏增大、意识障碍等症状体征，且通过询问病史、体格检查及入院后相关检查均未提示患者存在嗜肝病毒感染、毒物、药物、饮酒、应激状态等急性肝衰竭常见病因。结合血常规提示单核细胞比率升高，见异性淋巴细胞、腹部影像学检查提示肝脏脾脏增大、多处淋巴结肿大、EB 病毒 DNA 升高等异常实验室检查结果，考虑不除外恶性血液系统疾病伴 EB 病毒感染，急性肝功能衰竭可能为血液系统疾病导致肝脏受累表现。入院后给予抗炎、抗病毒、保肝、补液等对症治疗，间断输注血浆、血小板及丙种球蛋白，上述治疗均效果不佳。并且因患者一般状态较差，未能及时行骨髓穿刺活检明确诊断，仅行外周血涂片检查。外周血涂片结果见 P3 占 48%，主要表达 CD56，CD38，CD2，cKi67，CD7，CD94，CD161，CD45RA；少部分表达 CD16；不表达 CD34，CD117，CD33，CD57，CD5，CD10，cCD3，CD19，CD3，CD4，CD8，Kappa，Lambda，CD1a，CD45RO，TCRαβ，TCRγδ，CD11b，检查结果回报提示为侵袭性 NK 细胞白血病。此后给予激素治疗 4 天（甲泼尼龙琥珀酸钠 40mg/d），但患者病情短期内急剧恶化，意识障碍进行性加重，逐渐出现烦躁、昏迷、高热、抽搐，继而出现血流动力学不稳定，最终因多器官功能衰竭于入院 10 天后死亡。

死亡诊断：侵袭性 NK 细胞白血病；急性肝衰竭；EB 病毒感染；多脏器功能衰竭。

病例分析

侵袭性自然杀伤细胞白血病（aggressive NK – cell leukemia, ANKL）是临床上较罕见的白血病类型之一，病程进展迅速，预后较差。侵袭性自然杀伤细胞白血病可于任何年龄段发病，但亚洲人群及青壮年多见，中位发病年龄为 42 岁，男女发病比例无明显差异。侵袭性自然杀伤细胞白血病临床表现多样，常见表现包括发热、乏力、盗汗、食欲减退、消瘦等，常因肝脾及淋巴结浸润而伴有肝脾及淋巴结肿大，几乎所有患者均有血细胞减少，外周血大颗粒淋巴细胞计数及比率明显升高，部分患者存在凝血功能障碍和肝功能异常。该病病程进展迅速，可于短期内出现多脏器功能衰竭或噬血细胞综合征等，预后较差。

结合本例患者的临床表现及辅助检查结果，考虑为侵袭性 NK 细胞白血病，依据如下：①发热及肝脾、淋巴结肿大；②外周血有贫血和血小板减少，淋巴细胞比例增高；③外周血可见异型淋巴细胞；④有 EB 病毒抗体阳性的证据；⑤外周血免疫分型符合恶性 NK 细胞，提示为侵袭性 NK 细胞白血病。该病发病机制尚不明确，研究显示 NK 细胞白血病的发病可能与 EB 病毒感染高度相关，半数以上的患者可检测到 EB 病毒，本例患者也因 EB 病毒抗体阳性及 DNA 显著升高而提示存在 EB 病毒感染。除 EB 病毒感染以外也有

笔记

认为侵袭性自然杀伤细胞白血病的发生可能与癌基因的激活及抑癌基因的失活有关。

侵袭性自然杀伤细胞白血病的诊断强调临床疑诊和相关组织学、免疫表型和遗传特点相结合。目前国内外对侵袭性自然杀伤细胞白血病尚无统一的诊断标准，较公认的诊断标准包括：①常有发热及肝脾、淋巴结肿大；②外周血可以有中性粒细胞减少、贫血和血小板减少，淋巴细胞比例增高（大颗粒淋巴细胞可以增多，但不是必要条件）；③骨髓涂片和活检可见较多的大颗粒淋巴细胞浸润；④典型细胞免疫表型为 CD2（＋）、表面 CD3（－）、胞质 CD3（＋）、CD56（＋）、CD57（－），CD11b 和 CD16 可以阳性，无 T 细胞受体重排；⑤有 EB 病毒抗体阳性的证据；⑥没有特异的染色体异常，较多见的核型异常为 del（6）（q21q25）；⑦排除其他引起大颗粒淋巴细胞增多的疾病。

侵袭性自然杀伤细胞白血病临床表现复杂多样，病程初期易误诊、漏诊，本例患者以发热伴腹痛起病，起病初期根据患者症状及腹部影像学检查极易先入为主的考虑为急性胆系感染伴肝功能异常，而忽略少见的血液系统疾病所致肝脏受累，后续依据实验室检查提示早期出现肝衰竭、EB 病毒抗体阳性，外周血见异型淋巴细胞，肝脾及周身多处淋巴结肿大提示血液系统疾病的可能，并进一步通过血液流式细胞学检测免疫表型符合侵袭性自然杀伤细胞白血病细胞免疫表型，虽无骨髓细胞学检查仍可临床确诊为侵袭性自然杀伤细胞白血病，遗憾的是患者病程进展迅速，在明确诊断后数天内因多脏器功能衰竭死亡，并未针对疾病进行治疗。

专家点评

　　侵袭性自然杀伤细胞白血病是临床罕见、预后凶险的白血病类型之一，临床经过呈侵袭性，常见于青壮年，发病迅速，多有 EB 病毒感染病史。老年人发生侵袭性自然杀伤细胞白血病并不多见。黄疸和凝血功能异常常见，罕有肝衰竭。如果合并噬血细胞综合征则迅速出现多脏器功能衰竭。遗憾的是，本例患者没有给我们骨髓穿刺的机会。本例的诊治过程提示我们，发现不明原因的感染，疾病进展迅速的患者，及早的骨髓检查尤为重要，不仅能够提示感染的原因，又可及早发现或排除血液系统疾病，减少误诊和漏诊。

参考文献

1. Suzuki R，Suzumiya J，Nakamura S，et al. Aggressive natural killer－cell leukemia revisited：large granular lymphocyte leukemia of cytotoxic NK cells. Leukemia，2004，18（4）：763－770.

2. 周剑峰，李春蕊. 侵袭性 NK 细胞白血病的诊断与鉴别诊断. 中华血液学杂志，2014，35（4）：278－279.

3. Ryder J，Wang X，Bao L，et al. Aggressive natural killer cell leukemia in report of a Chinese series and review of the literature. Int j hematol，2007，85（1）：18－25.

4. Ko Y H，Park S，Kim K，et al. Aggressive natural killer cell leukemia：is Epstein－Barr virus negativity an indicator of a favorable prognosis? Acta Haematol，2008，120（4）：199－206.

5. Nakashima Y，Tagawa H，Suzuki R，et al. Genome－wide array－based comparative genomic hybridization of natural killer cell lymphoma/leukemia：different genomic alteration patterns of aggressive NK－cell leukemia and extranodal NK/T－cell lymphoma，nasal type. Genes Chromosomes Cancer，2005，44（3）：247－255.

6. Liang X, Graham D K. Natural killer cell neoplasms. Cancer, 2008, 112 (7): 1425 – 1436.

7. Oshimi K. Progress in understanding and managing natural killer – cell malignancies. Br j haematol, 2007, 139 (4): 532 – 544.

8. 李春蕊, 刘文励, 周剑峰. 侵袭性自然杀伤细胞白血病的临床诊断. 内科急危重症杂志, 2010, (4): 178 – 180.

（温博　王炳元）

025　肝硬化并发小肠出血一例

病历摘要

　　患者，女性，81岁。因关节疼痛服用成分不详的中草药2周左右，出现神志障碍（假牙戴反，忘记吃晚饭），当地医院诊断为"肝硬化，肝性脑病"住院治疗后，症状明显好转。之后逐渐出现黑色糊状便，时有黑便，每日2~3次，每次100~200g，伴周身乏力，餐后腹痛、食欲减退，略感恶心，伴有明显的贫血，粪便潜血检查阳性。考虑"肝硬化，上消化道出血"，给予抑酸、降门脉压（生长抑素静点）、补液、输血、利尿等治疗，临床症状及便血治疗不理想转入我院。

　　6年前曾因双下肢水肿于北京某医院诊断"原发性胆汁淤积性肝硬化"，一直服用熊去氧胆酸和心得安，间断服用呋塞米、螺内酯等利尿药控制水肿；2年前曾因排"黑便"于当地医院住院治疗，但缺乏相关材料。否认高血压、冠心病、糖尿病等慢性疾病史。

入院时查体： T：36.8℃，P：58 次/分，R：20 次/分，BP：109/91mmHg。神志清楚，问答合理，计算力、定向力、记忆力正常，自动体位，查体合作。全身皮肤黏膜无黄染、无出血点，全身浅表淋巴结未触及肿大，无肝掌和蜘蛛痣。巩膜无黄染，睑结膜苍白，双肺听诊偶可闻少量干鸣音。腹部略膨隆，无腹壁静脉曲张。腹壁柔软，无压痛、反跳痛或肌紧张，肝脾肋下未触及，肝脾区无叩击痛，移动性浊音可疑阳性。肠鸣音 2～3 次/分，双下肢轻度水肿。

入院辅助检查： WBC：3.39×10^9/L，RBC：2.79×10^{12}/L，血红蛋白：88g/L，Ret. C：150.7%，PLT：110×10^9/L；粪便常规未见明显异常，隐血阳性；BUN：4.85mmol/L，Cr：56μmol/L，Cys-C：0.74mg/L；ALT：13U/L，AST：21U/L，GGT：19U/L，ALP：72U/L，TP：44.5g/L，ALB：24.1g/L，TBIL：17.4μmol/L，DBIL：8.5μmol/L，AchE：3043U/L，PA：10.80mg/dl；甲、丙、戊肝炎抗体均阴性，HBsAb、eAb、cAb-IgG 均为阳性；PT：15.3s，PTA：77%，FIB：1.57g/L，D-二聚体：14.64mg/L。

入院诊断： 肝硬化肝功失代偿期（病因可能为乙型肝炎感染后），消化道出血（下消化道出血可能性大）。

诊疗经过

患者 6 年前在北京就已经诊断原发性胆汁淤积性肝硬化，并一直服用熊去氧胆酸治疗原发疾病和心得安降低门脉压力。但是患者高龄，没有乙肝接触史，也没有进行乙肝疫苗注射而出现乙肝三个抗体阳性，考虑患者可能有乙肝感染史，此时的肝硬化很可能是急性肝炎后的肝硬化。现时有明显的消化道出血，所以给予生长抑素（250μg/h）和质子泵抑制剂（8mg/h）持续静脉注射，补液、营养支持，间断输血（红细胞悬液）和白蛋白等。

治疗4天后粪便转为黄色，病情趋于平稳。为明确门脉高压症的诊断，给予胃镜检查（图3-1）。有趣的是，食道和胃黏膜未见明显异常，甚至没有门脉高压胃病的典型表现，仅在十二指肠降段乳头对侧远端可见一条曲张静脉，直径约0.3cm，光滑，未见活动性出血。

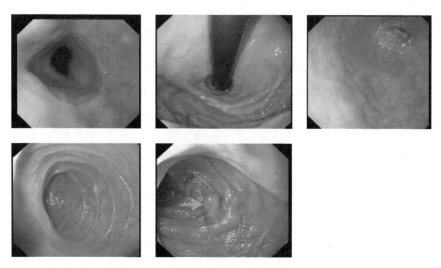

图3-1　食道和胃黏膜未见明显异常，仅在十二指肠降段
乳头对侧远端可见一条曲张静脉（矢印），直径约0.3cm，
光滑，未见活动性出血

进一步行影像学检查。腹部超声：肝硬化、脾大、腹水，门脉主干及左干内栓子形成；全腹增强CT和门静脉CTV提示，肝硬化，脾大，门静脉左支及主干管腔内可见充盈缺损，肠系膜上静脉管腔增宽其内可见充盈缺损（图3-2）。

考虑到患者高龄，反复出血，不宜应用抗凝治疗，继续针对肝硬化肝功能失代偿的并发症进行对症治疗。但是，病情稳定2~4

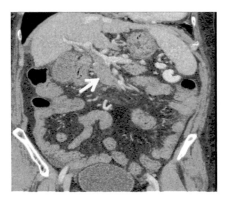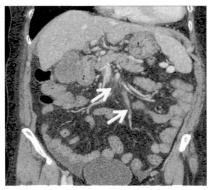

图 3 - 2　全腹增强 CT 和门静脉 CTV 高度怀疑
肠系膜上静脉血栓形成（箭头标示）

天后再次便血，对症治疗后好转，呈现周期性。血红蛋白下降到
70g/L。高龄患者，也不能除外结肠疾病引起的出血。经与家属沟
通后，经结肠途径治疗机洗肠后行结肠镜检查，没有发现肿瘤性疾
病等（图 3 - 3）。

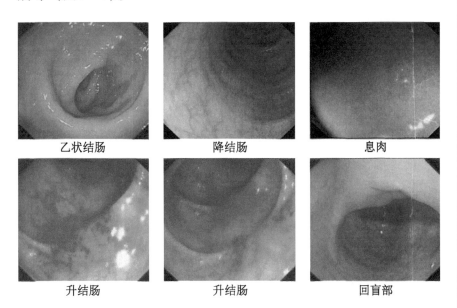

乙状结肠　　　　　　降结肠　　　　　　息肉

升结肠　　　　　　升结肠　　　　　　回盲部

图 3 - 3　结肠镜可见，升结肠见多发蛛网状毛细血管扩张、
易出血；回盲瓣处见数个静脉丛形成；经回盲瓣继续
进镜 40cm 观察回肠末端未见异常

结肠镜检查当天晚上患者病情明显加重，鲜血便超过 1000ml，出现失血性休克的表现。随后经过积极输血补液迅速纠正了休克，但便血持续了 7 天后才好转。之后的观察期间，再次重复周期性的出血，整体状态急转直下，随时都有死亡的危险。

胃肠镜均未发现出血灶，也没有发现门脉高压性胃肠病的表现，经讨论后决定进行消化道核素扫描显像（ECT）检查是否有小肠出血性疾病的存在（图 3-4）。

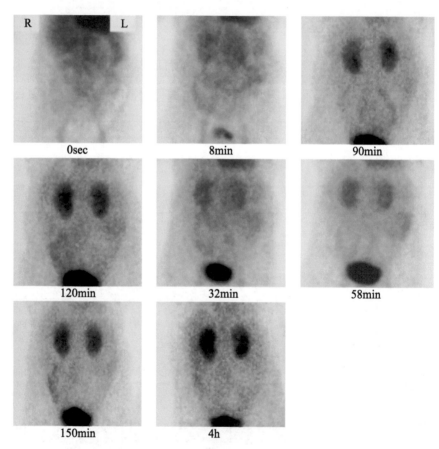

图 3-4　因患者病重，不能耐受，只观察 4 小时。消化道核素扫描显像（ECT）未见明确的典型出血灶，但在左侧中下腹部可见显像剂呈淡云雾状分布，1~4 小时随时间推移核素逐渐聚集且沿肠管向右侧移动。ECT 提示小肠出血，部位可能位于空肠；出血速度较慢，范围较广

遗憾的是仍无特异性所见。治疗上除生长抑素、补液等措施外，给予患者正肾盐水、凝血酶交替口服，每日输红细胞悬液2～4单位，维持血红蛋白70～80g/L。出血量虽逐渐减少，但病情仍然反复，状态持续恶化。

在与家属的沟通中我们了解到家属的期望值非常高，也非常配合所有的检查和治疗。经过与放射介入科充分讨论后，决定行门静脉溶栓治疗。在老年病各科室专家的配合下，进行了经皮经肝门静脉穿刺造影（图3-5）。

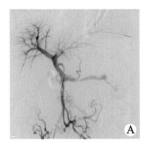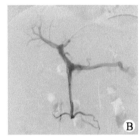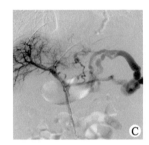

注：部分门脉主干、肠系膜上静脉血栓形成，管腔狭窄，远端血管明显迂曲扩张（A）；用导丝开通狭窄段，给予尿激酶溶栓后，可见门脉主干、肠系膜上静脉血栓和大部分迂曲静脉消失，脾静脉增宽（B）；然后植入裸金属支架一枚（6mm×40mm），门脉系统出现戏剧性的变化：肝内门脉血流增加，远端迂曲扩张的血管完全消失，脾-肾分流静脉出现且明显增宽（C）

图3-5 经皮经肝门静脉穿刺造影

术后给予尿激酶（10万单位）及低分子肝素抗凝（各一次）治疗，当晚再次大量便血，血红蛋白下降到58g/L。次日停用溶栓治疗并再次行腹腔门静脉系统和肠系膜动脉造影，未见明显异常（图3-6）。

去除门静脉导管，停止尿激酶和低分子肝素治疗，给与输血、凝血酶和云南白药交替口服、纠正离子紊乱等对症治疗，患者排暗红色血便的频次和量逐渐减少，3天后转为黄色软便，生命体征趋于稳定，血红蛋白：93g/L。

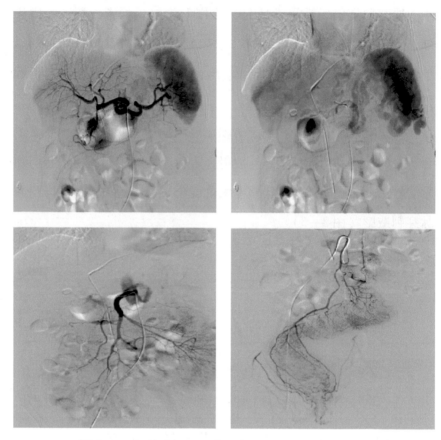

图 3-6　门静脉及肠系膜上静脉血流通畅；腹腔干、
肠系膜上、下动脉未见确切造影剂外溢

　　刚刚稳定 2 天，患者中午进食半流食后，出现上腹不适，恶心，伴腹胀，以脐周明显。晚间剧烈恶心干呕后，上腹剧痛，突然呕吐鲜血约 150ml 及少量食物残渣，呕吐后恶心缓解，腹胀明显。夜间排柏油样便 3 次，共 400g 左右。心率 100～120 次/分，双下肢明显浮肿。血红蛋白：77g/L，BUN：9.59U/L，BNP：1087ng/L。考虑为上消化道出血，给予质子泵抑制剂（埃索美拉唑 8mg/h 速度持续静脉注射）、补液、输血、支持治疗后出血停止。稳定 2 天后再次呕血，量不大，但患者及家属非常紧张。待呕血停止、病情相对稳定时进行了经口行小肠镜检查，进镜大约 200cm（图 3-7）。

笔记

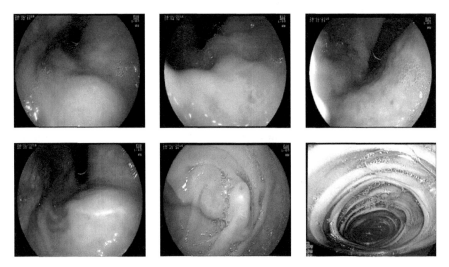

注：胃贲门黏膜可见斑状充血糜烂，胃底近贲门处可见一处片状黏膜缺损，范围 0.5cm×0.5cm，胃底前壁可见一处白条状瘢痕，小弯处可见一处条状糜烂，未见活动性出血，胃体黏膜光滑，色泽潮红，可见一处斑状糜烂。十二指肠球部黏膜光滑，未见出血及溃疡，十二指肠降段十二指肠乳头对侧远端可见一条曲张静脉，直径约 0.3cm，长约 2.0cm，表面黏膜光滑，色蓝，顶端可见一处红斑，未见活动性出血，其余空肠未见其他病灶

图 3-7　小肠镜检查结果

小肠镜诊断： 贲门黏膜撕裂征，糜烂性胃炎，十二指肠降段静脉曲张。于胃底贲门黏膜撕裂处喷洒去甲肾上腺素、凝血酶混合溶液；曲张静脉的顶端红斑处同样给予喷洒止血药物。

本次出血可能与贲门黏膜撕裂有关，结合 BNP，其撕裂可能是有心功能不全剧烈呕吐所致。再继续给与抑酸、输血等对症治疗的基础上，给予强心利尿扩血管等处理心衰 8 天后，BNP：326ng/L，患者消化道症状明显消失，食欲逐渐恢复，大便转为黄色，生命体征平稳。10 天后血红蛋白稳定上升至 91g/L，尿素氮降至 7.38U/L，BNP：113ng/L，网织红细胞逐渐回落 42.9%。继续观察 2 周，病情逐渐好转，基本恢复正常进食，进行详细的临床指导后出院。

出院诊断： 肝硬化，肝功能失代偿期（乙型肝炎感染后可能性大）；门静脉血栓形成；消化道大出血；肠系膜上静脉支架置入术后；右心功能不全；贲门黏膜撕裂征；糜烂性胃炎；十二指肠降段静脉曲张；低蛋白血症；继发性贫血。

随访至今3年，除间断发生轻至中度肝性脑病外，未在发生上述的致命性大出血，少量出血对症治疗后都能很快缓解，肝脏功能、凝血功能等基本在正常范围，少量腹水时有时无。生活基本能够自理。

病例分析

肝硬化消化道出血是门脉高压症的常见表现，食道静脉曲张破裂出血可能危及生命，但门静脉血栓形成（portal vein thrombosis，PVT）引起反复出血，甚至危及生命的出血并不多见。

门静脉血栓形成包括门静脉主干和（或）其分支静脉内的血栓形成，可造成管腔部分性或完全性阻塞，是终末期肝硬化最常见的严重并发症之一，也是全世界非肝硬化门脉前高压症的一个重要原因。血栓累及范围和阻塞程度不同，临床表现亦不同，部分患者无明显症状，临床易被忽视。急性门静脉血栓形成患者可有发热、腹痛、腹胀、腹泻等非特异性临床表现，34%~39%的急性门静脉血栓形成主要出现为上消化道出血，当发生完全性门静脉血栓形成或血栓严重累及肠系膜静脉时，可引起严重的肠缺血、肠坏死、腹膜炎、脓毒血症、休克、代谢性酸中毒、器官衰竭等；慢性门静脉血栓形成主要形成门静脉海绵样变性，胆道系统可因侧支循环压迫而出现狭窄、梗阻，从而导致患者出现黄疸。门静脉血栓形成的诊断主要基于成像技术：多普勒超声是首选方法（广泛使用，便宜，无辐射）或对比增强超声。对比增强CT和MRI在评估静脉分支的血栓延伸方面优于多普勒超声。

本例患者虽然有明确的肝硬化病史，甚至已经出现过肝性脑病，超声和 CT 有明确的门静脉血栓形成，而且已经延伸到肠系膜上静脉的大部分区域，但急诊胃镜并没有食管胃底静脉曲张，甚至门脉高压性胃病的表现都不明显，包括经口小肠镜 200cm 也仅见到十二指肠降段局限性的静脉曲张，这在能够查到的文献报告中实属罕见。高龄患者也会考虑到肿瘤的可能，因此进行了结肠镜检查，遗憾的是不仅没有看到有意义的病变，结果造成患者更大的出血。鉴于胃和大肠均未见到肿瘤性疾病、静脉曲张破裂出血和典型的门脉高压性胃肠病的改变，进一步要排除小肠疾病的出血。尽管核素扫描的过程不太理想，也仅提示空肠部位可能有弥漫性渗血，速度较慢，后来的小肠镜未见异常。回过来才把目光集中到门静脉血栓形成。

经皮经肝门静脉穿刺造影显示，部分门脉主干、肠系膜上静脉血栓形成，管腔狭窄，远端血管明显迂曲扩张，用导丝开通狭窄段，然后植入裸金属支架后，肝内门脉血流增加，远端迂曲扩张的血管完全消失，脾-肾分流静脉出现且明显增宽。由于血小板减少和凝血因子水平降低，肝硬化患者的门静脉血栓形成机制从低凝状态转变为获得性高凝状态，其特点是蛋白 C、蛋白 S 和抗凝血酶Ⅲ水平降低，因子Ⅷ水平升高。欧洲肝脏研究协会和美国肝病研究协会建议，在患有门静脉血栓形成的肝硬化患者中应考虑抗凝治疗。因此，患者术后留置导管给予尿激酶（10 万单位）及低分子肝素抗凝治疗。但是当晚再次出现失血性休克。

为了明确门静脉是否形成急性血栓，还是腹腔动脉有血栓形成，再次进行了门静脉和腹腔动脉干及肠系膜上下动脉造影，结果没有异常发现。此时考虑可能是溶栓抗凝所致，停用相关药物对症处理后，病情逐渐平稳。仅仅停止出血 5 天，患者突然出现呕鲜血约 150ml 及少量食物残渣，夜间排柏油样便 3 次约 400g。腹胀、双下肢明显浮肿，心率 100～120 次/分，血红蛋白：77g/L，BUN：9.59U/L，BNP：1087ng/L。急诊小肠镜发现贲门黏膜撕裂，考虑为心功能不全导致剧烈呕吐引起。给予稳定心功能治疗 8 天后，BNP 降至 326ng/L，患者消化道症状基本消失，食欲逐渐恢复，大便转为黄色，生命体征平稳。

成功开通门静脉血流阻止了消化道黏膜的出血，但增加了回心血流（明显的脾肾分流），加重了新增的前负荷是引起心功能不全的主要原因。急性心功能不全导致暴发性肝衰竭时有发生，门脉溶栓后引起心功能不全未见报道。2018 年克利夫兰学者报道了经颈静脉的门系统分流术（TIPS）治疗的 883 例肝硬化患者中，8 例发生症状性心力衰竭（symptomatic heart failure，SHF），及时处理没有导致不良结果。该病例提示溶栓后回心血量增加导致心功能不全，因此要及时评估、发现和处理症状性心力衰竭。

门静脉血栓形成被定义为一种临床综合征，表现为偶然发现或具有可变的体征和症状，如：腹痛、新发腹水、静脉曲张出血或肠梗阻。以前的门静脉血栓形成、严重的肝病（Child - Pugh A 级和 B 级）、高凝状态、最近的腹部手术或侵入性干预、门静脉流速 < 15cm/s 和 HCC 等被描述为对肝硬化患者门静脉血栓形成发展具有预测价值。类似于该病例的一波三折的表现实属少见，没有典型的静脉曲张和门脉高压性胃肠病的消化道出血更是罕见，但及时开通门静脉血栓形成是关键。同时注意门静脉血栓形成开通后个体化溶栓、抗凝和预防 SHF。

专家点评

门脉高压症是指由门静脉系统压力升高所引起的一系列临床表

现，是一个临床病症，而不是一种单一的疾病，为各种原因所致门静脉血循环障碍的临床综合表现，是肝硬化消化道出血的主要原因。所有能造成门静脉血流障碍和（或）血流量增加，均能引起门脉高压症。门脉高压症可分为肝前型、肝内型和肝后型。肝内型和肝后型的常见病因是各种肝炎导致的肝硬化，肝前型的主要病因是门脉主干的血栓形成。本例患者即为门脉系统中的肠系膜上静脉的血栓形成而致的小肠黏膜出血。当支架疏通肠系膜上静脉后便血迅速停止。然而，由于肠系膜上静脉的通畅使回心血量增加，导致右心功能不全，患者出现剧烈呕吐的消化道症状，继发贲门黏膜撕裂而出现上消化道出血，经强心利尿后心功能逐渐恢复，出血停止，康复出院。该患者一波三折的病情变化提示我们，门脉的良好疏通是治疗消化道出血的最佳选择，但要注意门脉疏通后回心血量的增加对老年患者心功能的影响。

参考文献

1. Tsochatzis E A, Senzolo M, Germani G, et al. Systematic review：portal vein thrombosis in cirrhosis. Aliment Pharmacol Ther, 2010, 31 (3)：366 - 374.

2. Pettinari I, Vukotic R, Stefanescu H, et al. Clinical impact and safety of anticoagulants for portal vein thrombosis in cirrhosis. Am J Gastroenterol, 2019, 114 (2)：258 - 266.

3. European Association for the Study of the Liver. EASL clinical practice guidelines：vascular diseases of the liver. J hepatol, 2016, 64 (1)：179 - 202.

4. Gîrleanu I, Trifan A, Stanciu C, et al. Portal vein thrombosis in cirrhotic patients - it is always the small pieces that make the big picture. World J Gastroenterol, 2018, 24 (39)：4419 - 4427.

5. Wagle K, Akinseye O A, Shrestha P, et al. A case of fulminant hepatic failure secondary to congestive heart failure without evidence of acute cardiac decompensation. S D Med, 2017, 70 (4)：155 - 159.

6. Modha K, Kapoor B, Lopez R, et al. Symptomatic heart failure after transjugular intrahepatic portosystemic shunt placement：incidence, outcomes, and predictors. Cardiovasc Intervent Radiol, 2018, 41 (4)：564 – 571.

（张岱 王炳元）

026 老年恶性腹水一例

病历摘要

患者，男性，83 岁。以"腹胀 3 个月加重伴腹痛 1 天"为主诉入院。3 个月前患者无明显诱因出现腹胀，与进食无关，腹胀持续无缓解，无恶心、呕吐，无反酸、烧心，无腹痛、腹泻。于外院行腹部 CT 平扫提示腹腔积液。1 天前无明显诱因出现下腹部隐痛，疼痛呈持续性，无放散。为进一步诊治入我科。病来无发热、寒战，无盗汗，无咳嗽咳痰，睡眠可，食欲差，进食量基本正常，大小便正常，体重无变化。

既往史：高血压 10 年，血压最高 180/110mmHg，口服北京 0 号，血压控制达标；否认肝炎史及肝炎家族史，无近期毒物接触史、饮酒史及服药史。

体格检查：T：36.5℃，P：79 次/分，R：17 次/分，BP：159/89mmHg。神志清楚，发育正常，营养中等，无贫血貌，浅表淋巴结未触及肿大。周身皮肤黏膜无出血点及瘀斑，无肝掌，无蜘蛛痣，眼睑无浮肿，睑结膜无苍白，巩膜无黄染，齿龈无肿胀，颈静脉无怒张，胸廓对称，双肺呼吸音清，未闻及干湿啰音。心律齐，各瓣膜听诊区未闻及病理性杂音。腹膨隆，质韧，无压痛、反跳痛及肌紧张，肝脾肋下未触及，移动性浊音阳性，肠鸣音：4次/分，双下肢轻度浮肿。

辅助检查：血常规检查：WBC：5.8×10^9/L，RBC：4×10^{12}/L，血红蛋白：127g/L，PLT：356×10^9/L；尿常规未见明显异常；便常规未见明显异常，便潜血弱阳性。肝脏功能生化学检测：ALT：6U/L，AST：16U/L，GGT：16U/L，ALP：66U/L，TBIL：7.7μmol/L，DBIL：3.6μmol/L，TP：58.7g/L，ALB：33.4g/L。肾脏功能检测：Cr：83μmol/L，Urea：6.64mmol/L，Cys－C：1.11mg/L；离子和凝血功能未见明显异常，肝炎病毒抗体均为阴性。

初步诊断为：腹水原因待查；高血压3级（很高危）。

诊疗经过

患者以持续性腹胀为主要症状，查体移动性浊音阳性，影像学检查提示腹水，因此患者入院后首先进行腹水穿刺和腹水常规化验，结果回报：细胞总数：1260×10^6/L；单核细胞比率：95%；李凡他试验：阳性；蛋白：45g/L，为渗出液。结合入院情况，排除肝硬化腹水、心源性腹水及肾源性腹水，重点考虑考虑结核性腹膜炎和癌性腹水。

进一步行全腹增强CT检查，结果回报：大网膜、盆底腹膜增厚，腹腔大量积液。升结肠管壁略增厚。根据上述结果的回报，此时应进一步完善结肠镜检查和腹膜、网膜活检或PET－CT检查。考虑患者高龄且身体基础条件较差，首选完善PET－CT检查，结果回报：升结肠SUV代谢增高，恶性可能性大，盆腹腔内大网膜及

笔记

腹膜多处软组织增厚，SUV代谢增高。为进一步确定诊断及明确治疗方案，与家属交待后，行肠镜及腹膜网膜活检，结果回报：结肠镜：升结肠癌（印戒细胞癌及低分化腺癌）。腹膜网膜活检组织学检查：符合转移性腺癌，免疫组化：CK（＋），CDX2（＋），WT1（－），Ki－67（约20％），P53（－），CK7（＋），CK20（＋），TTF－1（－）。目前诊断明确：结肠癌，结肠癌腹膜转移。肿瘤科专家为患者制定治疗方案。方案为：卡培他滨1000mg日2次口服（口服3周，停药1周）；配合腹腔注射卡铂。应用上述治疗方案后患者腹胀缓解出院。

出院诊断： 结肠癌，结肠癌腹膜转移；高血压3级（很高危）。

出院随访： 患者出院后，每4周住院腹腔注射卡铂，同时配合卡培他滨口服。腹水明显减少，盆腔最大后径由开始的10.8cm下降至5.9cm。随访6个月后，患者因肿瘤导致肠梗阻经治疗无效死亡。

病例分析

　　患者以持续性腹胀为主要症状，查体移动性浊音阳性，影像学检查提示腹水，因此患者入院后以腹水为切入点进行分析。腹水是常见的临床体征，引起腹水的病因有很多。腹水常见病因为肝硬化、恶性肿瘤、结核性腹膜炎等，在疑难性腹水中，恶性腹水比例最大，其次为结核性腹水。恶性腹水患者中多以转移性肿瘤为主，癌灶以卵巢、胃肠道和肝脏多见，女性患者多见于卵巢。恶性腹水产生的主要原因是癌结节刺激腹膜，静脉回流受阻，淋巴回流受阻，低蛋白血症所致。此类患者一般情况较差，往往不能耐受全身化疗，常规单纯抽腹水方法虽能暂时缓解症状，但蛋白丢失多、身体消耗大、胶体渗透压下降，短时间内腹水迅速大量产生，腹水生长速度大大加快，迫使短时多次抽吸腹水，从而加速病程，如不抽吸腹水，大量腹水影响呼吸循环功能，致呼吸困难，静脉回流阻力增加，脏器功能障碍，使病情恶化。腹腔注射化疗药物有效解决了上述问题，在较小的损伤下，有效抑制腹水产生。但腹腔注射化疗药物仅能缓解患者症状，对肿瘤的生长不能起到抑制作用，对于患者的生存时间并没起到延长作用。老年消化道肿瘤患者一旦出现腹水，预后较差，严重影响患者生活质量，尽管目前有很多治疗癌性腹水及抗肿瘤的方法，但很多却效果不佳且副作用很大，可能降低老年患者的免疫功能，进而影响生活质量，该病例我们采用卡铂腹腔注射的方法控制腹水，很好的控制腹水的增长，提高了患者的生活质量。

专家点评

　　恶性腹腔积液是晚期恶性肿瘤腹膜转移后最常见的并发症，患者往往感觉腹痛、腹胀不适，食欲下降，生存期明显缩短，上述表现在老年患者身上尤为明显。如何减轻老年患者因反复产生大量恶性腹水而引起的临床症状，提高生存质量，有效地消除或减少腹水是临床十分关注的问题。老年患者心肺储备功能较差，且多数患者既往曾接受过放疗、化疗等特殊治疗，故对不适症状的耐受性会更差；腹腔置入中心静脉导管，充分引流恶性腹水后开始腹腔灌注化疗，也是常用的治疗方法，但容易感染和丢失营养及离子紊乱，加重患者的病情。不用放腹水直接进行腹腔注射铂类药物已经证明安全有效，副反应低，尤其适用于老年胃癌、肠癌和卵巢癌患者。

参考文献

1. 蒲东升. 奥沙利铂联合卡培他滨治疗中老年晚期结肠癌的临床观察. 中国老年学杂志，2011，31（9）：1673 – 1674.

2. 吴春晓，郑莹，鲍萍萍，等. 上海市胃癌发病流行现况与时间趋势分析. 外科理论与实践，2008，13（1）：24 – 29.

3. Xue S L, Deng X, Liu Y, et al. Intraperitoneal recombinant human endostatin combined with chemotherapy for refractory malignant ascites due to gastrointestinal cancer: a pilot study. Hepatogastroenterology, 2013, 60（121）：118 – 123.

（唐芳馨　王炳元）

笔记

第四章
老年内分泌及代谢性疾病

027 老年 2 型糖尿病血糖波动管理一例

病历摘要

患者，男性，73 岁。主诉："口渴、多饮 20 余年，血糖控制不佳 1 周"。患者 20 余年前因口渴、多饮就诊于当地医院，诊断为 2 型糖尿病，给予口服药物降糖，血糖控制可。近 5 年规律在我科住院调整降糖方案及复查并发症相关检查，入院前降糖方案为二甲双胍 0.5g 日三次随餐口服、伏格列波糖 0.2mg 日三次随餐口服、瑞

笔记

格列奈 2mg 日三次餐前 15 分钟口服，近一周自测血糖空腹 4 ～ 6mmol/L，餐后 2 小时 5 ～ 21mmol/L，因餐后血糖波动较大入院。患者具备完全自理能力，平素规律服药，饮食、运动习惯变化不大，无恶心、呕吐等酮症倾向，无发作心慌、出汗等低血糖症状。

既往史：高血压病史 5 年，血压最高为 160/80mmHg，口服奥美沙坦 20mg 日一次及倍他乐克缓释片 47.5mg 日一次降压，血压控制在（130～140）/（80～90）mmHg。

体格检查：T：36.3℃，P：18 次/分，R：70 次/分，BP：124/60mmHg。身高：173cm，体重：64kg，BMI：21.38kg/m^2。无颜面潮红及深大呼吸，心律齐，各瓣膜听诊区未闻及杂音，双肺呼吸音清、未闻及干湿啰音，腹平软、无压痛及反跳痛。双下肢无水肿，双侧足背动脉搏动可触及。

辅助检查：血常规：WBC：5.58×10^9/L、血红蛋白：142g/L、PLT：154×10^9/L；尿常规：PRO：微量，GLU：4＋，SG：1.028，红白细胞数在正常范围；便常规正常、便潜血阴性；肝肾功能、血离子未见异常，eGFR：70.6ml/（min·1.73m^2）。糖化血红蛋白：7.8%；前次入院时胰岛功能：空腹 C 肽：371pmol/L，正常餐后 2 小时 C 肽：835pmol/L；尿常规：酮体阴性；尿微量白蛋白/尿肌酐：15.6mg/g；肌电图：周围神经损害；双下肢动脉彩超：硬化样改变；双颈动脉彩超：硬化样改变。

初步诊断：2 型糖尿病；糖尿病周围神经病变；双颈及双下肢动脉粥样硬化症；高血压病 2 级（极高危）。

📖 诊疗经过

患者入院后即予 72h 持续葡萄糖监测（CGM，结果见图 4 - 1），发现凌晨 4~6 点血糖偏低，给予停用瑞格列奈，更改方案降糖方案为二甲双胍早餐 0.5g 午餐 1.0g 随餐口服，伏格列波糖 0.3mg 随餐口服，利格列汀 5mg 日一次口服，3 天后复查 72h 持续葡萄糖监测，结果如图 4-2。

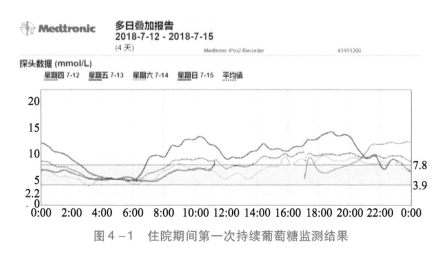

图 4-1　住院期间第一次持续葡萄糖监测结果

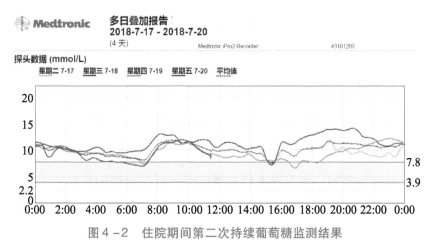

图 4-2　住院期间第二次持续葡萄糖监测结果

此时患者凌晨血糖曲线波谷消失，但整体血糖仍偏高，进一步调整降糖方案为二甲双胍早餐 0.5g 午餐 1.0g 随餐口服，阿卡波糖 100mg 随餐嚼服，利格列汀 5mg 日一次口服，监测患者日四次血糖，3 天后的日四次血糖监测结果（单位 mmol/L）见表 4-1。患者血糖调整结果满意出院。

表 4 - 1　出院前日四次末梢血糖监测结果

日期	空腹	早餐后	午餐后	晚餐后
7 月 24 日	7.2	12.2	未测	未测
7 月 25 日	6.6	未测	8.9	未测
7 月 26 日	6.6	未测	6.6	7.7

出院诊断：2 型糖尿病；糖尿病周围神经病变；双颈及双下肢动脉粥样硬化症；高血压病 2 级（极高危）。

病例分析

该病例是一例老年 2 型糖尿病患者，空腹血糖不高，餐后血糖波动很大，入院后查糖化血红蛋白为 7.8%，虽基本达到健康（合并较少的慢性疾病，完整的认知和功能状态）老年糖尿病人的控制目标为 7.5%，但持续葡萄糖监测发现凌晨 4～6 点血糖曲线存在明显波谷，接近低血糖（<3.9mmol/L）的临界值。老年糖尿病患者由于病程长，常联合应用多种降糖药物，容易发生低血糖，合并自主神经病变时低血糖反应不典型，长期反复发生低血糖容易损害患者神经系统和认知功能，甚至发生严重低血糖昏迷。对于该例患者，持续葡萄糖监测发现凌晨血糖已经接近低血糖的临界值，可能平素也会有低血糖的情况，分析可能与患者降糖方案中瑞格列奈应用有关。瑞格列奈属于非磺脲类胰岛素促泌剂，半衰期短，虽然低血糖风险较小，尤其是与磺脲类促泌剂相比，但临床应用中，特别是多种药物联合的降糖方案中，确有见到类似本例患者的与瑞格列奈有关的老年患者夜间或次日清晨的血糖偏低甚至低血糖，值得警惕。本例患者停用瑞格列奈后复查持续葡萄糖监测，凌晨血糖曲线波谷消失，但血糖整体仍偏高，可能与替换的 DPP - 4 抑制剂（利

格列汀）降糖力度不如格列奈类药物，或起始应用尚未发挥全部效果有关。故又将患者降糖方案中的伏格列波糖替换成阿卡波糖，这两者虽同属 α‐糖苷酶抑制剂，但前者主要抑制参与双糖及寡糖降解的蔗糖酶和麦芽糖酶，而后者还能抑制参与多糖降解的 α‐胰淀粉酶，对中国人以淀粉类食物为主的饮食习惯，阿卡波糖更能发挥抑制碳水化合物分解吸收的作用，因此降糖效果更强，但消化道副作用发生也更多。因为老年患者常常存在消化功能不良，优先处方伏格列波糖的情况较多。本例患者将伏格列波糖替换为阿卡波糖后，餐后血糖下降明显（也可能与利格列汀开始发挥全部疗效有关），也没有出现明显腹胀、排气等不良反应。最终患者的降糖方案调整为以二甲双胍为基础，联用阿卡波糖和利格列汀的降糖方案后，空腹血糖水平较之前有所上升，餐后血糖波动明显减小，符合对老年患者放宽血糖控制，以减少低血糖发生和血糖波动为主的降糖目标。

专家点评

　　制定个体化的血糖控制目标和平稳降糖是老年人血糖管理的特点，对于出现较大血糖波动的老年糖尿病患者，应明确其血糖波动的原因，比如有没有不当饮食、运动、用药等方面的问题，并结合老年人自身或家庭支持的情况，适当放宽血糖控制目标，将安全性作为用药的基本原则，尽量避免应用大剂量胰岛素和促泌剂。对于血糖难以控制，需要联合促泌剂或胰岛素的情况，需要保证患者具备自身血糖监测的能力，避免严重的低/高血糖事件的发生，定期持续葡萄糖监测也是及早发现隐匿的血糖问题的良好手段。

参考文献

1. 中华医学会糖尿病学分会. 中国 2 型糖尿病防治指南（2017 年版）. 中华糖尿病杂志, 2018, 10（1）：4 - 67.

2. 蔡晓雁. 瑞格列奈在 2 型糖尿病患者中疗效及安全性的荟萃分析. 临床医药文献电子杂志, 2017, 4（25）：4804, 4806.

（郑宏志　王涤非）

028 老年 2 型糖尿病合并 PCI 术后降糖一例

病历摘要

患者，女性，75 岁。主诉：发现血糖高 20 余年，双下肢麻木疼痛半年。患者 20 年前发现血糖升高，具体数值不详，无明显"三多一少"症状，在当地医院诊断为 2 型糖尿病，口服二甲双胍单药治疗，偶测空腹血糖为 8～9mmol/L，餐后血糖未监测，4 年前因急性心梗行冠脉支架植入术，之后调整降糖方案为精蛋白生物合成人胰岛素（预混 30R）早 16 单位、晚 18 单位，甘精胰岛素 28 单位睡前一次，二甲双胍 1.0 日一次及阿卡波糖 50mg 日三次治疗，未系统监测血糖，近半年出现双下肢麻木疼痛，影响睡眠，来诊。

既往高血压病史 10 余年，最高为 180/90mmHg，现服用雷米普利 5mg 日一次，琥珀酸美托洛尔片 23.75mg 日一次降压治疗中。冠心病 4 年，已行支架治疗。

体格检查：T：36.7℃，P：68 次/分，R：16 次/分，BP：121/73mmHg。神清语明，身高：162cm，体重：80kg，BMI：30.483kg/m²，腰围：102cm，臀围：103cm，腰臀比：0.99，双肺听诊呼吸音清，未闻及干湿啰音，心律规整，心率 68 次/分，各瓣膜听诊区未闻及病理性杂音，腹部软，无压痛及反跳痛，肝脾肋下未触及，双下肢无浮肿，双足皮温低，10g 尼龙丝测定阳性，双足背动脉搏动减弱。

辅助检查：血常规：WBC：6.7×10⁹/L，血红蛋白：123g/L，PLT：132×10⁹/L；尿常规：尿糖（4+）、尿酮体（-）；便常规：阴性；肝功能：ALT：23U/L，AST：31U/L，TP：65.6g/L，ALB：41.6g/L；肾功能：Cr：30μmol/L，Cys-C：0.99mg/L；血脂分析：TG：1.89mmol/L，TC：4.72mmol/L，LDL-C：3.00mmol/L，HDL-C：1.37mmol/L，糖化血红蛋白：11.3%，尿微量白蛋白/肌酐：7.3mg/g，8.4mg/g。

表4-2　患者的简易糖耐量及胰岛功能

	0分	120分
葡萄糖（mmol/L）	14.52	26.72
胰岛素（mIU/L）	14.19	17.1
C肽（pmol/L）	535.4	899.4

腹部彩超：脂肪肝。心电图：窦性心律，HR：72 次/分，Ⅱ、Ⅲ、AVF 可见异常 Q 波。双颈动脉及双下肢动脉彩超：硬化闭塞样改变。心脏彩超：左室心肌节段性变薄，运动异常，左房大，主动脉瓣退行性变，左室舒张功能减低，EF：59%。眼底检查：双眼老年性白内障。

初步诊断：2 型糖尿病，糖尿病周围神经病变，双颈动脉粥样硬化闭塞症，双下肢动脉粥样硬化闭塞症；高血压病 3 级（很高危险组）；冠心病，陈旧下壁心肌梗死及 PCI 术后；肥胖症（中心型）；脂肪肝；血脂异常症（高甘油三酯血症）。

诊疗经过

入院后给予：①生活方式指导；②停精蛋白生物合成人胰岛素（预混30R）早晚皮下注射，继续甘精胰岛素28单位睡前一次皮下注射，阿卡波糖50mg日三餐口服，二甲双胍0.5g日三次口服，增加利拉鲁肽0.6mg日一次皮下注射，治疗过程中通过监测空腹血糖，逐渐增加甘精胰岛素用量，同时调整利拉鲁肽为1.2mg，后由于血糖仍欠佳，加用达格列净10mg口服，之后血糖出现下降，逐渐减少甘精胰岛素用量，同时停阿卡波糖口服。出院时降糖方案为二甲双胍0.5g日三次，利拉鲁肽1.2mg日一次，达格列净10mg日一次，甘精胰岛素26单位睡前一次皮下注射，血糖基本达标，空腹血糖为6~7mmol/L，餐后血糖在10mmol/L左右；③降压方面给予雷米普利5mg日一次口服，酒石酸美托洛尔25mg日两次、同时给予阿司匹林100mg日一次口服抗血小板、阿托伐他汀钙片20mg睡前一次口服调脂、单硝酸异山梨酯50mg日一次口服扩冠治疗，在降糖药物调整过程中，血压有下降趋势，调整降压药物为原先雷米普利5mg改为1.25mg，出院时血压127/69mmHg；④对症营养神经、改善循环治疗，患者出院时双下肢麻木疼痛较前好转，血糖、血压基本达标。出院1个半月随访，体重较前减重4kg；空腹血糖在7mmol/L左右，餐后血糖在9~10mmol/L；用药为二甲双胍0.5日三次，利拉鲁肽1.8mg日一次，达格列净10mg日一次。

出院诊断：2型糖尿病，糖尿病周围神经病变，双颈动脉粥样硬化闭塞症，双下肢动脉粥样硬化闭塞症；高血压病3级（很高危险组）；冠心病，陈旧下壁心肌梗死及PCI术后；肥胖症（中心型）；

脂肪肝；血脂异常症（高甘油三酯血症）。

病例分析

1. 该患者为老年女性，肥胖体型，存在胰岛素抵抗，同时糖尿病病史 20 余年，病史相对较长，根据胰岛功能提示存在抵抗的同时伴有胰岛素分泌不足。

2. 糖尿病并发症较多，主要合并大血管并发症，双下肢动脉及双颈动脉均存在不同程度的闭塞。

3. 既往急性心梗病史，且行 PCI 治疗，合并高血压，是心脑血管高危人群。

4. 入院前治疗方案为预混胰岛素日两次配合长效胰岛素日 1 次，胰岛素日剂量达到 62 单位，联合 2 种口服降糖药物，血糖控制差，糖化血红蛋白为 11.3%。

针对以上特点，我们降糖选择应该注重：①减重，所以二甲双胍继续保留在降糖方案中；②根据大庆研究的资料约有一半的中国糖尿病患者死于心血管疾病，且该患者已有急性心梗行 PCI 治疗病史，所以降糖选择中尽量选择既能有效降糖，又具有心血管获益的药物，同时针对老年人，更要注重药物安全性，避免低血糖。2018年 ADA 指南推荐对于伴 ASCVD 的 2 型糖尿病患者应该以生活方式管理和二甲双胍起始治疗，在考虑药物特异性和患者因素后，加入利拉鲁肽或 SGLT-2 抑制剂可以降低主要心血管事件和（或）心血管死亡率，推荐级别由 B 级升为 A 级。2017 年的 CDS 指南也强调GLP-1 受体激动剂与 SGLT2 抑制剂的重要性。鉴于此，我们的策略锁定在减重、降糖、心血管获益，安全的着落点，所以停用预混胰岛素，继续长效胰岛素控制空腹血糖，保留双胍的同时，加用

笔记

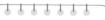
GLP-1 受体激动剂及 SGLT2 抑制剂，出院时已收到显著效果，血糖基本达标，体重下降，同时在治疗过程中，血压得到良好控制，1 个半月随访时已停用长效胰岛素，只应用二甲双胍 0.5g 日三次，利拉鲁肽 1.8mg 日一次，达格列净 10mg 日一次，血糖、血压及体重均较前改善，且未发生低血糖，这样的血糖策略能够安全有效提高对老年糖尿病患者的血糖管理。

专家点评

该患者为 75 岁高龄患者，基础疾病较多，2 型糖尿病合并多种大血管并发症及微血管并发症，且既往患心梗，行 PCI 治疗，各种脏器功能逐渐减退，低血糖风险大，低血糖反应差。所以针对这样的老年患者，需要防止再次出现心梗的可能性，降糖策略以适当放宽降糖目标，以不发生低血糖、又无严重高血糖为宜。在降糖药物的选择上，应在安全的前提下，兼顾有效。针对该患者，预期寿命在 10～15 年，个体化降糖目标使糖化血红蛋白控制在 7.5%～8.0%。同时我们内分泌科医生需要具有全局观念，不简单关注血糖控制水平，而更应该关注整体大血管及微血管事件，所以选择药物时也应该关注心血管获益，达到有效安全，兼顾心血管获益的功效。

参考文献

1. American Diabetes Association. Pharmacologic Approaches to Glycemic Treatment：Standards of Medical Care in Diabetes-2018. Diabetes Care, 2018, 41（1）：73-85.

2. 中华医学会糖尿病学分会. 中国 2 型糖尿病防治指南（2017 年版）. 中华糖尿病杂志, 2018, 10（1）：4-67.

（陈芬琴　王涤非）

029 老年糖尿病伴严重下肢动脉硬化闭塞症一例

病历摘要

患者，男性，69岁。主诉：口干多饮、多尿26年。患者于26余年前无明显诱因出现口干多饮、多尿，查血糖空腹在10mmol/L，餐后血糖在17~18mmol/L，于外院行糖耐量试验确诊2型糖尿病，予以多种药物降糖治疗，17年前因住院行手术后血糖较高改用胰岛素联合药物治疗至今。

既往1990年行右股骨颈骨折手术，2004年行右下肢粉碎性骨折手术，2003年行心脏射频消融术。高血压病史12年，最高为160/90mmHg，予以科素亚50mg日一次口服降压。

2012年开始于我科定期住院行降糖、降压、扩血管、营养神经等治疗。期间两次行下肢介入治疗：①于2012年12月17日在介入科行右髂动脉起始端植入8mm×80mm E-Luminexx血管支架一枚，以及置8mm×60mm外周球囊充分扩张支架植入段；②于2014年3月21日在介入科行右下肢动脉开通成形术及支架植入术。病来一般状况良好，一次行走3000米才出现下肢疼痛，无手脚麻木，无视物模糊。

体格检查：T：36.5℃，P：87次/分，R：18次/分，BP：135/76mmHg。神清语明，查体合作，口唇无发绀，颈静脉无怒张，浅

笔记

表未触及肿大淋巴结。双肺听诊呼吸音清，未闻及干湿啰音。心律齐，主动脉瓣听诊区闻及收缩期末吹风样杂音，腹软，无压痛、反跳痛及肌紧张，肝脾肋下未触及，双足皮温稍低，右膝以下痛觉减轻，右足踝上瘢痕处针刺试验、压力试验减弱，双足背动脉搏动未触及，双腘动脉未触及，双下肢无浮肿，ABI 左为 0.89、右为 0.82。

辅助检查：血常规：WBC：5.97×10^9/L，血红蛋白：138g/L，PLT：174×10^9/L；尿常规：葡萄糖微量，蛋白阴性；便常规正常，便潜血阴性；肝功能：ALT：13U/L，AST：8U/L，ALP：39U/L，GGT：14U/L，TP：59.9g/L，ALB：39.2g/L；肾功能：Cr：76μmol/L；尿微量白蛋白/尿肌酐：22.91mg/g，血浆糖化血红蛋白测定：7.00%，胰岛功能示葡萄糖（0 分）：8.84mmol/L，胰岛素（0 分）：44.76mIU/L，C 肽（0 分）：1261.5pmol/L。心电图正常。心脏彩超提示左心大，室间隔上部心肌局限性肥厚，主动脉瓣退行性变，左室舒张功能减低，静息状态下左室整体收缩功能正常。下肢动脉彩超提示左下肢股动脉分叉前 50% 狭窄，股动脉分叉后中远段大于 95% 狭窄，腘动脉 20%～30% 狭窄；右下肢股动脉分叉前 30%～50% 狭窄，股动脉分叉后 30%～70% 狭窄，腘动脉 20%～30% 狭窄，胫前动脉 20%～30% 狭窄，胫前动脉中远段大于 90% 狭窄，近踝水平可见侧支汇入。胸部 CT 提示左肺下叶结节影，右肺上叶局限性气肿。肝胆脾超声提示脂肪肝，胆囊结石，前列腺结石或钙化。骨密度提示腰椎骨密度正常，髋关节骨量减少。

初步诊断：2 型糖尿病，糖尿病肾病Ⅳ期，糖尿病周围神经病变，双下肢动脉硬化闭塞症（支架植入术后）；高血压 2 级（极高危组）；右股骨颈骨折术后，右下肢粉碎性骨折术后；心脏射频消融术后。

诊疗经过

1. 一般药物治疗：优泌乐 25 早 16U 晚 18U 餐前皮下注射、利拉鲁肽 1.2mg 日一次皮下注射、格华止缓释片早 0.5g 晚 1.5g 日二次口服、科素亚 50mg 日一次口服、拜阿司匹林 0.1g 日一次口服、立普妥 20mg 日一次口服。

2. 定期每半年在我科住院予以前列地尔 20μg 日一次静点扩血管、鼠神经生长因子 30μg 日一次肌注营养神经、硫辛酸 600mg 日一次静点抗氧化应激等强化治疗。

出院诊断：2 型糖尿病，糖尿病肾病 Ⅳ 期，糖尿病周围神经病变，双下肢动脉硬化闭塞症（支架植入术后）；高血压 2 级（极高危组）；右股骨颈骨折术后，右下肢粉碎性骨折术后；心脏射频消融术后。

病例分析

周围动脉病（PAD）是 2 型糖尿病慢性并发症之一，是由于动脉粥样硬化致下肢或上肢动脉血供受阻，从而产生肢体缺血症状和体征。引起周围动脉病的危险因素很多，糖尿病可使发病增加 2～4 倍，且发病更早，病情进展较快。此外吸烟、血脂异常、高血压和高同型半胱氨酸血症也可使发病增加切病变广泛。此外还有纤维蛋白原、C - 反应蛋白增高也参与其中。

周围动脉病多下肢受累，主要和典型的症状是间歇性跛行和静息痛，肢体运动后引发局部疼痛、紧束、麻木或无力，停止运动后即缓解为其特点。体征主要是患肢温度较低及营养不良，狭窄远端

笔记

的动脉搏动减弱或消失。而 2 型糖尿病（T2DM）患者常伴有周围神经病变，早期周围动脉病常无明显的临床表现，一旦出现如间歇性跛行、静息痛等典型症状，多为晚期，常造成糖尿病足溃疡、坏疽，甚至截肢。临床中可行踝肱指数（ABI）、血管彩超、血管 CT 造影辅助诊断和治疗。ABI 是临床上最简单和常用的检查方法，正常值≥1，<0.9 为异常，<0.5 为严重狭窄。

老年糖尿病合并周围动脉病的治疗主要分为内科治疗和血运重建治疗。在临床内科治疗中，首先需积极干预相关危险因素，进行戒烟、控制血压、血糖、血脂等，清洁、保湿、防止外伤，鼓励患者坚持步行，每天多次，每次时间可不等，一般每次步行时间可直至出现症状为止。病情较轻者应同时予以抗血小板、调脂及血管扩张剂相关治疗。

但多数老年患者由于自身发病原因，内科疗效不佳，尤其是闭塞的大血管无法再通，近年来血运重建治疗发展迅速，主要适合经积极内科治疗后仍有静息痛或间歇性跛行、组织坏疽或严重影响生活质量致残者，包括导管介入治疗和外科手术治疗。其中介入治疗采用微创治疗，其只需局部麻醉，副作用小、安全、并发症少，更适合老年、体弱甚至多种疾病并存的老年患者。血管成形术（PTA）及支架植入已成为目前治疗血管病变成熟的治疗方法。对于糖尿病周围动脉病的膝下病变，临床目前多选择小截面积长球囊扩张成形。

本病例患者从 2012 年开始在我科住院即有双下肢发凉、间歇性跛行，无麻木、无静息痛，一次走 400～500m 即出现下肢疼痛。查体可见双足皮温较低，右膝以下痛觉减退，右足踝上瘢痕处针刺试验、压力试验减弱，双足背动脉搏动未触及，双腘动脉未触及，双下肢无浮肿，踝肱指数（ABI）：左为 0.88、右为 0.39。化验示血浆糖化血红蛋白测定：8.00%，血清甘油三酯测定：1.85mmol/L，尿微量白蛋白/尿肌酐：35.06mg/g。该患者积极采取介入治疗，包括血管成形术（PTA）、支架植入及球囊扩张成形，目前虽仍存在血管狭窄，但临床症状明显改善，下肢皮温回升，每次出现间歇性跛行的行走距离延长至3000米，同时ABI也有所上升。更值得提出的是患者不吸烟、日常坚持运动促进侧支循环建立、规律用药控制相关危险因素，定期半年行静脉扩血管治疗，内科与外科治疗相结合，治疗得以延续，有效防止病情恶化，提高了生活质量。

专家点评

　　周围动脉病是病程长的老年糖尿病患者常见的并发症。随着人口老龄化及糖尿病患病率增加，老年糖尿病合并周围动脉病也逐渐增加。糖尿病合并下肢动脉硬化闭塞症的常见后果就是糖尿病足，本病例周围动脉病病程已达6年，但未发生糖尿病足，归因于早期综合治疗，包括患者长期坚持每日步行、规律的用药控制危险因素、适时介入干预、定期静脉扩血管促进血运改善和微循环建立。所以本例是个成功病例，提示纵然有双下肢动脉硬化闭塞症，但如果有良好的干预，也可以防止病情进展，形成糖尿病足。

参考文献

1. 杨敏，邓辉胜. 高龄2型糖尿病患者下肢动脉硬化闭塞症的危险因素研究. 中国全科医学，2017，20（1）：71-75.

2. 孙鹏，郑瑞鹏，王海英，等. 老年2型糖尿病下肢动脉硬化闭塞症的介入治疗. 中国老年学杂志，2015，（6）：1565-1566，1567.

（黄婷　王涤非）

030 老年 2 型糖尿病患长期不合理使用胰岛素治疗一例

 病历摘要

患者，男性，67 岁。以"发现血糖升高 15 年，双下肢麻木、发凉 5 个月"为主诉来诊。患者 15 年前无明显诱因出现多饮、多尿症状于外院就诊，当时空腹末梢血糖为 25mmol/L，诊断为"2 型糖尿病"，予以胰岛素等药物进行降糖治疗。患者目前应用甘精胰岛素（20~30U/日）及阿卡波糖 50mg 日三次第一口饭嚼服，控制血糖。5 个月前出现双下肢麻木、发凉，现为求进一步诊治入我科。

既往史：高血压病病史 15 年，血压最高为 180/120mmHg，目前缬沙坦 80mg 每日 1 次口服控制血压，血压控制不稳定。15 年前于外院行冠脉 CTA 发现冠状动脉粥样硬化。患者 2 年前无明显诱因突然出现双下肢无力，跌倒在地，约 5 分钟后好转，自行站起；后于我院神经外科就诊行颈动脉内膜剥脱术，过程顺利，术后恢复良好。

体格检查：身高：177cm，体重：88kg，BMI：28.1kg/m²；T：37℃，P：50 次/分，R：16 次/分，BP：117/60mmHg。神情语明，呼吸平稳，周身皮肤黏膜无出血点及瘀斑，睑结膜无苍白，巩膜无黄染，心肺及腹部查体未见明显异常。双下肢无浮肿，双侧足背动脉搏动弱，四肢活动正常。

笔记

初步诊断：2 型糖尿病，糖尿病周围神经病变，周围动脉粥样硬化，左侧颈动脉重度狭窄，颈动脉内膜剥脱术后；中心型肥胖症；高血压病 3 级（极高危险组）。

诊疗经过

入院后完善相关检查及糖尿病并发症的筛查（表 4 - 2），部分结果如下：

血常规：WBC：5.69×10^9/L，RBC：4.34×10^9/L，血红蛋白：135×10^9/L，PLT：132×10^9/L。

尿常规：蛋白微量，潜血微量。便常规正常。尿蛋白排泄率：90mg/（mmol·cr）。

表 4 - 2　糖耐量及胰岛功能测定

	0 分钟	30 分钟	60 分钟	120 分钟	180 分钟
血糖（mmol/L）	4.78	9.91	10.68	10.29	7.34
C - 肽（pmol/L）	846.90	1762.70	2114.30	4437.90	2561.90
胰岛素（mIU/L）	13.46	39.27	33.75	52.37	22.50

血浆糖化血红蛋白（HbA1C）：6.50%。血脂：甘油三酯（TG）：1.10mmol/L，总胆固醇（TC）：3.48mmol/L，高密度脂蛋白胆固醇（HDL - C）：0.79mmol/L，低密度脂蛋白胆固醇（LDL - C）：2.28mmol/L。

颈动脉超声：左侧颈动脉内膜剥脱术后；左侧颈内动脉近段管腔通畅。右侧颈动脉硬化；颈动脉多发斑块形成，局部溃疡斑块可能性大；颈内、颈外动脉起始部管腔轻度狭窄。

下肢动脉超声：左侧下肢动脉硬化；左侧下肢动脉多发斑块形成；左侧下肢胫前动脉局部狭窄。右侧下肢动脉硬化；右侧下肢动脉多发斑块形成；右侧下肢胫前动脉近闭塞伴侧支动脉汇入。

心彩超：左室心肌肥厚；左心略大；主动脉瓣退行性变；左室舒张功能减低（Ⅰ～Ⅱ级）；静息状态下左室整体收缩功能正常。

冠脉 CTA：左侧冠状动脉主干至左前降支中远段血管内壁欠光整，可见多发钙化斑块及混合斑块，管腔不同程度狭窄 20%～80%，血管显影浅淡，中段局部血管走行于心肌之内，管腔略受压；第一、第二对角支可见多发钙化斑块及混合斑块，管腔局部遮蔽，约达重度狭窄，血管断续显影；左回旋支血管及其分支钝缘支散在钙化及混合斑块，血管中重度狭窄。右侧冠状动脉全程血管包括后室间支、左室后支、右缘支、窦房结支可见多发钙化斑块及混合斑块，管腔中重度狭窄，局部遮蔽。

肌电图：右正中神经运动神经传导速度正常，远段潜伏期延长；感觉神经传导速度减慢。

治疗方案：

该患者 1 年前曾因左侧颈动脉重度狭窄行颈动脉内膜剥脱术，当时已发现大血管并发症即双侧颈动脉斑块形成及狭窄，针对微血管病变的眼底筛查、微量蛋白尿等一直未定期筛查。此次入院后完善相关检查，下肢动脉及冠状动脉均有斑块形成及不同程度狭窄，多次复查均有微量蛋白尿，符合糖尿病肾病（微量蛋白尿期）。

该患者 2 型糖尿病诊断明确，病程较长、已经合并心血管疾病，BMI 水平已达到肥胖标准，且平日以静坐生活方式为主，给予生活方式指导、降糖、降压、调脂（主要是降低 LDL－C）、应用阿司匹林抗血小板治疗等综合管理措施，以降低心血管疾病及微血管并发症进展和死亡的风险。

1. 针对 2 型糖尿病：患者胰岛功能测定结果提示胰岛素高峰后延，胰岛素量正常，BMI＞28kg/m² 且为中心型肥胖，考虑存在胰岛素抵抗。综合考虑该患者不适宜应用胰岛素降糖，将降糖方案改为增加胰岛素敏感性＋延缓碳水化合物吸收的降糖方案：二甲双胍＋阿卡波糖，目前血糖空腹 6～7mmol/L，餐后 7～9mmol/L 控制达标。

2. 针对糖尿病周围神经病变：患者双下肢麻木、发凉，考虑为神经病变，加用鼠神经生长因子 40μg 日一次肌肉注射、甲钴胺分散片 0.5mg 日 3 次口服、木丹颗粒 7g 日 3 次饭后口服改善症状。

3. 针对高血压：硝苯地平控释片 30mg 日 1 次口服；缬沙坦 80mg 日 1 次口服。

4. 针对冠心病：氯吡格雷 75mg 日 1 次口服（连续口服 1 月后停药）；阿司匹林 100mg 日 1 次口服；阿托伐他汀钙 20mg 日 1 次口服；单硝酸异山梨酯 50mg 日 1 次口服。

出院诊断：2 型糖尿病，糖尿病周围神经病变，周围动脉粥样硬化，左侧颈动脉重度狭窄，颈动脉内膜剥脱术后，糖尿病肾病（微量蛋白尿期）；中心型肥胖症；高血压病 3 级（极高危险组）；冠心病，无症状性心肌缺血。

病例分析

2 型糖尿病是老年患者的常见疾病，本例老年男患者在从未进行过胰岛功能相关检测的情况下，不合理的长期应用较大剂量的胰岛素进行降糖治疗，这也是老年人较为常见的治疗误区。我们向本例患者详细追问最初诊断糖尿病后即开始单独应用胰岛素治疗的初衷，患者自诉其认为与口服降糖药相比，胰岛素更为安全、无副作用，这也是很多糖尿病患者的认识误区之一。其实，过度使用胰岛素存在很多潜在风险：①容易引起低血糖反应：长期或严重的低血糖症发作有可能危及生命，对于老年人尤其如此；②长期过量使用胰岛素本身也能引起继发性胰岛素抵抗，其原因可能与体内产生胰岛素抗体 IAA 有关，导致患者对胰岛素的敏感性日益下降、降糖效果越来越差，进而导致患者陷入继续私自增加胰岛素用量的恶性循环；③胰岛素可引起体重增加，体重增加又会引起一系列机体的不良反应，肥胖本身也是心血管疾病的高危因素之一。本例患者因长期应用较大剂量胰岛素导致其虽然进行了饮食及运动调整但始终体重控制不佳，经我科规范降糖治疗、停用胰岛素半年后，患者体重减轻 5kg，血糖、血压监测结果均较前更好。

2017 年版《中国 2 型糖尿病防治指南》中糖尿病的诊断标准之一为具有典型糖尿病症状（烦渴多饮、多尿、多食、不明原因的体重下降）加上随机静脉血糖 ≥ 11.1mmol/L。根据患者病史，既往糖尿病诊断明确；该患者 BMI 水平已达到肥胖标准，且平日以静坐生活方式为主，已具备多项糖尿病的高危因素，结合本次胰岛功能检测结果，应为 2 型糖尿病。2 型糖尿病的病理生理学特点为胰岛素抵抗伴随胰岛 β 细胞功能缺陷所导致的胰岛素分泌减少（或相对减少）。根据国内外研究结果，指南建议：对于新诊断、年轻、无并发症或合并症的 2 型糖尿病患者，建议及早采用严格的血糖控制，以降低糖尿病并发症的发生风险。对于糖尿病病程较长、老年、已经发生过心血管疾病的 2 型糖尿病患者，例如该患者，应继续采取降糖、降压、调脂（主要是降低 LDL - C）、应用阿司匹林治疗等综合管理措施，以降低心血管疾病及微血管并发症反复发生和死亡的风险。对于肥胖（BMI > 28kg/m²）的患者，应在口服药充分治疗的基础上可开始胰岛素治疗。

专家点评

　　患者入院前的降糖治疗是单用基础胰岛素－甘精胰岛素治疗，20～30U/日。根据指南建议：①2 型糖尿病患者在生活方式和口服降糖药治疗的基础上，若血糖仍未达到控制目标，即可开始口服降糖药和起始胰岛素的联合治疗。②对于 HbA1c≥9.0% 或空腹血糖≥11.1mmol/L 伴明显高血糖症状的新诊断 2 型糖尿病患者可实施短期胰岛素强化治疗，治疗时间在 2 周至 3 个月为宜。

　　基于指南建议，患者入院前从未应用口服降糖药物，一直应用胰岛素降糖的方案显然并不科学。2 型糖尿病药物治疗的首选是二甲双胍。若无禁忌证，二甲双胍应一直保留在糖尿病的治疗方案中。患者体型肥胖、化验提示明显胰岛功能抵抗，应首选胰岛素增敏剂，而患者恰恰没有使用此类药物。住院期间我们在糖尿病饮食运动教育的基础上给予其选择二联降糖方案：二甲双胍＋阿卡波糖，予以停用胰岛素。调整降糖方案后，血糖监测结果也可以二级达标，并且体重开始有下降趋势。通过本病例的诊疗，启示我们在给予患者降糖方案的时候，应注意评估患者胰岛功能情况，合理规范的使用胰岛素。

参考文献

1. 纪立农，陆菊明，朱大龙，等．成人 2 型糖尿病基础胰岛素临床应用中国专家指导建议．中国糖尿病杂志，2017，25（1）：2－9.

2. 张勇，李治强．甘精胰岛素的不良反应和合理应用．今日药学，2013，23（10）：678－680.

3. 沈艳慧．胰岛素治疗糖尿病的不良反应表现分析．糖尿病新世界，2018，21（2）：75－76.

4. 中华医学会糖尿病学分会. 中国 2 型糖尿病防治指南（2017 年版）. 中华糖尿病杂志，2018，10（1）：4 - 67.

（余陆娇　张海燕）

031　老年典型骨质疏松症一例

病历摘要

患者，女性，89 岁。主诉：周身骨痛 10 余年，发现骨折 2 年。患者于 10 余年前无明显诱因出现周身骨痛，自行予以止疼膏药外用，曾于外院就诊，诊断为"骨质疏松症"，予以藤黄胶囊 3 粒日三次口服，疼痛有所好转，2 年前久坐达 2 小时后出现腰椎骨裂，外院就诊，予以补钙和维生素 D_3 治疗，现为进一步治疗收住我科。患者无发热、无咳嗽咳痰，精神状态尚可，饮食睡眠尚可，便秘，小便尚可，体力体重不明显。

家族史：女儿患骨质疏松症。

体格检查：T：36.3℃，P：70 次/分，R：18 次/分，BP：155/95mmHg。神清语明，查体合作，口唇无发绀，浅表淋巴结未触及。双肺听诊呼吸音清，未闻及干湿啰音。心律齐，各瓣膜听诊区未闻及病理性杂音。腹软，无压痛、反跳痛及肌紧张，肝脾肋下未触及。双足背动脉搏动良好。双下肢无浮肿。四肢活动自如，关节无红肿及压痛。驼背，双髋关节及右下肢压痛。

辅助检查：血常规：WBC：5.12×10^9/L，血红蛋白：140g/L，

PLT：$142 \times 10^9/L$。尿常规：JJWBC：5.38/HPF，JJRBC：7.18/HPF，便常规正常。血生化：ALT：5U/L，AST：18U/L，Cr：51μmol/L，K：4.01mmol/L，Na：142.8mmol/L，Cl：106.5mmol/L，Ca：2.26mmol/L，P：0.94mmol/L，Mg：0.93mmol/L。25（OH）VitD：12.89mg/ml，OT：28.88ng/ml，E＜18.35pmol/L，PTH：40.96pg/ml，甲状腺功能：FT3：2.97pmol/L，FT4：13.71pmol/L，TSH：2.52mIU/L，其余化验指标凝血、血脂、肿瘤标志物、风湿三项、风湿抗体、尿本周蛋白、免疫球蛋白、免疫固定电泳等均未见异常。

骨密度（双能 X 线吸收测定法）：髋关节骨质疏松：左 T 值：-3.2SD，右 T 值：-3.3SD，腰椎骨质疏松 T 值：-3.5SD。

胸部 CT：双肺及双侧胸膜陈旧病变，双肺间质性改变。

双颈动脉彩超：双侧颈动脉硬化，双侧颈动脉斑块形成。

双下肢动脉彩超：双侧下肢动脉硬化。

初步诊断：骨质疏松症；双颈动脉粥样硬化症；双下肢动脉粥样硬化闭塞症；缺血性脑血管病。

诊疗经过

入院后告知患者高钙饮食、适当运动、增加日晒、避免摔倒。给予补维生素 D_3（骨化三醇 0.25μg 日 2 次）、补钙（碳酸钙 D_3 片 600mg 日 1 次），经检查排除继发因素引起骨质疏松后，对症予以唑来膦酸注射液静点，治疗 14 天后患者骨痛明显好转。随访：于 3 个月后对患者进行电话随访，患者自述跌倒一次，外院行 X 线检查后并未发生骨折。

出院诊断：原发性骨质疏松症；双颈动脉粥样硬化症；双下肢动脉粥样硬化闭塞症；缺血性脑血管疾病。

病例分析

本例为典型的老年骨质疏松患者，骨痛症状明显，甚至久坐2小时即可出现腰椎骨裂，双髋及腰椎骨密度测定均显示骨质疏松。骨质疏松可由多种病因所致，诊断时必须要完善相关激素水平的测定、免疫学指标、肿瘤标志物等以与其他内分泌疾病、风湿免疫疾病、肿瘤疾病相鉴别，排除疾病、药物或其它因素引起继发性骨质疏松后，诊断为原发性骨质疏松。该患者入院前经补钙和维生素D_3治疗，疗效不佳，入院后排除继发因素引起的骨质疏松，加用双膦酸类药物（强大的抗骨吸收作用，可以显著拮抗骨质疏松，减少过度骨代谢，维持正常骨量与强度），并且联合应用钙剂及维生素D治疗，患者骨痛症状明显缓解。出院后电话随访，患者跌倒后未发生骨折，疗效显著。

骨质疏松是一种全身性骨量减少、骨组织微观结构退化、骨脆性增加、骨强度降低的骨代谢性疾病。骨质疏松症多见于绝经后妇女和老年人，目前正被世界卫生组织称为"无声无息的流行病"，骨质疏松被认为是骨折的主要危险因素之一。骨折是骨质疏松症最严重的危害。它不仅给患者造成了巨大的痛苦，而且完全限制了患者的活动，进一步加剧了骨质疏松病情的发展，缩短了患者的寿命。约20%的骨折患者在1年内并发肺栓塞、肺炎而死亡，50%髋部骨折的存活者将永久丧失独立生活能力。因此，预防及早期诊断骨质疏松并对其进行治疗非常关键。

专家点评

骨质疏松是一个世界性的难题，全世界约有2亿人患有骨质疏松，其发病率已跃居常见病、多发病的第七位。据估计，全世界每3秒就发生一次骨质疏松性骨折，50岁以后约三分之一的女性和五分之一的男性将会罹患一次骨折。对女性而言，这种风险比乳腺癌、卵巢癌和子宫癌等的风险之和还要高，对于男性，骨折风险比前列腺癌的风险更高。老年人群由于骨质量差、钙和维生素D缺乏更为严重和易于跌倒等因素，将会导致更高的骨折风险和死亡率。但绝大多数的骨质疏松患者未得到合适的预防和诊断，大部分未接受任何有效的药物治疗，而骨质疏松患者一旦发生骨折，生存质量急剧下降，可致残或致死，但在骨折发生前，骨质疏松是可以预防、诊断和治疗的疾病，因此骨质疏松症的预防比治疗更为现实和重要。

参考文献

1. 姜玉婷. 密固达治疗绝经后骨质疏松疗效观察. 中国现代医药杂志, 2018, 20 (4): 71 - 73.

2. 邹军, 章岚, 任弘, 等. 运动防治骨质疏松专家共识. 中国骨质疏松杂志, 2015, 21 (11): 1291 - 1302, 1306.

3. Ahlborg H G, Rosengren B E, Jarvinen T L, et al. Prevalence of osteoporosis and incidence of hip fracture in women—secular trends over 30 years. BMC Musculoskelet Disord, 2010, 11: 48.

4. 林华. 骨质疏松症的危害. 实用老年医学, 1997 (1): 19 - 20.

5. 廖二元. 骨质疏松防治的现状与进展. 药品评价, 2013, 10 (5): 15 - 21.

6. 中华医学会骨质疏松和骨矿盐疾病分会, 中华医学会骨科学分会骨质疏松学组. 骨质疏松性骨折患者抗骨质疏松治疗与管理专家共识. 中华骨质疏松和骨矿盐疾病杂志, 2015, (3): 189 - 195.

（王应旸　王涤非）

221

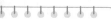

032 老年高血压合并低血钾两例

病历摘要

病例1

患者，男性，62岁。主诉：发现血压升高10年，血钾降低7个月。患者10年前无明显诱因出现血压升高，最高达180/130mmHg。无四肢无力、发作性软瘫，无阵发性心悸、大汗及面色惨白等。规律服用酒石酸美托洛尔片（50mg 每日一次）、盐酸贝尼地平片（8mg 每晚一次）降压治疗，血压可控制在130/90mmHg左右。7个月前体检时测血钾2.98mmol/L。口服氯化钾溶液，血钾升至正常。完善肾上腺增强CT：右侧肾上腺内侧支增粗。未进一步系统诊治，5天前体检再次发现血钾降低3.30mmol/L，现为进一步诊治入我科。痛风病史7年，未进行系统诊治。

体格检查：T：36.7℃，P：75次/分，R：18次/分，BP：161/98mmHg，BMI：27.04kg/m²，WHR：0.9。神志清楚，查体合作，口唇无发绀，浅表淋巴结未触及。双肺听诊呼吸音清，未闻及干湿啰音。心律齐，各瓣膜听诊区未闻及病理性杂音。腹软，无压痛、反跳痛及肌紧张，肝脾肋下未触及。无多血质面容，全身浅表淋巴结未触及，颈背部无脂肪垫，甲状腺未触及，腹壁皮肤无紫纹，肋脊角未闻及血管杂音，双肾区无叩痛，双侧沿输尿管走行区无压痛，外生殖器无异常，双下肢无浮肿。

辅助检查：血常规：WBC：5.32×10^9/L，血红蛋白：125g/L，PLT：142×10^9/L，尿便常规正常。血生化：ALT：15U/L，AST：20U/L，Cr：49μmol/L，K：3.30mmol/L，肾上腺增强CT：右侧肾上腺内侧支增粗。

初步诊断：高血压；低钾血症；肾上腺结节。

病例2

患者，女性，75岁。主诉：双下肢无力1年，发现低钾血症4个月，无力加重3天。患者1年前无明显诱因出现双下肢无力，行走困难，于我院诊断为"贫血"，曾多次给予输血及补铁治疗，患者无力症状好转。4个月前患者无明显诱因出现口渴、多饮、多尿、明显双下肢无力，自测血糖22mmol/L，于外院诊断为"糖尿病"，应用甘精胰岛素注射液14单位睡前皮下注射至今，空腹血糖控制于6~7mmol/L，餐后血糖控制于11~13mmol/L。同时发现血压升高及低钾血症，血压最高达180/90mmHg，给予缬沙坦胶囊降压治疗，血压控制于（130~140）/（80~90）mmHg。低钾给予静脉补钾，患者自觉上述症状好转，院外口服氯化钾缓释片补钾，后因剧烈消化道不适反应停用，此后患者仍有间断双下肢乏力症状，未予以系统治疗。近3天患者双下肢无力明显加重，不能行走，为求进一步诊治低钾血症及双下肢无力症状入我科。病来常于晨起出现头迷，伴视物旋转，不敢睁眼，测血压（180~190）/（80~90）mmHg，口服缬沙坦胶囊后症状可缓解。病来无发热，无恶心呕吐，无咳嗽咳痰及胸闷气短，无心悸及心前区疼痛，无视物模糊，无尿频尿急，无肢体麻木及疼痛，饮食睡眠可。病来体重未见明显变化。1个月前曾于外院诊断为"腔隙性脑梗死"，否认冠

笔记

心病病史。

体格检查： 入院时 T：36.3℃，P：68 次/分，BP：160/90mmHg，身高：158cm，体重：70kg，BMI：28kg/m²，腰围：113cm，臀围：98cm，WHR：1.15。患者神志清楚，口唇无发绀，浅表淋巴结未触及。双肺听诊呼吸音清，未闻及干湿啰音。心律齐，各瓣膜听诊区未闻及病理性杂音。腹软，无压痛、反跳痛及肌紧张，肝脾肋下未触及。向心性肥胖，毳毛增多，上口唇毛发增长，头发乌黑，浓密，黑棘皮（＋），周身未见紫纹。轮椅推入病房，立位查体无法配合，双下肢肌力Ⅳ级。结膜稍苍白，四肢不自主震颤，精神紧张时加重，双下肢轻度凹陷性水肿。

辅助检查： 血常规：WBC：4.58×10^9/L，血红蛋白：95g/L，PLT：13×10^9/L。血生化：ALT：16U/L，AST：25U/L，K：2.83mmol/L。

初步诊断： 高血压；低钾血症原因待查。

诊疗经过

病例 1

患者入院后完善相关检查：

1. 血、尿离子及相关激素水平检测见表 4 - 3。

表 4 - 3 血钾同步 24 小时尿钾

日期	3 月 31 日	4 月 1 日	4 月 3 日
血钾（mmol/L）	3.10↓	2.94↓	3.42↓
24 小时尿钾（mmol/d）	321.70↑	270.50↑	43.75↑

2. 进行原发性醛固酮的筛查试验见表 4 - 4。

表 4 – 4　肾素 – 血管紧张素 – 醛固酮

	PRA （ng/ml）	ATII （ng/ml）	ALD （ng/ml）	ARR	同步血钾 （mmol/L）
卧位 1	0.16	24	0.16	100	3.22
立位 1	0.10	28	0.23	230	3.22
卧位 2	0.03	27	0.17	566	3.59
立位 2	0.30	47	0.18	60	3.59
卧位 3	0.02	27	0.22	1100	3.71
立位 3	0.17	45	0.21	123.5	3.71

3. 原发性醛固酮增多症确诊试验相关激素水平见表 4 – 5、表 4 – 6。

表 4 – 5　确诊试验一：盐水抑制试验

	PRA （ng/ml）	ATII （ng/ml）	ALD （ng/ml）	ARR	同步血钾 （mmol/L）
抑制前	0.03	29.00	0.16	533	4.23
抑制后	0.21	58.53	0.16	76	4.23

表 4 – 6　确诊试验二：开博通抑制试验

	PRA （ng/ml）	ATII （ng/ml）	ALD （ng/ml）	ARR	同步血钾 （mmol/L）
抑制前	0.09	25	0.16	177	3.40
抑制后	0.01	30	0.19	1900	3.40

4. 肾上腺超声及增强 CT 均提示右侧肾上腺内侧支结节样增粗（图 4 – 3）。

5. 安体舒通试验治疗：给予患者安体舒通 60mg/日，第三天血钾升至 3.93mmol/L，血压降至（120 ~ 130）/（80 ~ 90）mmHg。之后减量至 40mg/日，3 天后复查血钾降至 3.46mmo/L，血压无明显变化。故再次将安体舒通加量至 60mg/日。

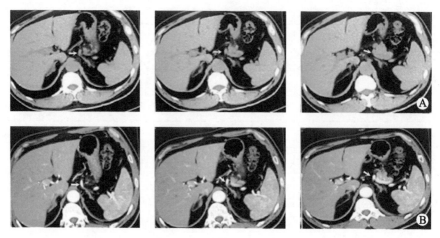

图 4 - 3　肾上腺 CT（2014 年 9 月）显示右侧肾上腺内侧支结节样增粗（白箭头），密度与邻近正常肾上腺密度相近，CT 值约 26HU，边界清晰（A），增强后（B）与邻近正常肾上腺强化方式相近，CT 值约 42HU，大小约 1.4cm×0.8cm

确诊诊断： 特发性醛固酮增多症。

患者诊断依据： 据上述检查结果显示，原发性醛固酮的筛查试验筛选试验阳性，生理盐水抑制试验及开博通抑制试验均为阳性，并且结合肾上腺 CT 未显示占位性病变，故考虑为特发性醛固酮增多症。给予安体舒通试验治疗，可以纠正患者的高血压低血钾的表现。故该患者特发性醛固酮增多症可能性大。

病例 2

患者入院完善相关检查，血、尿离子及相关激素水平检测见表4 - 7 至表 4 - 11。

表 4 - 7　血钾同步 24 小时尿钾见下表

	血钾	同步尿钾	含钾
2011 年 7 月 16 日	4.00mmol/L	61.02mmol/L	61.02mmol
2011 年 7 月 18 日	4.00mmol/L	73.20mmol/L	36.60mmol
2011 年 7 月 19 日	3.69mmol/L	76.25mmol/L	61.02mmol

表4-8　醛固酮卧位测试（立位查体无法配合）

	2011 年 7 月 14 日	2011 年 7 月 16 日
醛固酮（ng/ml）	0.05	0.09
血管紧张素 Ⅰ（ng/ml）	0.14	0.10
血管紧张素 Ⅱ（ng/ml）	56.00	60.00
ARR	35.70	90.00

表4-9　糖皮质激素的测定：ACTH-皮质醇节律

	2011 年 7 月 15 日			2011 年 7 月 17 日		
	8:00	15:00	24:00	8:00	15:00	24:00
皮质醇（nmol/L）	806.0	668.0	538.0	1112.0	464.0	488.0
促肾上腺皮质激素	150.0	91.7	59.5	93.9	106.0	73.3

表4-10　小剂量及大剂量地塞米松抑制试验

小剂量地塞米松抑制试验（定性诊断）		7:00	7:15	
基础值：	皮质醇（nmol/L）	566	607	均值：586.5
	促肾上腺皮质激素（pg/ml）	110	85	
服药后：	皮质醇（nmol/L）	795	1079	均值：937
	促肾上腺皮质激素（pg/ml）	220	318	
标准法大剂量地塞米松抑制试验（病因诊断）				
基础值：	皮质醇（nmol/L）	1065	952	均值：1008.5
	促肾上腺皮质激素（pg/ml）	196	182	
服药后：	皮质醇（nmol/L）	701	635	均值：668
	促肾上腺皮质激素（pg/ml）	118	114	

表4-11　简易糖耐量及胰岛功能测定

	0 分	120 分
葡萄糖（mmol/L）	8.18	11.74
血清 C 肽（pmol/L）	1137.30	1901.80
血清胰岛素（mIU/L）	6.32	18.81

影像学检查：双侧肾上腺 CT 平扫＋增强：双侧肾上腺未见明显异常，左肾囊肿，肝右后叶血管瘤可能性大，随访观察食道裂孔疝；鞍区 MR 平扫＋增强：空泡蝶鞍，蝶鞍扩大，鞍底轻微下陷，蝶鞍内垂体上方脑脊液信号影填充，垂体受压变扁（图 4－4）；胸部 CT 可见多发条索影，纵隔多处淋巴结钙化，未见确切肿瘤病灶。肝脏超声及 CT：考虑肝脏病变性质待定，建议行 AFP 及肝脏超声造影检查，患者家属考虑检查存在的风险，拒绝检查。

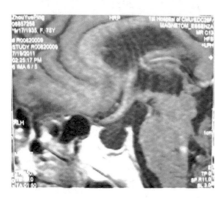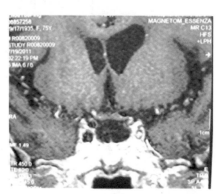

图 4－4　鞍区 MR 平扫＋增强显示空泡蝶鞍，蝶鞍扩大，
鞍底轻微下陷，蝶鞍内垂体上方脑脊液信号影填充，
垂体受压变扁

入院后血钾监测（持续口服定量氯化钾溶液）见图 4－5。

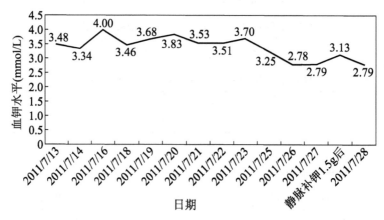

图 4－5　入院后血钾水平（mmol/L）变化
（持续口服定量氯化钾溶液）

其他检查：贫血系列：铁蛋白测定：9.32μg/L；血清铁测定：5.1μmol/L；动脉血气：pH：7.454，$PaCO_2$：35.1mmHg，PaO_2：78.5mmHg，实际碳酸氢根：24.1mmol/L，标准碳酸氢根：25.0mmol/L，BE：0.7mmol/L；血清睾酮测定：0.94nmol/L；血清游离睾酮：12.26pmol/L；肾上腺髓质激素：血浆去甲肾上腺素测定：3.06；血浆肾上腺素测定：0.27；肿瘤系列：癌胚抗原：1.62ng/ml，甲胎蛋白：2.4ng/ml，CA125：48.89U/ml（<35U/ml），CA153：9.95U/ml（<25U/ml），CA199：27.7U/ml（<34U/ml）。

患者入院后针对低钾血症给予螺内酯联合氯化钾溶液口服对症处置；针对糖尿病给予诺和灵30R及二甲双胍，拜糖平联合降糖；针对高血压给予乌拉地尔缓释片联合缬沙坦降压；针对贫血给予多糖铁复合物胶囊补铁纠正贫血；针对脑血管病给予"疏血通"改善循环对症治疗。针对皮质醇增多症，考虑药物副作用及患者自身身体基础较差，暂未给予特殊处置。

确诊诊断：ACTH 依赖性皮质醇增多症；低钾血症；糖尿病；贫血；缺血性脑血管病。

患者诊断依据：根据患者典型体征，结合检查结果醛固酮水平不高，进而排除醛固酮增多症，皮质醇分泌增多，失去昼夜分泌规律，小剂量及大剂量地塞米松抑制试验未被抑制，肾上腺 CT 未见明显占位，未见确切垂体肿瘤。综合考虑为 ACTH 依赖性皮质醇增多症，异位 ACTH 综合征不能排除。

病例分析

病例 1

患者以"发现血压升高 10 年，血钾降低 7 个月"为主诉入院，血压最高达 180/130mmHg，并有典型低血钾症状。入院后进行实验室检查监测血钾与尿钾，血钾降低为 2.94 ~ 3.42mmol/L，尿钾增高 43.75 ~ 321.7mmol/24h，为典型的低血钾，高尿钾，考虑为原发性醛固酮增多症。

1. 进行原发性醛固酮增多症的筛选试验，血浆醛固酮/肾素比值（ARR 值）显著升高。

2. 再进行原发性醛固酮增多症的确诊试验：①生理盐水抑制试验：生理盐水试验后血醛固酮大于 0.1ng/ml 时，诊断原醛症的敏感度及特异度分别为 93.0% 及 97.8%。②卡托普利抑制试验：给予卡托普利试验 25mg/d，2h 测血醛固酮和肾素，原发性高血压引起原发性醛固酮增多服卡托普利后转换酶（ACE）受抑制，负反馈减弱，肾素活性升高，醛固酮无明显改变；而原发性醛固酮增多症，醛固酮明显升高，对血管紧张素的负反馈仍存在，肾素活性不会改变。本例患者应用卡托普利后，醛固酮水平未见降低，故确诊为原发性醛固酮增多症。③鉴别特发性醛固酮增多症与腺瘤：对双侧肾上腺给予影像学检查。肾上腺 CT 显示：右侧肾上腺内支饱满。未见腺瘤，故考虑特发性醛固酮增多症。④给予安体舒通试验治疗：安体舒通可抑制醛固酮对远，曲小管肾小管钠重吸收的促进作用，发现患者血压控制良好，血钾恢复。

病例2

患者为老年女性，病情发展快。病例特点：①向心性肥胖；②持续低血钾，经口服定量氯化钾溶液补钾疗效不佳；③血压增高，出现头迷，伴视物旋转，不敢睁眼，测血压（180 ~ 190）/（80 ~ 90）mmHg；④外貌改变：毳毛增多，上口唇毛发增长，头发乌黑，浓密，黑棘皮（＋），周身未见紫纹；⑤高血糖，胰岛功能测定可见糖耐量减低；⑥下肢肌力Ⅳ-级；⑦血液系统受累，血液学检查可见贫血，结膜苍白；入院后行醛固酮卧位试验（立位查体无法配合），醛固酮水平不高，进而排除醛固酮增多症；血皮质醇测定显示血浆皮质醇分泌增多，失去昼夜分泌规律，行小剂量地塞米松抑制试验（定性诊断），未被抑制；大剂量地塞米松抑制试验（病因诊断），抑制率为33.8%，未达50%。因此，可确诊本患者为库欣综合征。影像学检查显示肾上腺CT未见明显占位；鞍区MR平扫及增强显示空泡蝶鞍，未见确切垂体肿瘤；肝脏超声及CT结果后考虑肝脏病变性质待定，建议行AFP及肝脏超声造影检查，患者家属考虑检查存在的风险，拒绝检查；胸部CT示多发条索影，纵隔多处淋巴结钙化，请胸外科教授阅片后暂未见确切肿瘤病灶，建议条件允许行PET-CT检查；血清肿瘤标志物：CA125：48.89U/ml，CA153：9.95U/ml，CA199：27.7U/ml。结合上述检查，该患者综合考虑为ACTH依赖性皮质醇增多症，异位ACTH综合征不能排除。

专家点评

　　临床上，高血压伴低血钾是比较常见的问题，病因鉴别诊断常较复杂，必须要进行详细的体格检查和必要的实验室检查。其中，原发性醛固酮增多症（primary aldosteronism，PA）是以高血压、伴或不伴低钾血症为主要临床表现的一种内分泌性高血压。目前认为原发性醛固酮增多症在初诊高血压中所占比例为4.3%，在顽固性高血压中发生率高达20%，是最常见的继发性高血压。原发性醛固酮增多症的两种主要形式是：肾上腺皮质分泌醛固酮的腺瘤-醛固酮瘤（aldosterone-producing adenoma，APA）及双侧肾上腺皮质增

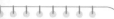

生 – 特发性醛固酮增多症（idiopathic hyperaldosteronism，IHA）。肾上腺醛固酮瘤一般采取手术治疗的方式，特发性肾上腺醛固酮增多症采用手术治疗的效果不尽如人意，因此临床上一般选择保守治疗。库欣综合征按其病因可分为促肾上腺皮质激素（ACTH）依赖型和非依赖型两种，ACTH 依赖性皮质醇增多症又可分为库欣病和异位 ACTH 综合征。异位 ACTH 综合征，常难与库欣综合病区别，是由于垂体以外的肿瘤组织分泌过量有生物活性的 ACTH，刺激肾上腺皮质增生，产生过量皮质类固醇引起的临床综合症，占 Cushing 综合征患者总数的 5% ~ 10%。异位 ACTH 的定位诊断非常重要，但非常困难，常规的影像学检查往往不能发现 20% ~ 50% 的异位肿瘤。异位 ACTH 肿瘤可以分为"隐性"与"显性"两类。隐性肿瘤恶性程度通常较低，并且病情的发展速度较慢，可有较长的时间逐渐呈现库欣综合征的典型临床症状和体征；显性肿瘤恶性程度通常比较高，且病程较短，病情发展速度快，还未显现典型的库欣综合征的临床症状时，患者就因病情危重而死亡，一般无典型的库欣综合表现。早期发现及诊断是治疗异位 ACTH 综合征的基本前提。如能早期发现异位肿瘤来源并行根治性切除，一般预后较好。因此，对高血压，低血钾，肌无力的老年患者应注意查明病因，减少误诊，提高疗效。

参考文献

1. 杨淑敏，李启富 . 2016 年美国原发性醛固酮增多症指南解读 . 重庆医科大学学报，2016，41（11）：1177 – 1179.

2. 宁光 . 异位 ACTH 综合征研究进展 . 中国实用内科杂志，2006，26（22）：1757 – 1759.

3. 贾起华 . 异位 ACTH 综合征和库欣病伴低血钾临床特点的比较 . 实用妇科内分

泌电子杂志，2015，2（7）：66 - 67.

4. 毕宇芳，宁光，陈宇红，等 . 17 例异位 ACTH 综合征的前瞻性研究 . 上海交通
大学学报（医学版），2006，26（1）：43 - 47.

（王应昉　王涤非）

033 老年高钙血症一例

病历摘要

患者，女性，61 岁。主诉：反复抽搐 7 天。7 天前，患者无明显诱因在夜间出现全身抽搐，发作时神志清楚，无意识障碍，无口吐白沫。立即前往当地医院就诊，急检血钙为 3.09mmol/L，外院给予患者 2000ml 生理盐水补液治疗后，症状缓解。1 天前患者抽搐再次发作，发作特点与 7 天前相同，急检血钙结果为 3.5mmol/L。无发热，无咳嗽、咳痰，精神尚可，饮食欠佳嗜睡，便秘，尿量多达每日 6000ml 以上，体重变化不明显。既往无肝炎、糖尿病、高血压病史，无近期毒物接触史、饮酒史及服药史。

体格检查： T：36.8℃，P：67 次/分，R：16 次/分，BP：123/70mmHg。神志清晰，精神尚可，嗜睡，口齿不清，无贫血貌，甲状腺右侧肿大，全身淋巴结无肿大，颈软，双肺呼吸音清，HR：118 次/分，律齐，未闻及杂音。下腹部压痛阳性，无反跳痛，肝脾肋下未触及，上、下肢肌力Ⅳ级。

辅助检查：入院后查血常规：WBC：$12.8 \times 10^9/L$，血红蛋白：$102g/L$，PLT：$221 \times 10^9/L$，淋巴细胞百分比：78%，尿、便常规正常。血生化：ALT：46.1U/L，AST：45.2U/L，总蛋白：60.5g/L，白蛋白：26.1g/L，球蛋白：34.4g/L，血肌酐：144μmol/L。钾：3.98mmol/L，钠：142.0mmol/L，钙：3.5mmol/L，磷：1.0mmol/L，镁：0.7mmol/L。

初步诊断：高钙血症。

诊疗经过

患者入院后查血离子及相关激素水平检测见图4-6，表4-12。并进行甲状腺超声、甲状旁腺增强CT、ECT等相关检查。

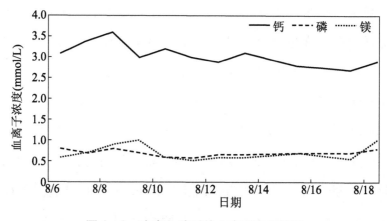

图4-6　患者入院后的血离子变化情况

表4-12　患者甲旁素及骨钙系列水平

	8月6日	8月7日	8月8日
甲状旁腺激素 pmol/L（0.66~12.00）	82.30	88.70	57.50
骨钙素 μg/L（3.00~46.00）	8.25	9.09	5.71
降钙素 pmol/L（0.00~5.22）	<0.59	0.64	0.92

甲状腺超声显示甲状腺上极右叶结甲液性变，甲状腺右叶下极下方稍低回声结节，与周围组织分解清楚，大小2.2cm×1.4cm。甲状旁腺增强CT（图4-7）：甲状腺右侧叶可见一类圆形低密度影，边界清楚，密度均匀，大小约2.0cm×1.5cm，甲状腺被膜完整。甲状旁腺ECT（图4-8）：甲状腺右叶下极局限性显影剂浓聚区，不排除甲状旁腺腺瘤。骨密度检查：全髋关节：T值：-3.2，股骨颈：T值：-2.7。提示骨质疏松。

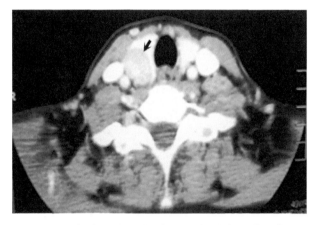

图4-7　甲状旁腺增强CT提示甲状腺右侧叶一类圆形
低密度影，边界清楚，密度均匀，大小约
2.0cm×1.5cm，甲状腺被膜完整

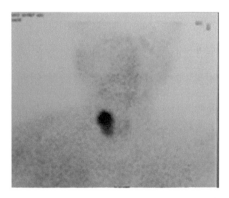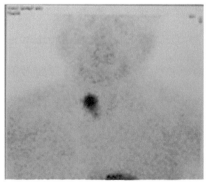

图4-8　甲状旁腺ECT提示甲状腺右叶下极局限性
显影剂浓聚区，不排除甲状旁腺腺瘤

入院后 NS：1500ml + 10% 氯化钾 30ml 静点，同时给予降钙素 150U/日静点，唑来膦酸 4mg 静点，速尿 80mg/日静推，西咪替丁口服，盐水口服 2000ml。状态平稳后转入普外科在全麻下手术治疗，术中见甲状腺右叶下级暗紫红色肿物约 2.0cm × 2.0cm 与甲状腺组织界限明显，沿外包膜将其完整切除，术后病理回报：结节性甲状腺肿及甲状旁腺腺瘤 PTH(+)，Ki – 67 index 约 2% 。术后观察，生命体征平稳，指标正常。

出院诊断：高钙血症；甲状旁腺功能亢进症；甲状旁腺腺瘤可能性大；骨质疏松症。

病例分析

高钙血症是指血清蛋白正常时，血清钙增高 > 2.75mmol/L 者。病因：PTH 相关型：原发性甲状旁腺功能亢进症，三发性甲状旁腺功能亢进症，锂相关的高钙血症，非甲状旁腺肿瘤异位分泌 PTH；非 PTH 相关型：肿瘤，维生素 D 过量，肾功能衰竭，肾上腺功能不全，甲亢，嗜铬细胞瘤，结节病，制动，药物（维生素 A 中毒、乳碱综合征、茶碱等）。

对高钙血症的治疗取决于血钙水平和临床症状。通常对轻度高血钙：无临床症状的患者应及时查明原因，一般不积极采取控制血钙的措施；无症状的中度高血钙：根据病因决定是否治疗和采取何种治疗。有症状、体征的中度高血钙：立即进行治疗。重度高钙血症即血钙 > 3.5mmol/L 时，不管有无临床症状，均需立即采取有效措施降低血钙。对于高钙血症最根本的处理为病因治疗，强调扩容、补液，促进尿钙排泄的治疗。常见的扩容药物为生理盐水，但要注意同时经口补充盐水，及时补充钾、镁，老年患者及肾功能

笔记

不全患者慎重补液，并可将部分生理盐水用 5% 葡萄糖代替，心功能不全患者可同时经胃肠道补充盐水。常见利尿剂为呋塞米，但要在细胞外液容量补足后应用，并警惕水电解质紊乱（低钾血症）的发生，而噻嗪类利尿剂可减少肾脏钙的排泄，加重高血钙，绝对禁忌使用。骨吸收抑制剂：双磷酸盐多用于严重高血钙患者，尤其是恶性肿瘤引起的高钙血症要求根据肾功能用药；还可以使用降钙素（鲑鱼降钙素 2～8IU/kg，鳗鱼降钙素 0.4～1.6U/kg）。糖皮质激素、氢化可的松：适用于维生素 D 中毒，血液系统恶性疾病，肉芽肿疾病。还可以透析治疗，其他如西那卡塞、RANKL 抑制剂：迪诺赛麦，均可有效的缓解症状，达到治疗的效果。

甲状旁腺腺瘤是导致原发性 HPT（PHPT）的常见原因，临床大约 85% 的 PHPT 是由甲状旁腺腺瘤引起的。甲状旁腺腺瘤临床表现多样且不典型，轻者无症状，重者出现严重的中枢神经症状，如记忆力减退、情绪不稳、嗜睡、躁狂甚至昏迷。临床上还可表现为以腹胀、消化不良、便秘、恶心呕吐及顽固性消化性溃疡为主的消化道症状。并发高钙血症可导致骨痛、纤维囊性骨炎、骨骼畸形等；还可影响肾小管的浓缩功能，出现肾结石或肾实质钙化。本例患者消化道症状较轻，主要表现为血钙持续升高。传统的 PHPT 实验诊断有多次测清晨血钙、血磷等。高血钙虽是诊断 PHPT 的必要条件，但须排除其他原因，故缺乏特异性。而有的 PHPT 患者血钙轻度升高，多在 2.60～2.75mmol/L，且血钙在 2.60mml/L 左右临界状态的患者极可能漏诊。如将血钙和 PTH 结合起来分析就可使漏诊率大大减少，并可达到早期诊断的目的，从而进行及时有效的治疗。而血磷和 TRP 更不能直接反应甲状旁腺功能。有人认为仅有 60% 的 PHPT 患者血磷并不降低，约 1/3 的 PHPT 患者 TRP 不下降。

血磷和 TRP 缺乏特异性及敏感性。也有专家认为 PHPT 中血磷正常者 >40% ，血钙和 PTH 结合起来分析可提高 PHPT 的诊断率，减少误诊率，所以在面对高钙血症的患者时要注意病因的鉴别并进行合理的治疗。

专家点评

90% 的高钙血症由原发性甲旁亢或肿瘤导致的，肿瘤导致的体液性高钙血症往往预后不良预期寿命有限，而由甲状旁腺腺瘤引起的高钙血症，可以择期手术治疗。原发性甲旁亢预后良好，应尽早对病因进行鉴别，以提供理想针对性的治疗。

参考文献

1. 沈建国. 高钙血症 3 例. 浙江大学学报，2006，35（3）：347 – 348.

2. 中华医学会骨质疏松和骨矿盐疾病分会. 高钙血症诊治指南（讨论稿）. 中华医学会第四次全国骨质疏松和骨矿盐疾病学术会议论文汇编，2006：19 – 22.

3. 骆溢，万沁. 甲状腺功能亢进症并发高钙血症三例报道并文献复习. 中国全科医学，2016，19（30）：3762 – 3764.

4. 尹端六，罗邦尧. 甲状旁腺激素测定对原发性甲状旁腺功能亢进症的诊断意义（附 9 例临床病理报告）. 中华内分泌代谢杂志，1992（3）：6 – 7.

（马国婧　王涤非）

034. 老年慢性心力衰竭合并甲亢患者呼吸困难一例

病历摘要

　　患者，女性，77岁。以"气短、双下肢浮肿1月余"为主诉来诊。患者1月余前因与上呼吸道感染人员接触后出现发热，体温最高38.5℃，无畏冷及寒战，伴气短、咳嗽、咳痰，为白色痰，无咯血，伴双下肢浮肿，当时查胸部CT提示"右肺团片影"，对症给予"头孢"类抗生素（具体描述不清）静点治疗10余天后复查胸部CT提示病灶无明显吸收，体温波动于37.3～37.4℃，余症状无明显好转。后患者气短症状加重，夜间不能平卧，应用哌拉西林治疗10余天（具体剂量不详），同时对症治疗后好转出院。出院后口服"莫西沙星"半个月，患者气短症状无明显好转。患者病来有发热，恶心，未吐，近期食欲下降，睡眠欠佳，夜间不能平卧，尿量减少，大便干燥，每日1次，近期体重下降约5kg。

　　既往史：高血压30余年，血压最高（220～230）/（50～60）mmHg，目前用替米沙坦、苯磺酸氨氯地平、非洛地平缓释片降压治疗，血压控制在150/50mmHg左右。糖尿病17余年，目前精蛋白生物合成人胰岛素注射液（预混50R）早26单位，晚22～24单位皮下注射降糖治疗。冠心病20余年，10余年前于我院行冠脉造影检查提示狭窄20%～25%（具体描述不清），无支架指征，口服阿司匹林、阿托伐他汀钙片、酒石酸美托洛尔片、丹参滴丸、尼可地尔治疗。既往可疑类风湿病史。

体格检查：T：37.2℃，P：74 次/分，R：21 次/分，BP：160/68mmHg。神志清楚，营养中等，无贫血貌，浅表淋巴结未触及。周身皮肤黏膜无出血点及瘀斑，睑结膜无苍白，巩膜无黄染。胸骨无压痛，胸廓对称，呼吸稍急促，双肺呼吸运动度一致，触觉语颤减弱，双肺呼吸音弱，双肺底可闻及湿啰音。心浊音界正常，平均心室率73 次/分，心律不齐，第一心音强弱不等，主动脉瓣听诊区可闻及舒张期叹气样杂音。腹软，无压痛，肝脾肋下未触及，移动性浊音阴性。双下肢轻度浮肿，四肢活动正常。

辅助检查：血常规：WBC：5.34 × 10⁹/L，中性粒细胞计数：3.20 × 10⁹/L，中性粒细胞百分比：59.9%，淋巴细胞计数：1.67 × 10⁹/L，血红蛋白：92g/L，PLT：188 × 10⁹/L。尿便常规未见明显异常。肝功能：丙氨酸氨基转移酶：112U/L，γ - 谷氨酰基转移酶：85U/L，碱性磷酸酶：105U/L。肾功能：肌酐：49μmol/L，尿素：7.8mmol/L。空腹血糖：6.3mmol/L。动脉血气：pH：7.414；PCO_2：34.3mmHg；PO_2：79.6mmHg。BNP：415pg/ml。降钙素原：0.03ng/ml。

胸部 CT 提示右肺上叶团片影，大小约3.6cm × 3.0cm。双肺间质性炎症改变可能大（图4 - 9：A、C）。纵隔及双肺门多发淋巴结肿大。双侧胸腔积液。双肺及胸膜陈旧病变。肺动脉主干粗大。心电图示房颤心律，心率90 次/分；心脏彩超：主动脉瓣病变主动脉瓣关闭不全伴中 - 重度反流，升主动脉增宽；左心及右房大、左室心肌肥厚；肺高压（中 - 重度），三尖瓣反流（轻度）、下腔静脉增宽，提示右房压力升高；左室舒张功能减低、静息状态下左室整体收缩功能正常。射血分数为73%；左室舒张末内径：56mm；间接估测肺动脉收缩压为 80mmHg。

初步诊断：心脏瓣膜病，主动脉瓣关闭不全伴中－重度反流；慢性心功能不全，心功能Ⅲ级；心律失常，房颤；右肺占位性病变性质待定，双侧胸腔积液，肺动脉高压（中－重度）；高血压病 3 级（很高危）；2 型糖尿病。

诊疗经过

患者入院时呼吸困难，不能平卧。根据患者检查结果，考虑患者存在心功能不全及心脏瓣膜病导致气短，给予患者平喘、利尿、保肝、降糖、降压、扩冠等对症治疗。同时完善胸部 HRCT、结明试验、感染结核 T 细胞检测、结核菌素试验、肿瘤标志物后请呼吸感染科及胸科医院会诊，考虑肺炎可能性大，予万古霉素继续抗感染治疗，但患者呼吸困难症状未见好转，此时考虑存在其他原因导致呼吸困难。

结合查体及精神状态，完善甲状腺功能：FT3：12.79pmol/L，FT4：52.32pmol/L，TSH：0.0232mIU/L，TGAb：1.94IU/ml，TPOAb：7.67IU/ml。考虑该患者存在甲状腺功能亢进，予以甲巯咪唑 10mg 日三次口服治疗。3 日后，自觉乏力、烦躁症状好转，BNP 有所下降，但仍愁苦面容，极力向人诉说病痛，考虑患者除甲亢所致烦躁情绪外应存在焦虑心理病症，请心理科会诊后诊断"躯体疾病伴发抑郁焦虑状态"，予草酸艾司西酞普兰 10mg 日一次口服治疗，同时给予心理疏导。后焦虑、烦躁不安状态逐渐好转。口服甲巯咪唑 5 日时，家属述患者进食不当后突然出现腹泻症状，完善相关检查发现便球杆比例失调。对症给予蒙脱石散、黄连素、地衣芽孢杆菌活菌胶囊口服后未见明显好转，加用氟康唑胶囊抗感染治疗 1 周，同

笔记

时给予谷氨酰胺保护肠道黏膜、双歧杆菌四联活菌片调节肠道菌群治疗，嘱患者多饮水，后腹泻症状逐渐好转，大便成型，每日1次，同时患者呼吸困难症状也好转。20天后复查胸部CT时，发现肺部影像学特征同时也好转（图4-9：B、D）。

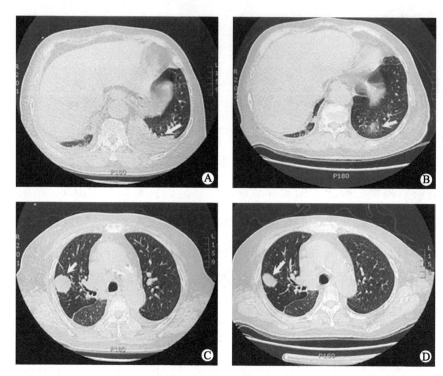

注：A图中可见双侧胸膜局限性增厚，双侧胸腔可见弧形液体密度影；C图中可见右肺上叶可见团片影，大小约3.6cm×3.0cm，右肺尖可见斑片影，其内可见支气管影及钙化影；经抗真菌药物治疗后复查，B图中可见左肺下叶积液及实变影明显改善，D图可见右肺上叶团片影缩小

图4-9 抗真菌治疗前后胸部CT对比

（A、C：2018年2月25日；B、D：2018年3月15日）

出院诊断：甲状腺功能亢进；心脏瓣膜病，主动脉瓣关闭不全伴中-重度反流；慢性心功能不全，心功能Ⅲ级；心律失常，房颤；右肺真菌性炎症可能性大、双侧胸腔积液、肺动脉高压（中-重度），肺间质改变；高血压病3级（很高危）；2型糖尿病；躯体疾病伴发抑郁焦虑状态。

病例分析

　　患者为老年女性，人群特点为基础免疫力较弱，合并多系统原发疾病。分析患者整个治疗过程，患者入院时的气短症状既有心肺原发病的原因，甲亢、感染又导致心肺原发疾病的加重，同时因为焦虑状态的存在，又给气短真正病因的分析增加了困难。后来患者治疗过程中出现了腹泻症状，经验性抗真菌治疗后腹泻好转，同时肺部影像学也好转，考虑患者应存在大量应用抗生素治疗后的二重感染。

　　本例患者既往有心脏瓣膜病、高血压、糖尿病等多种疾病，本次入院以气短、胸闷为主诉，患者入院时状态辗转反侧、焦虑不安、气短、胸闷，愁苦面容，应首先排除心脏、肺脏器质性疾病，如心脏功能不全、呼吸衰竭等。患者心脏彩超提示心脏瓣膜病，心脏瓣膜病常见病因为风湿性心脏病、先天性畸形、老年钙化性瓣膜病等，结合患者年龄及既往病史，心脏瓣膜病病因考虑可能为瓣膜退行性变导致，同时也可能造成患者气短症状。针对患者胸部 CT 异常，不能除外肺肿瘤及结核，查胸部 HRCT、结明试验、感染结核 T 细胞检测、结核菌素试验、肿瘤标志物，结合相关科室会诊建议，均不提示结核及肿瘤。根据患者查体所见及血气、BNP 等检验结果，考虑心肺相关客观指标与患者症状严重程度不相吻合，此时应考虑患者存在可引起临床症状的其他原因。经系统排查后发现患者存在甲状腺功能亢进及躯体疾病伴发抑郁焦虑状态，给予相应治疗后症状明显好转。

　　甲状腺功能亢进主要表现为甲状腺毒症，是指血循环中甲状腺激素过多，引起以神经、循环、消化等系统兴奋性增高和代谢亢进为主要表现的一组临床综合征。其病因主要有自身免疫、遗传因素、环境因素等。症状主要有易激动、烦躁失眠、心悸、乏力、怕

笔记

热、多汗、消瘦、食欲亢进、大便次数增多或腹泻，女性月经稀少。有一类甲亢高代谢的症状不典型，称为"淡漠型甲亢"，多见于老年人，发病隐匿，临床表现不典型，高代谢症群少见，甲状腺常不肿大，全身症状较重，明显消瘦、心悸、乏力、腹泻、厌食、呈恶病质，抑郁淡漠。该例患者为老年女性，甲状腺毒症较为明显，有烦躁不安、乏力、气短、消瘦。根据甲状腺治疗指南，予患者标准量治疗：甲巯咪唑 10mg 日三次口服。按甲亢标准治疗后，甲亢症状及心衰症状均有好转。

本例患者存在的另一问题为躯体疾病伴发抑郁焦虑状态。焦虑、抑郁、躯体化症状患者除情感、认知症状外，多伴有全身症状或多个系统自主神经功能失调症状。就诊时常有躯体疼痛症状，睡眠障碍、疲倦、无力、感觉异常等，同时焦虑、抑郁与躯体化症状容易与躯体疾病本身症状混淆。如甲亢患者常表现为情绪不稳、紧张、敏感、心烦、急躁等症状，与焦虑症状类似，应注意鉴别。本例患者难点为甲亢同时合并躯体疾病伴发抑郁焦虑状态，难于鉴别。患者甲亢经标准量治疗后症状好转，但仍有焦虑症状，此时应请心理科会诊，进行专业焦虑、抑郁量表评估予以鉴别，后诊断"躯体疾病伴发抑郁焦虑状态"，药物治疗同时给予心理疏导后好转。

本例患者另一个诊治难点为甲亢、躯体疾病伴发抑郁焦虑状态的同时，又存在真菌感染。甲亢经甲巯咪唑治疗 5 日后，家属述因进食不当出现腹泻症状，因甲亢存在高代谢症候群可有腹泻症状，但经治疗后甲亢其他症状已好转，应注意与其他病因造成腹泻相鉴别。甲亢可以造成胃肠蠕动加快，可能有轻微腹泻，但本例患者腹泻为水样便，每日次数大于 12 次，考虑不应为甲亢所致，完善相关检查发现便球杆比例失调，结合患者入院前抗感染治疗，考虑可能为抗生素相关性腹泻，一般抗感染治疗后未见明显好转，此时考虑可能存在真菌感染，经验性应用抗真菌治疗 1 周，同时对症治疗调节菌群后症状逐渐好转。20 天后复查胸部 CT 时，发现肺部影像学特征同时也好转，考虑患者当时呼吸道症状除甲亢、焦虑因素外，不除外肺部真菌感染原因。综上考虑患者整个病程中容易忽视的另一个问题为真菌感染，患者入院前曾于外院应用大量抗生素。入院后考虑存在长期大量应用抗生素而引起的二重真菌感染，进行试验性抗真菌治疗后发现患者感染相关的症状、体征及肺部影像学显著改善。

专家点评

　　老年疾病的特点是一种症状可以由多种病因引起，表现出老年综合征。一些非特异性症状较易掩盖病情，如本例患者的气短原因复杂：①主动脉瓣反流导致心力衰竭及肺瘀血是该患者呼吸困难的发病基础；②甲亢诱发心力衰竭加重进而引起呼吸困难加重且单纯治疗心衰效果不佳；③肺真菌感染诱发心衰加重的同时，导致气道高反应及阻塞性通气功能障碍是肺真菌感染的常见临床表现；④双侧胸腔积液导致限制性通气功能障碍，肺炎、双肺间质性改变引起血氧交换障碍；⑤焦虑状态导致呼吸频率增快，表现为自觉气短。因此，要多方面考虑每个症状背后的原因，首先排除常见病症及重要病症，若排除后发现仍不能解释症状，应及时拓展思路、考虑及分析其他可能存在的潜在病因。本例患者因在外院大量应用抗生素治疗后出现二重感染，表现为腹泻和气短，应用抗真菌治疗后症状明显好转，提醒大家规范使用抗生素的同时注意很多老年患者反复肺内感染伴气短可能是因长期使用抗生素引起肺部真菌感染所致。另外，躯体疾病伴发焦虑状态在老年人中常见，应做好老年综合评估，及时做好心理治疗及疏导。

参考文献

1. 陈灏珠，林果为，王吉耀．实用内科学．第14版．北京：人民卫生出版社，2013.

2. 陈家伦．临床内分泌学．上海：科学技术出版社，2011.

3. 中华医学会内分泌学分会《中国甲状腺疾病诊治指南》编写组．中国甲状腺疾病诊治指南——甲状腺功能亢进症．中华内科杂志，2007，46（10）：876－882.

4. 卢一寒，李静．2016版ATA《甲亢和其他病因导致的甲状腺毒症诊治指南》解读．药品评价，2017，14（1）：13－16.

5. Ross D S, Burch H B, Cooper D S, et al. 2016 American Thyroid Association Guidelines for Diagnosis and Management of Hyperthyroidism and Other Causes of Thyrotoxicosis. Thyroid, 2016, 26（10）：1343－1421.

6. 中华医学会神经病学分会神经心理学与行为神经病学组．综合医院焦虑、抑郁与躯体化症状诊断治疗的专家共识．中华神经科杂志，2016，49（12）：908－917.

（韩金玉　张海燕）

035 治疗腺垂体低功在老年人抗感染治疗中的作用一例

病历摘要

　　患者，男性，91岁。以"发热2天"为主诉来诊。患者自诉2天前因与感冒家人接触后出现发热，体温最高38.6℃，伴乏力，精神萎靡，不伴寒战、咳嗽及咳痰，无头晕及头痛，无周身不适，自服"蒲地兰口服液"后未见明显好转。病来发热，无寒战，无头痛，无咳嗽及咳痰，无胸闷及气短，无恶心及呕吐，无腹胀及腹泻，饮食欠佳，睡眠可，大小便如常，近期体重无明显变化。

既往史：既往垂体前叶机能减退症，曾口服激素治疗（具体情况不详），觉效果不好，目前口服"痛风灵"（成分不详），家属诉口服该药后出现满月脸改变。冠心病 30 年，口服富马酸比索洛尔片 50mg 日一次口服，目前无明显症状。高血压 30 年，血压最高 180/（80～90） mmHg，目前苯磺酸氨氯地平 2.5mg 日一次口服降压，血压控制在 130/（70～80） mmHg。

体格检查：T：39.2℃，P：70 次/分，R：20 次/分，BP：121/60mmHg。神志清楚，精神状态不佳，发育正常，营养中等，无贫血貌，浅表淋巴结未触及，头面部可见缝合瘢痕。周身皮肤黏膜无出血点及瘀斑，睑结膜无苍白，巩膜无黄染，胸骨无压痛，胸廓对称，双肺呼吸运动度一致，触觉语颤正常，叩诊清音，双肺听诊闻及帛裂音，心浊音界正常，心律齐，各瓣膜听诊区未闻及病理性杂音，腹平坦，无压痛、反跳痛及肌紧张，肝脾肋下未触及，肝区稍叩痛，移动性浊音阴性，双下肢稍浮肿。四肢活动正常。

辅助检查：血常规：WBC：6.23×10^9/L，中性粒细胞计数：4.46×10^9/L，中性粒细胞百分比：71.6%，血红蛋白：114g/L。降钙素原：0.04ng/ml；C-反应蛋白：5.9mg/L；血清钾离子：3.38mmol/L；血清钠离子：130.6mmol/L；空腹血糖：5.38mmol/L；血脂、尿、便常规，肝肾功无明显异常。性激素六项均正常范围。颅脑 CT：脑白质疏松，老年性脑改变。

初步诊断：上呼吸道感染；垂体前叶机能减退症；离子紊乱，低钠血症，低钾血症；高血压病 3 级（很高危）；脑白质疏松。

诊疗经过

患者入院时有发热，精神萎靡。老年认知功能评估，蒙特利尔认知评估量表评分为 26 分，认知功能基本正常。因患者既往垂体前叶机能减退症诊断明确，完善相关检查。皮质醇节律血浆皮质醇（COR nmol/L）、血浆促肾上腺皮质激素（ACTH pg/ml）检测结果如下（表 4 – 13）：

表 4 – 13　皮质醇节律检测结果

日期	COR (8:00)	ACTH (8:00)	COR (15:00)	ACTH (15:00)
2017 年 10 月 9 日	13.62	1.00	—	—
2017 年 12 月 20 日	101.30	2.59	—	—
2017 年 12 月 21 日	83.30	3.55	83.30	3.55

根据患者结果，考虑患者仍存在垂体前叶机能减退，目前激素未补充足够，且患者目前合并感染，故给予患者足量激素替代治疗，方案为醋酸泼尼松片 5mg，早 8:00 口服 + 醋酸泼尼松片 2.5mg，15:00 左右口服，同时给予抗感染、化痰、补钾等对症治疗，给予患者正规生理量激素替代治疗后，患者乏力、精神萎靡状态明显好转，复查血清钾离子、钠离子水平均在正常范围，同时患者感染症状在未更换抗感染药物的前提下较前亦明显得到有效控制。

出院诊断： 上呼吸道感染；垂体前叶机能减退症；离子紊乱，低钠血症、低钾血症；高血压病 3 级（很高危）；冠心病；脑白质疏松。

病例分析

　　人垂体正常重约 0.5g，腺垂体和神经垂体各自有独立的血液供应。垂体功能减退症的常见病因有肿瘤、脑损伤、炎症等。其中，不同病因引起的腺垂体全部或大部分受损，致使一种或多种垂体激素分泌不足所导致的临床综合症称为腺垂体功能减退症。临床上，其主要原因有垂体、下丘脑肿瘤及手术，创伤，感染，炎症，空泡蝶鞍，动脉硬化等。临床表现可分为促性腺激素和泌乳素分泌不足症状（产后无乳，长期闭经，不育，毛发脱落，男性胡须稀少，阳痿等），甲状腺激素分泌不足症状（畏寒，皮肤干燥，苍白，少光泽，重症可有便秘，精神抑郁，表情淡漠，记忆力减退等），促肾上腺皮质激素分泌不足症状（极度疲乏，体力弱，厌食，恶心，呕吐，体重减轻，脉搏细弱，血压低，重症病例可有低血糖发作）及生长激素分泌不足症状（多见于儿童）等。本例患者为老年男性，颅脑 CT 提示脑白质疏松，老年性脑改变。因既往垂体功能减退症诊断时并未明确病因，结合患者病史及相关检查结果，考虑本例患者致病原因可能为血管性。

　　腺垂体功能减退症常见的并发症包括：感染：常见于肺部、泌尿系统、生殖系统细菌感染；垂体危象、昏迷及各种应激，如感染、腹泻、呕吐、失水、受寒、中暑、手术、外伤等。通常依靠检测相应腺体分泌的激素水平来明确诊断。对于老年患者，由于常常存在多病共存及衰弱状态等老年综合征，垂体功能减退所引起的一些临床症状常常容易被忽视。相关内分泌轴对应的常用检验指标及其功能异常可引起的常见临床表现如下：①下丘脑 – 垂体 – 肾上腺轴功能：急性表现为衰弱，眩晕，恶心，呕吐，虚脱，发热，休

笔记

克；慢性表现为乏力，苍白，厌食，消瘦。②下丘脑－垂体－甲状腺轴功能：疲劳，畏寒，便秘，毛发脱落，皮肤干燥，声音嘶哑，认识迟钝。③下丘脑－垂体－生长激素轴功能：肌肉减少，无力，腹型肥胖，易疲劳，生活质量降低，注意力及记忆力衰退。④下丘脑－垂体－性腺轴功能：性欲丧失，情绪低落。

　　患者因既往垂体功能减退诊断明确，一直口服药物治疗；虽然药物具体成分不详，但根据疗效推测其中应有激素成份。根据患者入院前 COR（8:00）检测水平为 13.62nmol/L，考虑患者此前激素一直未补足至生理需要量。患者入院时存在感染性发热等应激因素，应激时肾上腺激素、甲状腺激素等需求量均升高，应及时予足量激素替代治疗。根据治疗指南推荐，垂体功能减退患者宜首先补充肾上腺皮质激素（因甲状腺素的应用会加速皮质激素的代谢，从而加重其不足）。患者入院时甲状腺激素水平正常，故针对本例高龄患者考虑只补充肾上腺激素即可。患者腺垂体功能减低仅表现为肾上腺功能低下，无甲状腺功能异常，表现为轻度低钾血症（钾离子：3.38mmol/L；钠离子：130mmol/L）。根据指南建议，予患者醋酸泼尼松片 5mg，早 8:00 口服＋醋酸泼尼松片 2.5mg，15:00 左右口服，经治疗后复查皮质醇节律结果如上（表 4 - 13）。

　　本例患者为老年男性，多系统疾病共存，病情较复杂，各种系统疾病易与垂体功能减退症状混淆，且腺垂体功能减退，可累及三个腺轴功能，出现症状也较多。本患者难点为存在垂体功能减退同时合并感染，若单独应用抗感染治疗未及时补充肾上腺激素，则会造成感染迁延不愈，补充足量生理剂量激素后，抗感染治疗效果立竿见影，补充激素时一定注意各腺轴补充顺序，若顺序错误可能会造成严重后果。

笔记

专家点评

对照本例患者，其因存在明显感染症状及体征入院治疗，进行正规抗炎治疗后疗效欠佳，结合其既往病史，考虑到感染状态时身体需要激素量增加、患者可能存在相关激素水平缺乏并予以完善相应指标的检测。根据检测结果，予足量激素替代治疗后患者感染症状及体征明显好转，在未更换抗感染药物方案的前提下感染在短期内得到有效控制。

参考文献

1. 陈灏珠，林果为，王吉耀. 实用内科学. 第 14 版. 北京：人民卫生出版社，2013.

2. 陈家伦. 临床内分泌学. 上海：科学技术出版社，2011.

3. Fleseriu M, Hashim I A, Karavitaki N, et al. Hormonal Replacement in Hypopituitarism in Adults：An Endocrine Society Clinical Practice Guideline. J Clin Endocrinol Metab, 2016, 101（11）：3888 - 3921.

（韩金玉　张海燕）

第五章
老年肾脏及血液系统疾病

036

经结肠途径治疗机行中药保留灌肠治疗老年慢性肾功能不全一例

📋 病历摘要

　　患者，男性，80 岁。以"恶心伴四肢乏力 2 个月"为主诉入院。患者 2 个月前无明显诱因出现恶心伴四肢乏力，活动后明显，间断有咳嗽咳痰等情况出现，为白色痰，伴食欲减退，但进食量尚可，于我院门诊检查血肌酐为 426μmol/L，为求进一步治疗入我院。病来无头晕、头迷，无胸闷气短，无腹痛、腹胀，无腰痛，睡眠及尿量尚可，尿量每天 1000ml 以上，尿频，夜尿次数多，大便正常，每天一次，为黄色成型软便，近两个月体重下降约 5kg。

既往高血压病史 10 余年，血压最高 190/100mmHg，平素口服非洛地平降压，血压波动在（130～140）/（70～90）mmHg。否认糖尿病、冠心病病史。

查体：T：36.5℃，P：72 次/分，R：16 次/分，BP：145/76mmHg。神志清楚，睑结膜略苍白，皮肤巩膜无黄染，浅表淋巴结未触及。双肺呼吸音粗，未闻及干湿性啰音，心率 72 次/分，心律齐，心音纯，各瓣膜区未闻及病理性杂音，腹软，肝脾肋下未触及，无压痛、反跳痛及肌紧张，肝肾区无叩痛，肠鸣音 3 次/分，双下肢无浮肿。

辅助检查：血常规：WBC：6.66×10^9/L，血红蛋白：86g/L，PLT：294×10^9/L。尿常规：蛋白质：2＋，潜血：1＋，余未见明显异常。便潜血弱阳性。肝功能：ALT：10U/L，AST：15U/L，ALP：64U/L，GGT：27U/L，ALB：40.4g/L，TP：64.7g/L。肾功能：Cr：426μmol/L，Urea：23.26mmol，Cys－C：3.53mg/L。骨髓穿刺活检未见明显异常。

初步诊断：高血压病 3 级（很高危）；慢性肾功能不全，CKD 5 期；肾性贫血。

诊疗经过

患者为老年患者，有高血压病史，近 1 年发现血肌酐升高，经过系统检查考虑肾功能不全原因与高血压所致肾损害相关。入院后给予非洛地平降压和 α 酮酸、羟苯磺酸钙、肾衰宁及补钙对症等肾功能不全的一体化治疗，血肌酐逐渐下降，病情好转出院。出院后继续规律服用降血肌酐等相关药物治疗，1 个月后复查时血肌酐升高到 454μmol/L，故再次住院治疗。由于患者高龄，尚未达到必须透析标准，且患者及家属均不接受透析治疗，在这种情况下我们给予患者在常规口服降血肌酐药物治疗的基础上，经结肠途径治疗机给予患者中药保留灌肠治疗（黄芪、黄柏、大黄、生牡蛎等中药汤剂），每日一次，中药保留时间每次在 40 分钟以上，1 周后复查血肌酐下降到 270μmol/L。此病例目前仍在我们给予的治疗和随访中。

出院诊断：高血压病 3 级（很高危）；慢性肾功能不全，CKD 5 期；肾性贫血。

病例分析

慢性肾功能不全是各种肾脏疾病晚期的严重综合征，发病率高，预后极差。虽然目前肾脏移植手术和血液净化技术给此类患者带来了生存的曙光，但由于其费用昂贵，技术复杂，供肾来源不易，难以普遍推广。非血液透析治疗技术对大多数患者仍是实用有效的方法。中药保留灌肠是将中药汤剂灌注到人体结肠内，并利用结肠自身潜在的吸收和排泄功能，清除结肠内和结肠黏膜上的有害代谢产物和毒素，对于缓解症状、保护残余肾功能、延缓病程发展、推迟必须透析和肾移植时间等具有独特的优势，大大提高了患者的生存质量。

在生理条件下，肠道是尿素氮和血肌酐排泄的重要途径之一，肾功能受损后，机体排泄代谢产物发生障碍，Cr、BUN 分泌至肠腔内的含量增加，利用肠道透析液，可促进代谢产物从肠道排泄；从生理结构看，结肠各段均有结肠袋，有利于药液蓄积吸收，药液进入结肠后随着结肠曲折而形成小的透析池，此为灌肠治疗该病提供理论依据。经结肠途径治疗机将灌肠内管送达降结肠，通过透析液的低压恒流循环灌注，使药液分布在横结肠以下的范围，扩大了药物作用的面积，增加局部血液循环，改善微循环，促进药物的吸收和代谢产物弥散，其疗效与传统的保留灌肠方法比较有着显著差异。同时也能够消除传统保留灌肠引起的便意增强，排便次数增多的不足。

对于老年性肾功不全，常规降血肌酐药物效果不明显，且不能耐受透析及肾移植者，可考虑中药灌肠降血肌酐。中药保留灌肠降血肌酐疗效确切，风险小，费用低，患者耐受程度好。

专家点评

临床上大多终末期肾病患者依靠血液透析、腹膜透析或肾移植等肾脏替代疗法维持生命。针对早中期尚未进入透析的患者往往口服相关药物治疗，效果不明显，为了加强此阶段患者的治疗，延缓慢性肾脏病过早进入终末期肾病，走向透析，依靠结肠黏膜半透膜的特点，进行中药保留灌肠，通过肠道排出体内废物，此为结肠透析，应该说此种方法确切，临床已应用多年。结肠途径治疗机能够在充分冲洗肠道的前提下，保证中药灌到比较深入高位，可有效扩大灌肠中药的结肠治疗接触面积，排除更多体内代谢废物，以弥补血液透析和腹腔透析的不足，或作为透析前除口服药物外的另一有力选择方法。本例患者的结果进一步验证了这一方法的有效性，同时也体会到经结肠途径治疗机高位保留灌肠对老年慢性肾功不全患者治疗的优越性，但由于目前病例少，还需要进一步收集病例总结经验，并寻求更加标准且可行的治疗路径，为更多患者服务。

参考文献

1. Kalantar‐Zadeh K，Kovesdy C P，Streja E，et al. Transition of care from pre‐dialysis prelude to renal replacement therapy：the blueprints of emerging research in

advanced chronic kidney disease. Nephrol Dial Transplant, 2017, 32 (2)：91 – 98.

2. 雷洋洋，杨洪涛. 大黄为主中药灌肠治疗慢性肾衰相关机理研究进展. 实用中
医内科杂志，2007，21 (2)：8 – 9.

3. 王其丽，张正勇. 中药保留灌肠治疗肾功能不全56 例疗效观察. 中华中医药
杂志，2005，20 (8)：511.

4. Rivara M B, Chen C H, Nair A, et al. Indication for dialysis initiation and mortality
in patients with chronic kidney failure：a retrospective cohort study. Am J Kidney
Dis, 2017, 69 (1)：41 – 50.

5. Zhu W, Wang X M, Zhang L, et al. Pharmacokinetic of rhein in healthy male
volunteers following oral and retention enema administration of rhubarb extract：a
single dose study. Am J Chin Med, 2005, 33 (6)：839 – 850.

6. Zeng Y Q, Dai Z, Lu F, et al. Emodin via colonic irrigation modulates gut
microbiota and reduces uremic toxins in rats with chronic kidney disease. Oncotarget,
2016, 7 (14) 17468 – 17478.

（高楠　吴岚）

037　以肾损害和乏力为主要症状的多发性骨髓瘤一例

病历摘要

患者，男性，74 岁。以"发现尿蛋白阳性12 年，血肌酐升高1
年，乏力半年"为主诉入院。患者12 年前化验尿常规显示尿蛋白微
量，最多时3 + 。1 年前发现血肌酐升高，最高值约200μmol/L，未

予以特殊处理。近半年来渐感乏力，由双小腿开始，逐渐蔓延至大腿及上肢，并伴有肢体酸麻的感觉，休息后症状可好转。同时，感觉下颌骨咀嚼无力，影响进食。近2个月来乏力症状明显加重，患者为求进一步诊治收入我科。病来精神状态尚可，无发热，无胸骨等骨骼疼痛，无关节肿胀，无皮肤黏膜出血，无齿龈出血，近期体重下降约3kg。

既往无肝炎病史及肝炎家族史，无近期毒物接触史、饮酒史及服药史。

体格检查： T：36.3℃，P：64次/分，R：16次/分，BP：134/78mmHg。神志清楚，查体配合。周身皮肤黏膜无出血点及瘀斑，齿龈无肿胀，胸骨压痛（-），颈部、腋窝及腹股沟未触及肿大淋巴结。双肺呼吸音清，未闻及干湿性啰音。心律齐，各瓣膜听诊区未闻及病理性杂音。腹部平坦，软，无触痛，无压痛，无反跳痛，无肌紧张，肝脾肋下未触及，未触及包块，Murphy's征（-），移动性浊音阴性。肠鸣音正常，双下肢无浮肿。

辅助检查： 血常规：WBC：7.76×10^9/L，血红蛋白：120g/L，红细胞压积：0.370L/L，PLT：313×10^9/L。尿常规：蛋白质：2+，潜血：1+。大便隐血试验弱阳性。肝功能：GGT：70U/L，T-Protein：63.7g/L，ALT：42.9g/L。肾功能：Cr：192μmol/L，Urea：12.49mmol/L，Cys-C：2.67mg/L。FBG：5.65mmol/L。血清离子：Ca：2.81mmol/L（校正钙浓度2.74mmol/L）。UA：461μmol/L。PCT：0.07ng/ml。凝血功能：Fg：4.72g/L。血清肿瘤标志物：血清鳞状细胞癌相关抗原：1.30ng/ml。总前列腺特异性抗原：11.250ng/ml。血沉：34mm/h。血清维生素B_{12}：955.30pmol/L。血清轻链KAPPA定量：468.0mg/dl。血清轻链LAMBDA定量：470.0mg/dl。免疫固定电泳（IgG、A、M）：游离的λ型单克隆免疫球蛋白轻链阳性。血清甲状旁腺激素：0.66pmol/L。血清蛋白电

泳：α1 球蛋白：6.9%。风湿抗体系列：抗 Ro – 52 抗体：3 +。尿本 – 周氏蛋白定性检查阳性。尿轻链 KAPPA 定量：4.2mg/dl。尿轻链 LAMBDA 定量 < 5.0mg/dl。

入院心电图：窦性心律，心率89 次/分，心律齐。

初步诊断：慢性肾功能不全，代偿期；高尿酸血症；多发性骨髓瘤（multiple myeloma，MM）不除外；蛋白尿原因待查。

诊疗经过

根据入院的化验结果考虑不排除血液系统疾病，为进一步确定是否有多发性骨髓瘤等血液系统疾病，进一步完善骨穿和免疫分型检查。结果回报，骨髓穿刺：骨髓有核细胞增生减低，无核红细胞/有核红细胞 = 60.0/1，G 占 50.4%，E 占 11.6%，G/E = 4.34/1。粒细胞系统增生活跃，各阶段细胞形态正常。红细胞系统增生减低，以中晚幼红细胞为主，形态正常。成熟红细胞形态正常。淋巴细胞比值及形态正常。浆细胞占 16.4%，胞体明显大小不等，呈圆形、类圆形，胞核多偏位，呈圆形、类圆形，核染色质呈粗糙。核仁不清晰，胞浆丰富，染成蓝色、深蓝色，偶见双核浆细胞。诊断考虑多发性骨髓瘤。免疫分型：P2 占 2.7%（占全部浆细胞96.4%），主要表达 CD38、CD138、cλ、CD117、CD56、CD20；部分表达 CD28；但 cκ、CD19、CD79b、CD27、CXCR4、CD33、CD200、κ、λ、CD22 和 HLA – DR 均为阴性。为恶性单克隆浆细胞。提示多发性骨髓瘤可能。结核抗体、凝血功能、补体 C_3 和 C_4、T 细胞亚群、甲状腺功能甲状腺炎等未见明显异常。颅骨、脊椎、骨盆 DR 未提示骨质破坏。胸部和腹部 CT 未见明显异常。

根据中国医师协会等发布的多发性骨髓瘤诊断标准，该患者骨髓单克隆浆细胞比例在 10%~60%，且无相关器官及组织损害，符合无症状骨髓瘤的诊断标准。明确诊断后予以 BD 方案化疗。具体为：硼替佐米 2.4mg×3 天（第 1、第 4 和第 8 天），地塞米松 20mg×6 天（第 1~第 2、第 4~第 5 和第 8~第 9 天）。化疗结束后患者一般状态较好，乏力症状有所缓解，办理出院。

出院诊断： 多发性骨髓瘤；慢性肾功能不全（代偿期）；高尿酸血症。

随访： 患者第一次化疗结束后间断发热，并出现呼吸道和泌尿系感染症状，多次于呼吸感染科就诊，给予抗感染治疗。患者在病情平稳期间间断进行化疗，化疗方案多次调整。但随着疾病进展，患者状态明显转差，血肌酐持续上升，血小板持续下降。最后一次住院对脏器评估时发现可能已经出现了心肌淀粉样变性，但由于患者病情较重，无法行进一步检查明确诊断。此时已经出现慢性心功能不全（心功能Ⅳ级）、慢性肾功能不全（CKD 5 期）。最终患者在发病约 5 个月后死亡。

病例分析

多发性骨髓瘤是一种克隆性浆细胞异常增殖的恶性疾病，多发于老年，男性多于女性。常见症状包括骨痛、贫血、肾功能损害、血钙增高、淀粉样变、发热、肝脾肿大等。该患者 12 年前即发现有尿蛋白阳性，虽然口服多种药物治疗，但尿蛋白水平逐渐升高，血肌酐也在 1 年前开始升高，提示进行性的肾损伤。对于老年人来讲，肾损伤除了考虑肾脏本身疾病，也要考虑到是否有糖尿病、高血压等慢性疾病累及肾脏。但该患者没有相关慢性疾病史，入院初步检查和化验也未提示相关改变，因此由糖尿病、高血压等慢性疾

笔记

病导致的肾脏损伤可能性比较小。如在疾病早期及时进行肾穿刺活检和组织病理学检查，有助于明确肾脏改变的原因。入院后进一步完善各项检查后明确了患者的主要疾病是多发性骨髓瘤，考虑此时的尿蛋白和血肌酐异常可能是因为多发性骨髓瘤累及肾脏。肾损害往往提示肿瘤负荷较高，预后更差。可逆性肾损伤经治疗后可以改善。该患者临床症状上以明显的、逐渐加重的四肢无力及下颌骨咀嚼无力为主。尤其是下颌骨咀嚼无力，是困扰患者的主要症状之一，口腔科会诊检查后未提示牙齿或牙龈异常，进一步完善下颌骨 DR 检查，结果未提示有骨质破坏，因此该症状考虑是多发性骨髓瘤髓外浸润的表现。以髓外浸润为主要症状的多发性骨髓瘤并不多见，提示多发性骨髓瘤在老年人中的表现并不典型。在日常的临床工作中需要对每一个症状和化验检查结果进行仔细甄别，防止漏诊、误诊。

专家点评

　　多发性骨髓瘤是一种恶性浆细胞病，大多因环境污染所致骨髓中的浆细胞恶变成肿瘤细胞。尽管多发性骨髓瘤起病徐缓，但持续 12 年的尿蛋白阳性为首发表现实属罕见。多发性骨髓瘤的病情发展过程中，50%～70% 的多发性骨髓瘤患者尿检有蛋白，反过来尿检尿蛋白持续阳性一定要想到多发性骨髓瘤的可能，及时进行相关多发性骨髓瘤的特异性检查和随访，达到早期诊断和早期治疗，特别是多发性骨髓瘤早期经过规范治疗后可达到完全缓解。

参考文献

1. 中国医师协会血液科医师分会，中华医学会血液学分会，中国医师协会多发性骨髓瘤专业委员会．中国多发性骨髓瘤诊治指南（2017 年修订版）．中华内科杂志，2017，56（11）：866－870．

2. Gonsalves W I, Leung N, Rajkumar S V, et al. Improvement in renal function and its impact on survival in patients with newly diagnosed multiple myeloma. Blood Cancer J, 2015, 5：296.

3. Derman B A, Reiser J, Basu S, et al. Renal dysfunction and recovery following initial treatment of newly diagnosed multiple myeloma. Int J Nephrol，2018：4654717.

（孙福荣　王炳元）

038　老年 IgG4 相关性腹膜后纤维化一例

病历摘要

患者，男性，74 岁。以"乏力，口干，厌食一周"为主诉入院。1 周前患者无明显诱因自觉乏力，口干，厌食，外院检查提示肌酐升高 320μmol/L，双肾彩超及尿路磁共振提示右侧肾盂及输尿管积液扩张，为求解除右输尿管梗阻入院。病来无发热、盗汗，无咳嗽、咳痰及呼吸困难，无尿频、尿急和腰痛，无明显尿量减少，每日尿量约 1500ml，无恶心、呕吐，无腹痛、腹泻，食欲差，食量少，大便正常，近 1 个月体重减轻 5kg。

既往 4 年前行胰头、胆囊切除术，术后病理诊断为硬化性胰腺炎；1 年前右髂静脉血栓病史。

查体：T：36.3℃，P：80 次/分，R：18 次/分，BP：150/73mmHg。神志清楚，贫血貌，睑结膜苍白，浅表淋巴结未触及。

双肺呼吸音清，未闻及干湿啰音。心律齐，心脏各瓣音区未闻及病理性杂音。腹平，右上腹可见长约10cm手术瘢痕，肠鸣音4～6次/分，未触及肿块，输尿管走行区无压痛，肋脊角无压痛，双肾区无叩痛，右下肢指压痕阳性。无口腔溃疡、皮疹及光过敏，无关节肿胀。

辅助检查： 血常规：WBC：$6.18 \times 10^9/L$，嗜酸性粒细胞计数：$360 \times 10^6/L$，血红蛋白：95g/L，PLT：$252 \times 10^9/L$；肾功能：肌酐：333μmol/L；IgG：20.1g/L，IgG4：1.94g/L；C－反应蛋白：7.26mg/L，血沉：70mm/h；C_3：0.77g/L，类风湿因子正常；癌胚抗原：7.08ng/ml；抗核抗体 ANA＋：1：80。泌尿系超声及CTU：双肾结石，双肾囊肿，左肾萎缩，右侧肾盂及输尿管积液扩张，右侧下腹部腹膜后纤维化（图5－1），前列腺退行性改变。双肾动态ECT：右肾血流灌注量正常，肾实质功能降低，排泄延缓；左肾缩小，血流灌注量降低，肾实质功能降低，排泄延缓。淋巴结超声：双侧腹股沟淋巴结肿大，双侧腮腺、腋窝、颈部淋巴结显示。血管超声提示右侧髂外静脉、股总静脉近心端血栓形成（慢性期改变）。PET－CT：右侧盆腔条形摄取增高影，FDG摄取增高，最大SUV为5.1，延迟显像后最大SUV为8.3，CT示相应部位条索影。

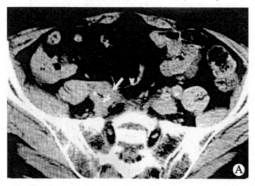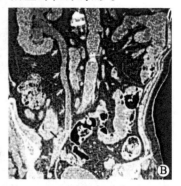

注：A：右侧下腹部腹膜后纤维化（粗白箭头）包绕受压的输尿管（细黑箭头）；B：右侧肾盂及输尿管积液扩张（白箭头），其下可见腹膜后纤维化组织（黑箭头）压迫输尿管

图5－1　泌尿系CTU图像

初步诊断： 右肾盂输尿管上段积液扩张；右侧腹膜后纤维化；慢性肾功能不全（CKD 4 期）左肾萎缩，双肾结石，双肾囊肿；硬化性胰腺炎，胰头、胆囊切除术后；前列腺肥大伴钙化；右髂静脉血栓；高血压病 3 级（很高危）；贫血（轻度）。

诊疗经过

入院后针对腹膜后纤维化包裹所致右侧输尿管狭窄引起的肾盂及输尿管积液扩张，给予输尿管镜下右侧双 J 管内引流术治疗，同时给予降肌酐、促红细胞生成、降压等治疗。针对右髂静脉血栓，给予拜瑞妥抗凝治疗。针对腹膜后纤维化原因，患者存在硬化性胰腺炎及右髂静脉血栓病史，血清 IgG4 浓度升高（1.94 > 1.35g/L）；既往胰腺术后病理院内外专家会诊慢性硬化性胰腺炎，免疫组化 IgG4（散在 +）；PET – CT 除外恶性肿瘤性疾病。经院内外多学科（MDT）专家会诊，考虑 IgG4 相关腹膜后纤维化高度可能。给予强的松 30mg/日（2 周后逐渐减量），环磷酰胺 0.2g/周 3 次（1 周后改为周 2 次，1 月后改为 4 周一次），他莫昔芬 10mg 日二次口服治疗。

治疗 2 月后患者乏力、口干症状减轻，食欲改善；复查相关指标，患者 IgG4 从 1.94g/L 降至 0.329g/L，血肌酐由 333μmol/L 降至 105μmol/L，血沉由 70mm/h 降至 13.5mm/h，双侧腹股沟淋巴结缩小，双腮腺淋巴结消失，CT 显示右肾积水明显减少，腹主动脉周围条索影范围较前略缩小，密度较前疏松，治疗有效。进一步明确临床诊断：IgG4 相关性疾病。

出院诊断： IgG4 相关性疾病（右侧腹膜后纤维化，右肾盂输尿管积液扩张，左肾萎缩，慢性肾功能不全 CKD 4 期；硬化性胰

腺炎，胰头、胆囊切除术后；右髂静脉血栓）；高血压病 3 级
（很高危）；双肾结石，双肾囊肿，前列腺肥大伴钙化；贫血（轻
度）。

病例分析

IgG4 相关性疾病（immunoglobulin - G4 related disease，IgG4 -
RD）是一组近年来新被定义的累及全身多脏器且多伴血清 IgG4 水
平增高的自身免疫性疾病。该病主要以 IgG4 + 浆细胞为主的淋巴浆
细胞浸润伴有席纹状纤维化、阻塞性静脉炎、嗜酸性粒细胞浸润为
组织病理表现。腹膜后纤维化（retroperitoneal fibrosis，RPF）是一
种少见疾病，以腹膜后异常增生的炎性纤维组织包绕腹主动脉、髂
动脉及其相邻结构，如输尿管、下腔静脉等，进而产生一系列临床
症状。目前认为部分 RPF 可能是 IgG4 相关性疾病的一种临床表现，
即 IgG4 相关性腹膜后纤维化。

IgG4 相关性疾病患者以男性居多，但其整体发病率仍不明。临
床表现可分为全身症状和器官特异性症状。常见的全身症状有发
热、乏力、体重减轻等；器官特异性的症状则常是肿块样占位及占
位引起的其他表现，且多数患者会出现多器官受累。血清 IgG4 水
平升高是 IgG4 相关性疾病的重要实验室特征。此外有文献报道，
部分患者可有血清 IgE 水平、血沉、C - 反应蛋白、类风湿因子等
的升高，少部分患者可有抗核抗体阳性、类风湿因子（RF）升高
及补体 C_3、C_4 的下降。

IgG4 相关性疾病是一种自身免疫性疾病，多种分子及细胞组分
可能参与其中。目前认为 IgG4 相关性疾病引起的纤维化和嗜酸性
粒细胞浸润是典型 Th2 型免疫应答表现。此外，最近的研究表明，

CD4 阳性的细胞毒性 T 细胞、滤泡辅助性 T 细胞、浆母细胞、浆细胞样树突状细胞分可能在 IgG4 相关性疾病的发生发展中起到至关重要的作用。

目前 IgG4 相关性疾病的诊断为 Umehara H 等提出的 2011 综合诊断标准：①单发或者多发脏器局部/弥漫性肿胀等。②血清 IgG4 浓度升高（＞1.35g/L）。③组织病理学检查提示淋巴细胞、浆细胞浸润和漩涡状或轮状纤维化、闭塞性静脉炎且有大量的 IgG4＋浆细胞浸润（＞10/HPF，IgG4/IgG＞40%）。除外各脏器肿瘤性疾病，如癌症、淋巴瘤及相似性疾病，如 Sjögren's 综合征、原发性硬化性胆管炎、Castleman 病、继发性腹膜后纤维化、韦格纳肉芽肿病、结节病、丘尔格 - 施特劳斯综合征基础上，满足以上①+②+③为确诊；①+③为很可能诊断；①+②为可能诊断。组织活检是确诊的金标准。此外，并非所有的 IgG4 相关性疾病患者都会出现血清 IgG4 水平的升高。

腹膜后纤维化的治疗目的主要是减轻症状，临床上可给予外科手术及内科治疗，以解除输尿管梗阻、保护肾功能，防止病情继续恶化。IgG4 相关性疾病的治疗主要依赖于药物，目前糖皮质激素仍为首选。环磷酰胺、硫唑嘌呤、吗替麦考酚酯等免疫抑制剂，可与糖皮质激素联合使用或用于糖皮质激素不敏感者。他莫昔芬可能对腹膜后纤维化有一定疗效。此外，近年来，生物靶向药物如针对 CD20 的利妥昔单抗、针对 CD19 的 XmAb5871、针对共刺激分子 CD80/CD86 的阿巴西普（Abatacept），针对 SLAM - 7 的埃罗妥珠单抗（Elotuzumab）以及针对 ICOSL 干扰 Tfh 发生发展的 AMG - 557 等受到了研究者的重视。

IgG4 相关性疾病的特点是慢性炎性纤维组织包裹，如本例患者包绕压迫输尿管导致输尿管梗阻、肾盂积水进而引起肾功能损伤；包绕压迫下腔静脉导致下肢水肿甚至继发血栓形成。回顾病史，患者硬化性胰腺炎及腹膜后纤维化均考虑 IgG4 相关性疾病相关。根据共识指南及多学科专科会诊意见，给予激素、免疫抑制剂、他莫昔芬同时联合解除尿路梗阻介入治疗，取得满意的治疗效果。

专家点评

IgG4 相关性疾病是一种发病机制复杂、诊断困难的自身免疫性疾病。腹膜后纤维化发病率低，临床表现不特异，易延误诊治或误诊。此患者多年前首次发现胰腺肿物（已手术），继之由肾功能不全发现腹膜后纤维化，故对于多系统受累的疾病或影像学发现腹腔和（或）腹膜后软组织肿块时，临床医生应关注血清 IgG4 水平，必要时活检取病理有助于诊断。我科高龄患者以多病共患和肝肾储备功能差为特点，如何根据临床资料适量应用激素、精准应用免疫抑制剂、按照疾病不同发展阶段适当选择他莫昔芬等药物，如何根据器官功能精准个体化治疗，防止药物副作用发生，仍需在临床实践中进一步探索。

参考文献

1. Deshpande V, Zen Y, Chan J K, et al. Consensus statement on the pathology of IgG4 - relateddisease. Mod Pathol, 2012, 25（9）：1181 - 1192.

2. Wallace Z S, Deshpande V, Mattoo H, et al. IgG4 - related disease：clinical and laboratory features in one hundred twenty - five patients. Arthritis Rheumatol, 2015, 67（9）：2466 - 2475.

3. 蔡邵哲，明冰霞，董凌莉. IgG4 相关性疾病研究进展. 内科急危重症杂志，2018，24（2）：100 - 105.

4. Umehara H, Okazaki K, Masaki Y, et al. Comprehensive diagnostic criteria for IgG4 – related disease (IgG4 – RD), 2011. Mod Rheumatol, 2012, 22 (1)：21 –30.

（于洪霞　蒋丽娟）

039　骨髓增生异常综合征伴下肢深静脉血栓形成一例

病历摘要

患者，男性，79 岁。以"双下肢水肿伴沉重感 1 年"为主诉来诊。患者近一年来逐渐出现双下肢水肿，活动后加重，行走时下肢沉重，有双足麻木感，以左下肢为甚，未在意。病来患者无颜面部水肿，无呼吸困难，无心慌、胸闷，无发热，无腹痛、腹胀、腹泻，精神状态可，饮食睡眠可，二便正常，近期体重无明显变化。

既往史： 下肢静脉曲张病史 50 年，服用马栗种子提取物；痛风病史 23 年，服用碳酸氢钠片；2 型糖尿病史 20 余年，应用甘精胰岛素注射液、二甲双胍、阿卡波糖，空腹血糖 5 ~ 7mmol/L，餐后 2 小时血糖 6 ~ 13mmol/L；骨髓增生异常综合征病史 3 年（于我院血液内科经骨髓穿刺确诊，分型为骨髓增生异常综合征 – 难治性贫血伴环状铁幼粒细胞增多），一直采用重组人促红素注射液及十一酸睾酮对症治疗。否认药物过敏史。

体格检查： T：36.3℃，P：78 次/分，R：20 次/分，BP：163/62mmHg，BMI：28.03kg/m² （正常值：18.5 ~ 23.9kg/m²，过重：

$24 \sim 27 kg/m^2$，肥胖：$28 \sim 32 kg/m^2$）。神清语明，双肺听诊呼吸音清，未闻及干湿啰音。心脏听诊律齐，各瓣膜区未闻及病理性杂音。腹平软无压痛，肝脾肋下未触及。双肾区无叩痛。双下肢水肿，指压痕阳性，静脉曲张，色素沉着，皮温正常。双足背动脉搏动良好。

辅助检查：血常规：WBC：$4.08 \times 10^9/L$，RBC：$2.68 \times 10^{12}/L$，血红蛋白：$82g/L$，PLT：$226 \times 10^9/L$；血尿酸：$569 \mu mol/L$；余尿常规、便常规、肝功能、肾功能、凝血功能、D-二聚体、肿瘤标志物等基本正常；心电图示窦性心律，心率69次/分；心脏超声示二尖瓣、主动脉瓣退行性变，静息状态下左室整体收缩功能正常；胸部CT：双肺及胸膜陈旧病变，双肺局限性气肿；超声示左下肢深静脉血栓形成（慢性期）(图5-2)。补充诊断左侧下肢深静脉血栓形成（慢性期）。

初步诊断：双下肢水肿原因待查，下肢静脉曲张；骨髓增生异常综合征，中度贫血；痛风（急性期）；2型糖尿病；中心型肥胖。

诊疗经过

患者入院后经过Wells评分（表5-1），得分>3，判定该患者具有高度深静脉血栓形成风险，完善下肢深静脉超声明确血栓情况，对症予以利伐沙班进行抗凝治疗（15mg日2次口服，21天后20mg日1次维持治疗，总计3个月）并监测双下肢深静脉超声。同时予以威利坦改善下肢静脉曲张引起的水肿、沉重感；间断应用呋塞米、螺内酯利尿消肿；针对骨髓增生异常综合征、贫血，予重组人促红素注射液、十一酸睾酮促造血治疗，排查血栓潜在诱因后暂停重组人促红素，同时密切监测血常规变化；予以来得时、格华止、拜唐苹控制血糖；予非布司他降尿酸治疗，乐松对症止痛。3
个月后患者腿部肿胀症状消失，肢体沉重感显著减轻，复查左下肢
深静脉超声提示局部深静脉血栓消失。

表 5 - 1　预测下肢深静脉血栓形成的临床模型（Wells 评分）

病史及临床表现	评分
肿瘤	1
瘫痪或近期下肢石膏固定	1
近期卧床 >3d 或近 12 周内大手术	1
沿深静脉走行的局部压痛	1
全下肢水肿	1
与健侧相比，小腿肿胀周径长 >3cm	1
既往有下肢深静脉血栓形成病史	1
凹陷性水肿（症状侧下肢）	1
有浅静脉的侧支循环（非静脉曲张）	1
类似或与下肢深静脉血栓形成相近的诊断	1

资料来源：Evaluation of D - dimer in the diagnosis of suspected deep - vein thrombosis.[1]

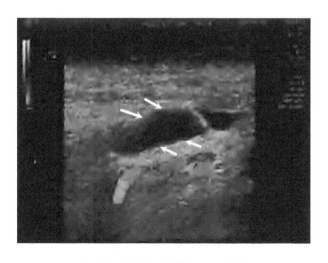

图 5 - 2　左侧下肢深静脉超声检查。白色箭头所示为胫后
静脉内径局限增宽，彩色血流无显示，提示血栓

出院诊断：左侧下肢深静脉血栓形成（慢性期）；下肢静脉曲张；骨髓增生异常综合征；中度贫血；2 型糖尿病；中心型肥胖；痛风（急性期）。

📇 病例分析

深静脉血栓形成是指血液在深静脉内非正常凝结，阻塞静脉腔，导致静脉回流障碍。如未予及时治疗，急性期可并发肺栓塞（致死性或非致死性），后期则因血栓形成后综合征影响患者生活和工作能力。此病可发生于全身所有主干静脉，以下肢静脉尤为常见。静脉损伤、血流缓慢和高凝状态是造成深静脉血栓形成的三大主要因素。结合本例患者，其囊括了上述静脉血栓形成的三大主要危险因素：①糖尿病病史 20 余年，长期血糖异常造成血管内皮结构和功能的损伤；②下肢静脉曲张病史 50 年，曲张静脉内血流缓慢；③骨髓增生异常综合征病史 3 年，且为老年患者、多病共存，既往有输血史，易引起高凝状态。综上，我们认为该患者患血栓性疾病风险极高，结合患者有下肢水肿、沉重、静脉曲张、色素沉着等症状体征，首选超声检查以明确诊断，检查结果明确左侧胫后静脉血栓形成。根据病程长短，深静脉血栓形成可分为急性期（14 天以内）、亚急性期（15～30 天）和慢性期（发病 30 天后）。本例患者病程大于 30 天，应为血栓形成的慢性期。

虽然患者入院后很快明确了肢体肿胀的原因，但进一步思考：患者既往静脉曲张、糖尿病、骨髓增生异常综合征病史多年，但一直无下肢静脉血栓形成，为何近一年疾病迅速进展？近期是否存在其它潜在的诱发因素？如前所述，疾病方面，该患者下肢静脉曲张引起的局部血流缓慢、2 型糖尿病引起的静脉内皮损伤及骨髓增生异常综合征引起的继发性高凝状态是其深静脉血栓形成的主要原因。排查完疾病因素后，我们对药物因素也进行了排查。患者长期服用药物有马栗种子提取物、碳酸氢钠片、甘精胰岛素注射液、二甲双胍、阿卡波糖、重组人促红素注射液及十一酸睾酮，通过了解上述药物的药理作用及不良反应，我们发现重组人促红素注射液药品说明的不良反应中提到"随着红细胞压积增高，血液黏度可明显增高，因此应注意防止血栓形成"。为明确重组人促红素注射液是否在临床应用过程中引起过静脉血栓形成，我们检索国内外文献，发现国外已有文献报道一例应用重组人促红素治疗顽固性贫血的老年男性骨髓增生异常综合征患者出现了广泛深静脉血栓形成，另一例应用重组人促红素治疗贫血的患者在心脏搭桥围手术期发现搭桥的隐静脉内有血栓形成。因此，根据患者规律应用重组人促红素注射液促造血治疗 3 年，近一年下肢深静脉血栓形成症状加重的病史，我们考虑患者近期深静脉血栓形成不除外与应用重组人促红素治疗有关。

明确上述情况后，我们征求患者个人意愿，暂停重组人促红素注射液应用；同时密切监测血常规、D－二聚体、凝血功能，结果未见明显变化。针对深静脉血栓形成的治疗，不同分期治疗方法不同。该患者为深静脉血栓形成（慢性期），主要治疗方法包括抗凝治疗、物理治疗及其他治疗。抗凝药物主要分为维生素 K 拮抗剂（如华法林）、Xa 因子抑制剂、直接凝血酶抑制剂三类。华法林在使用过程中需根据国际标准化比值调整剂量，老年人使用时应密切监测血药浓度和不良反应。Xa 因子抑制剂包括利伐沙班、阿哌沙班和依度沙班等。利伐沙班无需根据年龄调整剂量，对于肌酐清除率（CrCl）介于 15～49ml/min 的深静脉血栓形成患者，前 21 天的治疗剂量为 15mg 日 2 次，21 天后 20mg 日一次，CrCl ＜ 15ml/min

笔记

者禁用；阿哌沙班需根据年龄、体重调整药物剂量，一般为一日2次，每日5mg，对于年龄≥80岁、体重≤60kg或血清肌酐≥1.5mg/dl三项中的两项或两项以上者推荐剂量为一日2次，每次2.5mg，CrCl < 15ml/min者禁用；依度沙班无需根据年龄调整剂量，CrCl介于15~50ml/min者一日30mg，CrCl < 15ml/min或 > 95ml/min者禁用。比卢伐定作为直接凝血酶抑制剂，推荐剂量为0.75mg/kg静脉推注配合4小时1.75mg/(kg·h)静脉滴注，CrCl < 30ml/min者禁用。考虑到患者高龄、肥胖、用药依从性、治疗窗、CrCl等因素，经过对多种抗凝药对比，选取了利伐沙班进行抗凝治疗。

由于患者下肢静脉曲张、左下肢深静脉血栓形成，导致患者双下肢水肿严重，皮肤紧张发亮，患者及家属多次强烈要求"消肿"治疗。考虑到患者有糖尿病、痛风、静脉血栓，应用利尿剂有可能加重血糖增高、促使血尿酸升高导致痛风发作，更重要的是血容量减少后可导致凝血因子浓度升高促进血栓形成。对于深静脉血栓形成患者，相关指南中未推荐利尿治疗。但另一方面，我们也考虑到局部慢性严重水肿对血管的压迫，可能引起水肿区细胞营养不良导致皮肤发生溃疡，在患者抵抗力下降的情况下易合并感染；同时还会降低局部侧支循环对局部组织的血液输送。经过权衡利弊，我们针对下肢水肿情况间断应用了小剂量利尿剂（呋塞米片20mg日一次，螺内酯片20mg日一次）对症处理，同时密切监测血糖、血尿酸、血离子、肾功能、血红蛋白、血小板、出凝血时间及纤维蛋白原。在利尿治疗过程中，患者血尿酸升高引起痛风急性发作。对此，我们除了继续用碳酸氢钠片碱化尿液、非布司他抑制尿酸合成外，加用洛索洛芬钠片控制炎症急性发作，待症状缓解后逐渐减量至停药。

笔记

专家点评

　　老年患者多病共存、多药共用的现象普遍存在。该病例为我们提供了一例罕见而典型的骨髓增生异常综合征患者出现下肢深静脉血栓形成的情况，警示我们在进行老年疾病管理时万万不能忽视药物管理。老年患者往往多种危险因素共存，且危险因素难以消除，因此加强危险因素管理、风险评估、预防血栓形成、防止血栓复发对老年患者的疾病治疗、生活质量提高都尤为重要。

参考文献

1. Wells P S, Anderson D R, Rodger M, et al. Evaluation of D – dimer in the diagnosis of suspected deep – vein thrombosis. N Engl J Med, 2003, 349（13）：1227 – 1235.

2. Landolfi R, Di Gennaro L. Thrombosis in myeloproliferative and myelodysplastic syndromes. Hematology 2012, 17（1）：174 – 176.

3. 中华医学会外科学分会血管外科学组. 深静脉血栓形成的诊断和治疗指南（第三版）. 中华普通外科杂志, 2017, 32（9）：807 – 812.

4. Niazy M N, Neyyarapally T I, Chattopadhyay A. Erythropoietin – induced deep vein thrombosis in myelodysplastic syndrome. J Assoc Physicians India 2008, 56：195 – 196.

5. Siddiqui M U, Galumyan Y, Klein J, et al. Epoetin Alfa：A Cause of Coronary Artery Thrombosis. Case Rep Cardiol, 2017, 2017：9475180.

（陈敏　张海燕）

笔记

第六章
老年神经系统疾病

040 多系统萎缩一例

病历摘要

患者，男性，66岁。主诉：双下肢无力8年余，加重半年。患者8年前无明显诱因出现双下肢无力，偶有头晕，无视物旋转，未在意。上述症状逐渐加重。4年前出现尿潴留，当时测残余尿量为340ml，予中药治疗（具体不详）后好转，同时出现排汗异常，表现为头面部经常性大量出汗。2年前患者出现阳痿，并出现头晕，多于餐后及体位变换后出现，头晕时测血压为 (70~80)/(40~

50）mmHg，于我院老年病心血管科明确诊断为"餐后低血压、体位性低血压"。1 年半前出现走路不稳，走路时身体前倾，行走距离 80～100 米，伴蹲起及站立困难，伴有尿失禁，进食刺激性食物后出现饮水呛咳。近半年症状逐渐加重，为详细诊疗入住我院老年病神经内科病房。患者病来睡眠差，便秘，无嗅觉异常，记忆力正常，精神状态可，饮食睡眠可。既往有高血压病史，规律服用降压药物，血压控制可。否认冠心病、糖尿病病史。

体格检查：T：36.3℃，P：66 次/分，R：18 次/分，BP：135/86mmHg。神清语明，查体合作。双瞳孔等大正圆，D≈3.0mm，光反应灵敏。左眼外展不充分，右眼向各个方向运动充分，无眼震。双侧额纹及鼻唇沟对称，软腭及悬雍垂居中，咽反射正常，伸舌居中。颈强阴性。四肢肌力Ⅴ级。双上肢肌张力增强，双下肢肌张力正常。BCR、TCR（L：++，R：++），PSR、ASR（L：+，R：+）。Babinski 征（L：+，R：+）。感觉查体未见确切异常。左侧指鼻试验及跟膝胫试验欠稳准，左手轮替运动差。走路前倾，宽基步态，启动困难。肺部听诊双肺呼吸音清，未闻及干湿啰音，心律齐，各瓣膜听诊区未闻及病理性杂音，腹软，无压痛，肝脾肋下未触及，双下肢无浮肿。

初步诊断：多系统萎缩可能性大；高血压病 3 级（很高危）；体位性低血压。

辅助检查：入院后完善相关检验：血常规：WBC：6.14×10^9/L，RBC：4.88×10^{12}/L，血红蛋白：139g/L，PLT：205×10^9/L；空腹血糖：5.71mmol/L；肝功能：血清丙氨酸氨基转移酶：22U/L，血清碱性磷酸酶：61U/L，血清 γ 谷氨酰基转移酶：23U/L，血清天门冬氨酸氨基转移酶：18U/L，血清白蛋白：38.8g/L；血脂：血清甘油三酯：1.26mmol/L，血清总胆固醇：3.24mmol/L，血清低密度脂蛋白胆固醇：1.90mmol/L；肾功能：尿素：6.26mmol/L，肌酐：84μmol/L；血浆 D - 二聚体：0.65μg/ml；血清维生素 B_{12}：
775.80pmol/L。余生化检验未见明显异常。

颅脑 MRI 平扫：脑内多发缺血灶；2 级脑白质疏松。海马冠状
位 MRI 平扫：双侧海马轻度萎缩改变；小脑、脑干萎缩（图 6 - 1）。

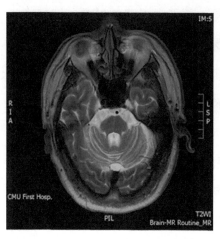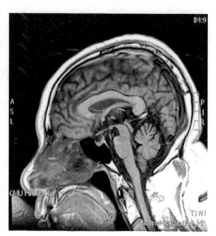

图 6 - 1　颅脑 MRI 平扫（水平面及矢状面）：
脑内多发缺血灶；小脑、脑干萎缩

诊疗经过

考虑患者诊断为多系统萎缩、缺血性脑血管病，予改善帕金森
样症状、营养神经、改善循环、抗血小板聚集等对症支持治疗。治
疗后患者症状改善不明显。

出院诊断：多系统萎缩；缺血性脑血管病；高血压病 3 级（很
高危）；体位性低血压。

病例分析

多系统萎缩（multiple system atrophy，MSA）是一种中老年起

病，以进行性自主神经功能障碍，伴帕金森症状、小脑性共济失调症状及锥体束征为主要临床特征的神经系统退行性疾病。该病病因尚未明确，病程进展较快，预后较差，目前尚无特异性治疗，以对症治疗为主。2008 年修订的诊断标准，将多系统萎缩患者分为 2 个亚型:小脑共济失调为主的 MSA－C 型和帕金森综合征为主的 MSA－P 型。多系统萎缩的特征性病理学是 α－突触核蛋白为主要成分的包涵体出现在少突胶质细胞胞浆内。除运动症状外，在疾病早期出现严重的进展性的自主神经功能障碍是多系统萎缩的主要特征，自主神经功能障碍的进展速度越快预后越差。多系统萎缩患者均有不同程度的自主神经障碍，最常累及泌尿生殖系统（尿频、尿急、尿失禁、膀胱排空障碍和性功能障碍等）和心血管系统（体位性低血压、反复发作的晕厥、眩晕、头痛、餐后低血压等），也可累及呼吸系统（夜间喘息和阻塞性睡眠呼吸暂停等），此外还可出现睡眠障碍、便秘、瞳孔运动异常、泌汗和皮肤调节功能异常等。部分多系统萎缩患者约 1/3 存在认知功能障碍伴注意力缺陷，情绪失控及抑郁、焦虑等情绪行为异常。有些非运动症状的出现可能早于运动症状，两者均呈进展性加重。多系统萎缩的辅助检查主要有神经影像学检查、自主神经功能检查、神经心理检测、基因检测等。神经影像学检查包括结构影像学和功能影像学。结构影像学——颅脑 MRI 主要表现为壳核、小脑、脑桥萎缩。T_2 加权像可观察到多系统萎缩相对特异性的影像学表现："十字征"（脑桥十字形增高影）和"裂隙征"（壳核尾部低信号伴外侧缘裂隙状高信号）。[18]氟－脱氧葡萄糖 PET、SPECT、磁共振弥散加权成像等功能影像学对多系统萎缩的分型和鉴别诊断也有帮助。自主神经功能检查主要是针对受累的各个系统进行功能评价。神经心理检测用于评估多系统萎缩患者的认知能力、精神状态。基因的筛查有助于多系统萎缩的鉴别诊

笔记

断。目前多系统萎缩的诊断主要参考 2008 年修订的诊断标准，根据自主神经功能障碍、帕金森综合征、小脑功能障碍和锥体束损害的组合并评估其严重程度，将多系统萎缩分为"可能的"（possible）、"很可能的"（probable）和"确诊的"（definite）3 个等级。临床诊断为多系统萎缩需要与帕金森病、其他帕金森综合征、路易体痴呆等疾病鉴别。目前尚无延缓多系统萎缩发展的神经保护治疗措施，主要是针对帕金森综合征和自主神经功能障碍进行对症治疗。研究者们还在对若干可能的神经保护药物进行研究和探索。病例中的患者，以运动症状起病，逐渐出现自主神经功能障碍（泌尿系统、心血管系统、呼吸系统均有受累）、帕金森症状和小脑共济失调症状，但缺乏病理诊断，根据诊断标准，考虑为"很可能的"多系统萎缩。虽经积极对症治疗，但症状改善不明显。

专家点评

多系统萎缩是一组成年起病，散发的累及锥体外系、锥体系、小脑及自主神经系统的神经系统变性疾病，病因尚不明确。多隐袭起病，缓慢进展，临床工作中所见不多。目前诊断主要依靠患者病史、临床症状及体征，病理确诊困难。多系统萎缩尚无特异性治疗方法，临床上多针对患者的症状予以对症治疗，疗效欠佳，多数预后不良。

参考文献

1. Gilman S, Wenning G K, Low P A, et al. Second consensus statement on the diagnosis of multiple system atrophy. Neurology, 2008, 71 (9)：670－676.

2. Bleasel J M, Wong J H, Halliday G M, et al. Lipid dysfunction and pathogenesis of muItiple system atrophy. Acta Neuropathol Commun, 2014, 2：15.

3. Coon E A, Sletten D M, Suarez M D, et al. Clinical features and autonomic testing predict survival in multiple system atrophy. Brain, 2015, 138 (Pt 12)：3623 – 3631.

4. Fanciulli A, Wenning G K. Multiple – system atrophy. N Engl J Med, 2015, 372 (3)：249 – 263.

5. Palma J A, Norcliffe – Kaufmann L, Kaufmann H. Diagnosis of multiple system atrophy. Auton Neurosci, 2018；211：15 – 25.

6. Das B, Patil A, Goyal M K, et al. 'Hot cross bun' sign. QJM, 2016, 109 (3)：203 – 204.

（张熙悫　沈雪莉）

041　进行性核上性麻痹一例

病历摘要

　　患者，男性，68 岁。以"睡眠障碍 4 年，反复摔倒 2 年，加重 5 个月"为主诉入院。患者 4 年前因家事出现睡眠障碍，整夜不睡觉，心悸、烦躁，脾气变暴躁，就诊于我院心理门诊，诊断为失眠伴抑郁，先后给予米氮平、舍曲林、劳拉西泮、度洛西汀等药物后症状好转。1 年前逐渐出现走路费力，呈小步向前，上楼梯困难，反复向后跌倒数次，刷牙、持物时双手活动欠灵活，无明显震颤，同时后颈部肌肉僵硬。1 年前就诊于我院，完善相关检查后诊断进行性核上性麻痹可能性大，给予美多芭、金刚烷胺口服。近 4 个月上述症状加重，不能独立行走，摔倒数次。病来有视物成双、眼球运动不能，进食饮水呛咳，吞咽及咀嚼困难。睡眠差，小便不尽，便秘，近期体重无明显减轻。

既往否认高血压、糖尿病及冠心病病史。

体格检查： T：36.5℃，P：80 次/分，R：16 次/分，BP：135/77mmHg。神志清楚，言语正常，双瞳孔等大正圆，D≈3.0mm，光反应灵敏。双眼球上下运动受限，左右运动尚可，无眼震。左侧鼻唇沟浅，咽反射双侧迟钝，伸舌右偏。颈强阴性。左上肢肌力5级，余肢体肌力4级。四肢肌张力正常。BCR（L：++，R：++），TCR（L：++，R：++），PSR（L：++，R：++），ASR（L：++，R：++）。Babinski 征（L：-，R：-）。深浅感觉及共济查体未见异常。心律齐，各瓣膜区未闻及病理性杂音。双肺听诊呼吸音清，未闻及明显干湿啰音。腹软，无压痛，双下肢无浮肿。

辅助检查： 头 MRI 平扫（图6-2）：中脑上部明显萎缩，可见"蜂鸟征"及"牵牛花征"。

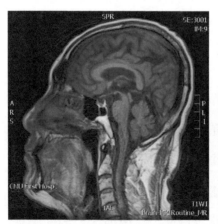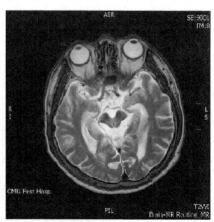

图6-2　头 MRI 可见中脑上部明显萎缩，
可见"蜂鸟征"及"牵牛花征"

初步诊断： 进行性核上性麻痹可能性大。

诊疗经过

入院后完善相关检查：血常规：WBC：$9.02 \times 10^9/L$，血红蛋白：155g/L，PLT：$174 \times 10^9/L$。肝功能：GGT：18U/L，ALB：42.2g/L，AST：16g/L，LDL－C：1.83mmol/L，TG：0.94mmol/L，HDL－C：1.07mmol/L。肾功能：肌酐：79μmol/L，尿素：4.88mmol/L。其余生化结果未见明显异常。完善头 MRI 可见中脑上部明显萎缩，可见"蜂鸟征"及"牵牛花征"，基底核团 MR 磁敏感成像（SWI）示双侧苍白球、红核黑质呈明显低信号，燕尾征模糊。经多学科会诊，结合病史、症状、体征及辅助检查，考虑支持进行性核上性麻痹诊断，5 个月来症状加重，目前行走困难、反复摔倒，眼球垂直凝视麻痹，无明显震颤，认知功能尚可，我科对症予静脉营养神经，口服美多芭治疗，加强护理，防止跌倒。

出院诊断：进行性核上性麻痹。

病例分析

进行性核上性麻痹（progressive supranuclear palsy，PSP）是常见的非典型帕金森综合征，以脑桥及中脑神经元变性和出现神经元纤维缠结为主要病理改变的进行性神经系统变性疾病。最常见的典型临床表型是进行性核上性麻痹 Richardson 综合征型（PSP－RS），近年来随着尸检病理学研究的进展，报道了更多的变异型进行性核上性麻痹，包括进行性核上性麻痹帕金森综合征型（PSP－P）、进行性核上性麻痹进展性冻结步态型（PSP－PGF）、进行性核上性麻痹皮质基底节综合征型（PSP－CBS）、进行性核上性麻痹言语障碍型（PSP-SL）、进行性核上性麻痹额叶症状型（PSP-F）和进行性核上性麻痹小脑共济失调型（PSP-C）。起病隐袭，多在中老年起病，发病年龄一般为45~75岁，60岁后发病较多。该病核心的临床特征有：①运动障碍，如早期步态不稳及平衡障碍，伴反复跌倒，双膝僵直，转身时双下肢交叉，还可有特征性的颈肌及上部躯干强直、后倾。②眼球运动障碍，表现为双眼向上及向下凝视麻痹。③假性延髓麻痹，可有构音障碍、吞咽困难、舌肌僵硬及情绪不稳等症状。④认知及行为障碍，一般出现晚，表现认知功能减退、情感活动减少、痴呆及空间定向较差。1996年的进行性核上性麻痹诊断标准主要是针对PSP-RS型，将其分为病理确诊的、临床很可能的及临床可能的进行性核上性麻痹，但这一标准对变异型进行性核上性麻痹诊断敏感性不佳。2017年国际运动障碍学会制定了新的诊断标准，通过识别进行性核上性麻痹的基本特征、核心特征和支持特征，分为确诊的、很可能的和可能的和提示性进行性核上性麻痹。

临床上我们常用的诊断手段有以下几类：①MRI：头MRI可见第三脑室和脚间池变宽，中脑萎缩、侧脑室扩大，矢状位可见中脑上端萎缩，T1WI中脑上缘平坦或凹陷，呈"蜂鸟征"，轴位可见中脑前后径变小，导水管扩张，四叠体池增大，T2WI呈"牵牛花"改变。②PET-CT：^{18}F-脱氧葡萄糖PET显示4Rtau蛋白相关疾病患者的额叶、尾状核、中脑和丘脑葡萄糖呈低代谢，tau蛋白PET显像的临床应用还未被广泛证实。③外周血和脑脊液生物学标志物：目前外周血和脑脊液神经丝轻链是具有潜在诊断价值的生物学标记，进行性核上性麻痹患者外周血和脑脊液神经丝轻链水平显著升高。④生理标记，如垂直扫视速度减慢和波幅程度减低。

笔记

本文所述的病例，老年男性患者，缓慢起病，进行性加重，以垂直眼球运动障碍、平衡障碍、反复跌倒发作为特征，具备进行性核上性麻痹的核心临床特征，影像学上头 MRI 可见典型的"蜂鸟征"及"牵牛花征"改变，对美多芭治疗反应差，诊断考虑进行性核上性麻痹可能大。患者在出现典型进行性核上性麻痹表现之前，是以睡眠障碍及情绪改变为主的精神症状起病。早期表现为精神症状相对少见，研究认为与额叶受损有关，进行性核上性麻痹的行为改变和前额皮质及中脑萎缩有关，特定的皮质下细胞核和额叶局部皮质的内在神经变性共同造成进行性核上性麻痹的运动障碍和行为改变。根据 2017 年最新诊断标准，本例患者符合很可能的进行性核上性麻痹（具备垂直性核上性凝视麻痹＋3 年内反复自发跌倒＋言语障碍）。

📋 专家点评

进行性核上性麻痹是一种相对少见的神经系统变性疾病，近年来的研究证实，进行性核上性麻痹与其他神经变性病一样，从病理改变累积的症状前期开始进展至全面症状期。在最新的诊断标准中，纳入了各种进行性核上性麻痹的变异临床表型，扩展了该疾病的疾病谱，有助于早期全面的诊断及鉴别诊断，提高了该疾病的诊断率。进行性核上性麻痹无特异性的治疗方法，临床上以对症治疗为主。

参考文献

1. Boxer A L，Yu J T，Golbe L I，et al. Advances in progressive supranuclear palsy：new diagnostic criteria，biomarkers，and therapeutic approaches. Lancet Neurol，2017，16（7）：552－563.

2. Höglinger G U, Respondek G, Stamelou M, et al. Clinical diagnosis of progressive supranuclear palsy: The movement disorder society criteria. Mov Disord, 2017, 32 (6): 853 – 864.

3. Ono M, Sahara N, Kumata K, et al. Distinct binding of PET ligands PBB3 and AV – 1451 to tau fibril strains in neurodegenerative tauopathies. Brain, 2017, 140 (3): 764 – 780.

4. Hansson O, Janelidze S, Hall S, et al. Blood – based NfL: A biomarker for differential diagnosis of parkinsonian disorder. Neurology, 2017, 88 (10): 930 – 937.

5. Coyle – Gilchrist I T, Dick K M, Patterson K, et al. Prevalence, characteristics, and survival of frontotemporal lobar degeneration syndromes. Neurology, 2016, 86 (18): 1736 – 1743.

（李晓曦　沈雪莉）

042　老年慢性硬膜下血肿一例

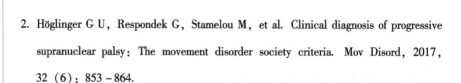

病历摘要

患者，男性，89 岁。以"左侧肢体活动不灵逐渐加重 1 周"为主诉入院。患者 1 周前无明显诱因出现左侧肢体活动不灵，最初表现为左上肢持物无力，左下肢行走困难，但可独自行走，上述症状逐渐加重至左手不能持物，不能行走及站立，并出现精神不振，且精神状态进行性下降，进食差，睡眠增加，为求进一步诊治入院。患者病来无发热，无头痛及恶心呕吐，无意识障碍及语言障碍，无抽搐发作及二便失禁，精神萎靡，饮食差，二便正常，近期体重无明显减轻。既往糖尿病病史 5 年，血糖控制良好；高血压病 20 余年，口服降压药物治疗，血压控制在（130~140）/（60~80）mmHg；2 个月前患急性脑梗死（脑干），当时给予拜阿司匹林 100mg 日一次口服、立普妥 20mg 每晚一次口服；否认冠心病病史。3 个月前大年三十晚上曾醉酒后坠床，当时无异常表现，曾行头 CT 检查未见异常。

入院查体：T：36.9℃，P：70 次/分，R：18 次/分，BP：138/77mmHg。精神萎靡，呼吸平稳，双肺听诊呼吸音清，未闻及明显干湿性啰音。心律齐，各瓣膜区未闻及病理性杂音。腹软，无压痛、反跳痛及肌紧张，双下肢无浮肿。神经科查体：神志清楚，语言正常，双瞳孔等大正圆，D≈3.0mm，对光反射灵敏。双眼向各方向运动充分，无眼震。双侧额纹对称，左侧鼻唇沟浅，伸舌左偏，左侧肢体肌力Ⅳ级，右侧肢体肌力Ⅴ级。四肢肌张力正常。BCR，TCR（L：++，R：++），PSR，ASR（L：++，R：++）。Babinski 征（L：+，R：-）。深浅感觉查体未见确切异常。颈软无抵抗。

辅助检查：血常规：WBC：8.02×10^9/L，中性粒细胞百分比：77.5%，RBC：3.17×10^{12}/L，血红蛋白：88g/L，PLT：242×10^9/L。肝功能，肾功能，凝血四项，离子及 BNP 均正常。头 CT（急查）示双侧硬膜下血肿，双侧脑实质受压改变，右侧脑室受压变窄，中线结构左偏（图 6-3：A、B）。胸部 CT：未见异常。心电图：窦性心律，心率 68 次/分，正常心电图。

初步诊断：慢性硬膜下血肿；脑梗死（恢复期）；2 型糖尿病；高血压病 3 级（很高危）；中度贫血。

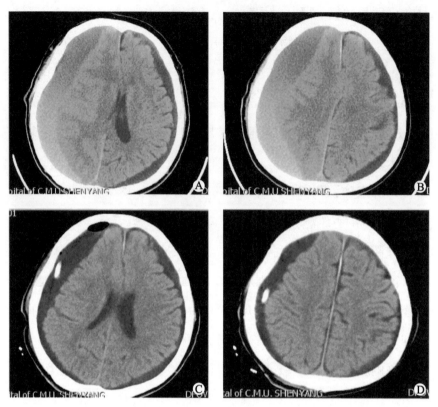

图6-3 患者入院时头 CT 表现（A，B）以及硬膜下
血肿钻孔冲洗引流手术后的影像（C，D）对比图

诊疗经过

　　入院后明确诊断为慢性硬膜下血肿，紧急联系神经外科会诊后待床转科行手术治疗，同时对症予脱水降颅压、神经保护、补液治疗，并完善术前检查及化验，监测生命指标变化。患者周五入院，周六、周日两天出现左侧肢体活动不灵逐渐加重，不能抬离床面，精神萎靡，嗜睡，无头痛、恶心呕吐等症状。周一患者出现二便失禁，紧急转入神经外科。在入院 3 天后于局部麻醉下行右侧慢性硬膜下血肿钻孔冲洗引流术，术后预防性应用抗生素、甘

露醇脱水降颅压、激素、抑制胃酸、营养神经、止血药物治疗 2 天。术后当天患者左下肢可抬离床面，二便失禁恢复正常，意识障碍恢复，次日可下床行走，复查头 CT 血肿明显减少（图 6 - 3：C、D）。术后未出现感染、出血等并发症，术后 1 周病情稳定步行出院。

出院诊断： 慢性硬膜下血肿；脑梗死（恢复期）；2 型糖尿病；高血压病 3 级（很高危）。

病例分析

慢性硬膜下血肿（chronic subdural hematoma，CSDH）是一种常见的神经外科疾病，好发于老年人。颅脑外伤是慢性硬膜下血肿主要的发病危险因素，老年人由于运动功能减退，肌容积的减少，关节肌肉的协调及平衡能力差，更易于跌倒，跌倒被认为是老年人群伤残、失能和死亡的重要原因之一，严重影响老年人的身心健康和自理能力，给家庭和社会带来巨大的负担。老年人脑实质萎缩，使硬脑膜和蛛网膜易于分离，脑萎缩后增加了桥静脉张力，头颅外伤（甚至轻微伤）、跌落伤容易使紧张的桥静脉撕裂，于硬膜下腔出血。随着人口的老龄化，一些老年人多病共存，抗凝及抗血小板药物，如阿司匹林、氯吡格雷、利伐沙班、华法林等的使用越来越多，抗凝药物相关的脑出血占所有脑出血的 25.8%，其中 30% 的出血位于硬膜下腔，因此抗凝及抗血小板药物也成为慢性硬膜下血肿的危险因素之一。此外，饮酒及肝脏功能障碍也是慢性硬膜下血肿的危险因素。

血肿外膜新生血管形成和炎性反应被认为是慢性硬膜下血肿的主要发病机制。当慢性硬膜下血肿对周围脑组织产生占位效应时引起临床症状，老年人由于存在不同程度脑萎缩，对血肿占位效应的反应多不敏感，临床表现大多数不典型，缺少颅高压相关的症状及体征，而可能更多的表现为肢体无力，精神状态的下降，睡眠的增加，食欲的减退等，从而使误诊几率增加。因此，对于外伤史的询问不可忽视，可疑病例应该尽早行头颅 CT 检查，以及早诊断和治疗。当血肿占位效应明显时外科手术干预是非常必要的，目前临床常用手术方式有：床旁锥颅引流，手术室钻孔引流和去骨瓣开颅术。因为大多数慢性硬膜下血肿患者年老体弱，多病共存，心肺功能下降，致使手术治疗的总体并发症发生率较高，致死率增加，全面正确评估老年人各脏器功能及手术风险与获益至关重要。麻醉方式的选择同样不容忽视，在条件允许的情况下尽量选择局部麻醉的方式，以减少术后误吸、感染风险，减少脑功能受损，术后要加强护理、营养支持等，保证老年慢性硬膜下血肿患者尽早康复。

加强老年人看护，防止跌倒，是老年慢性硬膜下血肿最关键的预防措施。

专家点评

慢性硬膜下血肿多发生于老年人，脑外伤是最常见的发病原因，老年人常因临床症状不典型，病史不明确而延误诊断。对于老年人出现精神不振、头晕不适等非典型症状时，注意外伤史的询问，警惕硬膜下血肿的可能。加强老年人看护，预防跌倒非常重要。对于体积较大的硬膜下血肿，在全面评估老年人脏器功能及手术风险与获益的前提下，局部麻醉手术治疗可能是效果良好且立竿见影的治疗手段。

笔记

参考文献

1. Adhiyaman V, Chatterjee I. Increasing incidence of chronic subdural haematoma in the elderly. QJM, 2017, 110 (11): 775.

2. Jobse I C, Feitsma M T. Presentation of chronic subdural hematoma in the elderly. Tijdschr Gerontol Geriatr, 2011, 42 (3): 139 – 143.

3. Sundström N, Djerf L, Olivecrona Z, et al. Postural stability in patients with chronic subdural hematoma. Acta Neurochir (Wien), 2016, 158 (8): 1479 – 1485.

4. Aspegren O P, Åstrand R, Lundgren M I, et al. Anticoagulation therapy a risk factor for the development of chronic subdural hematoma. Clin Neurol Neurosurg, 2013, 115 (7): 981 – 984.

5. 姚鹏飞，石鹏飞，荔志云. 慢性硬膜下血肿发病机制及治疗研究的进展. 临床神经外科杂志，2017，14 (6): 478 – 480.

6. Kageyama H, Toyooka T, Tsuzuki N, et al. Nonsurgical treatment of chronic subdural hematoma with tranexamic acid. J Neurosurg, 2013, 119 (2): 332 – 337.

（李颖 于维东）

04.3 心房纤颤并发缺血性小卒中一例

病历摘要

患者，男性，62 岁。以"突发右上肢无力伴麻木 4 天"为主诉入院。4 天前行走时突发出现右上肢抬起费劲，右手活动笨拙，拿筷子、写字困难，症状持续不缓解。1 天前于我院门诊行头 DWI 示近期梗死灶，为求进一步诊治而收入院，病来无头痛及恶心呕吐，无头迷、饮水呛咳及吞咽困难，饮食睡眠可，二便如常。

既往史： 高血压 40 年，最高 200/100mmHg，口服拜新同，血压控制可；冠心病，持续性心房纤颤 9 年，口服康忻；糖尿病，糖尿病周围神经病变 20 年，来得时及格华止降糖治疗，空腹血糖 7～8mmol/L，餐后 10mml/L 左右；2008 年、2010 年脑梗死，2017 年出血性脑梗死，未遗留明显后遗症。

个人史： 吸烟 40 年，约 12 支/天；饮酒 20 年，3 两/天。

查体： T：36.4℃，P：72 次/分，R：15 次/分，BP：117/77mmHg。神志清楚，言语正常，双瞳孔等大正圆，D≈3.0mm，光敏阳性，无眼震，眼球各方向运动充分，双侧额纹对称，右侧鼻唇沟浅，伸舌居中，右上肢肌力Ⅳ－级，余肢体肌力Ⅴ级，肌张力正常，BCR（＋＋，＋＋）、TCR（＋＋，＋＋）、PSR（＋＋，＋＋）、ASR（＋＋，＋＋），Babinski 征（L：－，R：＋），颈软。右上肢针刺觉较对侧差，四肢末梢型感觉减退，深感觉未见确切异常。指鼻试验、跟膝胫试验双侧稳准。神经功能缺损评分美国国立卫生院卒中量（NIHSS）为 3 分。心律绝对不齐，第一心音强弱不等，各瓣膜区未闻及病理性杂音。双肺听诊呼吸音清，未闻及明显干湿啰音。腹软，无压痛，双下肢无浮肿。

辅助检查： 头 DWI 示右侧侧脑室旁、左侧半卵圆中心可见斑片状弥散受限高信号（图 6-4）。

初步诊断： 急性脑梗死；心律失常，心房纤颤；高血压病；2 型糖尿病，糖尿病周围神经病变；陈旧性脑梗死。

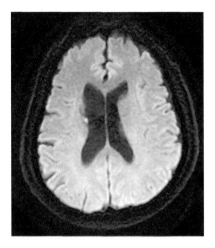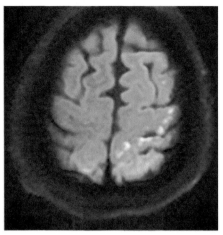

图 6 - 4 头 DWI：右侧侧脑室旁、左侧半卵圆
中心可见斑片状弥散受限高信号

诊疗经过

入院后完善相关检查，血常规：WBC：9.05×10^9/L，血红蛋白：
133g/L，PLT：207×10^9/L。空腹血糖：7.71mmol/L，糖化血红蛋
白：7.30%。肝功能：GGT：31U/L，ALB：42.4g/L，AST：21g/L，
LDL - C：2.67mmol/L，TG：3.10mmol/L，HDL - C：0.65mmol/L。
肾功能：肌酐：95μmol/L，尿素：8.36mmol/L。BNP：196pg/ml。头
MRA：右侧大脑中动脉及其分支管腔闭塞，左侧大脑中动脉 M1 段
局限性闭塞（图 6 - 5）。心电图：心率 87 次/分，心房颤动。胸部
CT：双肺间质性改变。经食管超声心动图：左房未见确切血栓，左
心耳功能减低。下肢动脉彩超示左侧下肢动脉硬化样闭塞症改变，
左下肢动脉多发斑块形成，左侧腘动脉远段轻度狭窄，胫前动脉中
下段中度狭窄，左侧足背动脉血流速度明显减低。右下肢动脉多发
硬化斑块形成。下肢静脉血栓彩超示左侧下肢静脉血栓形成（急性 -
亚急性期）。针对心房纤颤、高血压，请心内科会诊建议抗凝药、

降压治疗。针对左下肢深静脉血栓形成，请血管外科会诊，建议患肢制动，抬高 15～30°，口服抗凝药治疗 3 个月。针对急性脑梗死、颅内大动脉重度以上狭窄，建议拜阿斯匹林＋氯吡格雷双联抗血小板聚集治疗。患者基础病多，综合各科会诊意见，权衡抗凝药和抗血小板药的利弊，科室讨论后决定给予如下治疗方案：前列地尔改善微循环、依达拉奉清除自由基、拜瑞妥 15mg 日 2 次口服抗凝；康忻、拜新同、立普妥口服；来得时、格华止控制血糖；不予抗血小板聚集药物治疗。

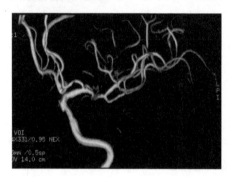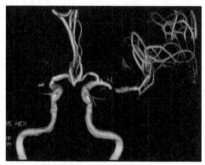

图 6-5　头 MRA：右侧大脑中动脉及其分支管腔闭塞，左侧大脑中动脉 M1 段局限性闭塞

出院诊断：急性脑梗死，TOAST 分型为混合型：心源性及大动脉粥样硬化低灌注、栓子清除障碍；心律失常，心房纤颤；高血压病；2 型糖尿病，糖尿病周围神经病变；左下肢动脉硬化闭塞症；左下肢深静脉血栓形成（急性－亚急性期）；陈旧性脑梗死。

病例分析

　　该患者诊断为急性脑梗死，NIHSS 评分为 3 分，属于小卒中。根据 2013 年 CHANCE 研究，针对缺血性卒中 NIHSS≤3 分的患者建议阿司匹林＋氯吡格雷双抗治疗 21 天，或者根据 2015 年 VISSIT

研究，针对 30 天内症状性颅内大动脉重度狭窄或闭塞的患者，建议阿司匹林 + 氯吡格雷双抗治疗 90 天。然而该患者既往心房纤颤病史，根据房颤患者卒中风险评估 CHA2DS2 – VASc 研究，该患者 CHA2DS2 – VASc 评分（C，心力衰竭 1 分；H，高血压 1 分；A，年龄 > 75 岁 2 分；D，糖尿病 1 分；S，卒中/TIA 史 2 分；V，周围血管病 1 分；A，年龄 > 65 岁 1 分；S，性别，女性 1 分。满分 9 分）为 5 分（高血压 1 分，糖尿病 1 分，既往卒中 2 分，血管疾病 1 分），对于 CHA2DS2 – VASc ≥ 2 分的房颤患者建议抗凝药治疗。针对患者左下肢深静脉血栓形成，血管外科建议抗凝治疗。而该患者是否可以行抗凝联合抗血小板药物治疗，根据 2017 年美国家庭医师房颤治疗指南，强烈反对大多数房颤患者使用抗凝 + 抗血小板双联治疗（强推荐，中等质量证据），联合使用会大大增加出血风险。单用抗凝药物治疗的房颤患者，其出血风险评估我们采用 HAS – BLED（H，高血压；A，异常的肝功或肾功能；S，卒中/TIA 史；B，出血性疾病或出血倾向；L，服用华法林 INR 不稳定；E，老年患者 > 65 岁；D，同时服用其他出血风险的药物或饮酒）评分 4 分（高血压 1 分，卒中 1 分，出血 1 分，饮酒 1 分），积分 ≥ 3 分提示出血"高危"，出血高危患者无论接受华法林还是阿司匹林治疗，均应谨慎，并在开始抗栓之后，加强复查。因此，本案例中在详细告知应用抗凝药物的作用和副作用后，患者及家属一致同意采用单一的抗凝药物治疗且效果满意，无脑血管事件复发。

专家点评

　　针对临床上心房纤颤的小卒中患者，有多重治疗方案选择，比如：抗凝（CHA2DS2 – VASc 研究）、双联抗血小板（CHANCE 研究)、抗凝和抗血小板治疗。具体该应用哪种方案，还要根据患者的实际病情，个体化采取最佳的治疗措施。根据 2017 年美国家庭医师房颤治疗指南建议，单一抗凝药物治疗房颤的脑梗死患者最终获益是最大的。该患者存在有房颤、小卒中、下肢动脉硬化闭塞、下肢静脉血栓形成等多种疾病，虽然出血风险是高危，但权衡利弊后最终还是选择单一抗凝药物治疗，并获得了很好的治疗效果。

参考文献

1. McArdle P F, Kittner S J, Ay H, et al. Agreement between TOAST and CCS ischemic stroke classification: the NINDS SiGN study. Neurology, 2014, 83 (18): 1653 – 1660.

2. Wang Y, Wang Y, Zhao X, et al. Clopidogrel with aspirin in acute minor stroke or transient ischemic attack. N Engl J Med, 2013, 369 (1): 11 – 19.

3. Zaidat O O, Fitzsimmons B F, Woodward B K, et al. Effect of a balloon – expandable intracranial stent vs medical therapy on risk of stroke in patients with symptomatic intracranial stenosis: the VISSIT randomized clinical trial. JAMA, 2015, 313 (12): 1240 – 1248.

4. Lip G Y, Nieuwlaat R, Pisters R, et al. Refining clinical risk stratification for predicting stroke and thromboembolism in atrial fibrillation using a novel risk factor – based approach: the euro heart survey on atrial fibrillation. Chest, 2010, 137 (2): 263 – 272.

5. Hauk L. Newly Detected Atrial Fibrillation: AAFP Updates Guideline on Pharmacologic Management. Am Fam Physician, 2017, 96 (5): 332 – 333.

6. Pisters R, Lane D A, Nieuwlaat R, et al. A novel user – friendly score (HAS – BLED) to assess 1 – year risk of major bleeding in patients with atrial fibrillation: the Euro Heart Survey. Chest, 2010, 138 (5): 1093 – 1100.

(周志可　于维东)

044 以脑梗死为首发症状的血栓性血小板减少性紫癜一例

病历摘要

患者，男性，59岁。以"头痛，烦躁不安5天，加重2天"为主诉收入院。患者5天前受凉后出现双额部持续性胀痛，恶心未吐，视物模糊，有发热，体温37.8℃，曾有一过性言语不清，约20分钟后缓解，周身乏力，烦躁不安；直立时加重，卧位时减轻。我院颅脑 DWI 示左侧额叶近期梗死灶，给予改善循环，营养神经等治疗，效果不佳，患者入院第2天出现不认识家人，高热，体温升至39.4℃，尿失禁。一般查体：贫血貌，巩膜黄染，余查体未见确切异常。

体格检查：T：38.7℃，P：98次/分，R：24次/分，BP：117/77mmHg。神志恍惚，言语不清，眼球各方运动正常，双瞳孔等大，对光反射正常，无面瘫及舌下神经瘫，右侧肢体肌力Ⅳ+级，左侧肌力正常。右侧肱二头肌，肱三头肌，膝腱反射亢进，右侧Babinskis征阳性。心律齐，各瓣膜区听诊未闻及病理性杂音。双肺听诊呼吸音清，未闻及明显干湿啰音。腹软，无压痛，双下肢无浮肿。

辅助检查：颅脑 DWI 示左侧额叶可见点状弥散受限高信号（图6-6）。

笔记

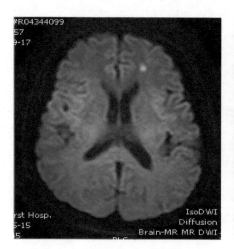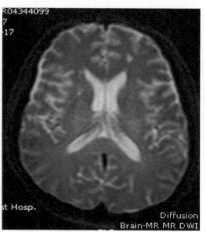

图6－6　颅脑 DWI 显示左侧额叶近期梗死灶

初步诊断：脑梗死（急性期）。

诊疗经过

入院后完善相关血生化检查：血常规：PLT：18×10^9/L，血红蛋白：72g/L，淋巴细胞计数：0.39×10^9/L，中性粒细胞计数：6.73×10^9/L，中性粒细胞百分比：94.3%。肝功能：TBIL：39.7μmol/L，网织红细胞百分比：10.12%，D－二聚体0.92μg/ml。PT：18.6s，INR：1.57，APTT：48.4s。患者入院第3天，复查血生化结果：PLT：10×10^9/L，血红蛋白：59g/L，淋巴细胞计数：0.28×10^9/L，中性粒细胞计数：8.53×10^9/L，中性粒细胞百分比：97.3%。肝功能：TBIL：38.3μmol/L，网织红细胞百分比：10.12%，PT：21.6s，INR：1.79，APTT：56.4s。患者住院期间尽管有神经系统定位体征，右侧轻偏瘫，但血小板进行性减少，溶血性贫血，不能用单发中枢神经系统疾病解释，请血液科会诊，考虑血栓性血小板减少性紫癜可能性大，转至血液科行血浆置换、激素、丙球等治疗，但患者病情不断恶化，入院后第 14 天，出现血氧饱和度进行性下降，抢救无效死亡。

死亡诊断：血栓性血小板减少性紫癜；重度贫血。

病例分析

血栓性血小板减少性紫癜（Thrombotic Thrombocytopenic Purpura, TTP）是一种严重的弥散性血栓性微血管病，以微血管病性溶血性贫血、血小板聚集消耗性减少，以及微血栓形成造成器官损害，如肾脏、中枢神经系统等为特征。神经系统异常表现是血栓性血小板减少性紫癜的重要组成部分，约 60% 患者会以神经系统为首发表现，并随病情进展症状加重，90% 以上最终都会出现神经系统症状。

血栓性血小板减少性紫癜临床诊断要点：①具备血栓性血小板减少性紫癜临床表现；②典型的血细胞计数变化和血生化改变。贫血、血小板计数显著降低，尤其是外周血涂片中红细胞碎片明显增高，血清游离血红蛋白增高，血清乳酸脱氢酶明显升高，凝血功能正常；③血浆 ADAMTS13 活性显著降低；④排除弥散性血管内凝血、HELLP 综合征、Evans 综合征等。

血栓性血小板减少性紫癜的治疗方案及原则：①该病病情凶险，死亡率极高；在诊断明确或高度怀疑该病时，不论轻型或重型都应尽快开始积极治疗。首选血浆置换治疗，其次可以选新鲜冰冻血浆灌注和药物治疗。高度疑似或者确诊病例，输注血小板应谨慎、②方案：血浆置换疗法；免疫抑制治疗；静脉滴注免疫球蛋白；贫血症状严重者可以输注浓缩红细胞；抗血小板药物。本例患者具备明显贫血、血小板计数显著降低、网织红细胞和白细胞升高；乳酸脱氢酶显著升高、间接胆红素升高；提示有微血管病性溶血，血小板水平降低，并伴随精神症状、发热、肢体瘫痪，临床考虑诊断为血栓性血小板减少性紫癜，虽然进行了血浆交换、免疫球蛋白等治疗，但因病情严重，最终抢救无效临床死亡。

专家点评

本例患者以头疼，烦躁不安发病，脑 MRI 示右侧额叶急性脑梗死，但患者同时存在血小板低，全身无瘀点瘀斑，易与原发性免疫性血小板减少症相混淆，当患者出现发热，血红蛋白、血小板进行性下降，出血、胆红素进行性升高，乳酸脱氢酶逐渐升高，结合临床表现最终考虑诊断为血栓性血小板减少性紫癜。该病并不常见，尤其是以神经系统表现起病的更少，通过此比例提醒临床医生在工作中遇到有神经系统受累表现，血小板持续下降的患者要积极进行相关的实验室检查以早期明确诊断，早期治疗，争取取得良好的治疗效果。

参考文献

1. Amann K. ADAMTS13—more than just TMA and TTP. Nephrol Dial Transplant, 2011, 26（6）：1761 - 1764.

2. Rojas J C, Banerjee C, Siddiqui F, et al. Pearls and Oy - sters：Acute ischemic stroke caused by atypical thrombotic thrombocytopenic purpura. Neurology, 2013, 80（22）：235 - 238.

3. Aksay E, Kiyan S, Ersel M, et al. Thrombotic thrombocytopenic purpura mimicking acute ischemic stroke. Emerg Med J, 2006, 23（9）：51.

4. Tripathi S P, Deshpande A S, Khadse S, et al. Case of TTP with cerebral infarct secondary to platelet transfusion. Indian J Pediatr, 2011, 78（1）：109 - 111.

笔记

5. Swisher K K, Terrell D R, Vesely S K, et al. Clinical outcomes after platelet transfusions in patients with thrombotic thrombocytopenic purpura. Transfusion，49（5）：873 - 887.

6. Lv C, Gao B. Serum lactate dehydrogenase as a predictor of outcome in posterior reversible encephalopathy syndrome：imperative to unify. AJNR Am J Neuroradiol，2015，36（4）：29 - 30.

（沙莎　张惠敏）

045 原发性血小板减少性紫癜合并急性脑梗死一例

病历摘要

患者，女性，52 岁。以"左侧肢体活动不灵 5 天"为主诉入院。患者 5 天前活动中突然出现左侧肢体活动不灵，不能行走，第二天就诊于我院急诊，行头 MRI 弥散加权成像（DWI）检查（图 6 - 7）示右侧内囊后肢见斑点状弥散受限高信号，表面弥散系数图（ADC）呈低信号，给予改善循环营养神经治疗。血常规检查示 PLT：4×10^9/L，血红蛋白：149g/L，给予输注血小板 2 次。患者左侧肢体活动不灵略有好转后转入我科继续治疗。1 月前右上臂因碰撞后出现瘀斑，周身无出血点，偶有牙龈少量出血。

既往 5 年前于天津血液病研究所诊断为原发性血小板减少性紫癜（ITP），未应用激素、免疫抑制剂等治疗，高血压病 2 年，否认

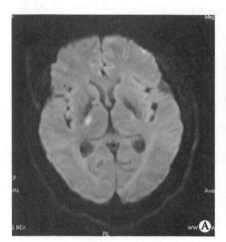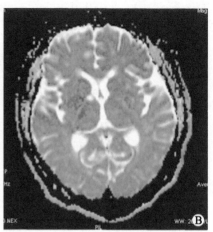

图 6-7 头 MRI：DWI 示右侧内囊后肢见斑点状弥散
受限高信号（A）；表面弥散系数图呈低信号（B）

糖尿病、心脏病史。

体格检查： T：36.4℃，P：75 次/分，R：18 次/分，BP：170/100mmHg。皮肤巩膜无黄染，无瘀点瘀斑。心肺查体无异常。神清语明，双瞳孔等大正圆，直径≈3.0mm，光反应灵敏。双眼向各方向运动充分，无眼震，无面舌瘫，左上肢近端肌力Ⅱ级，远端肌力Ⅰ级，左下肢肌力Ⅲ级，右侧肢体肌力Ⅴ级。左侧肢体肌张力低。肱二头肌腱反射（L：+++，R：++），膝反射（L：+++，R：++），巴氏征（L：+，R：-）。

辅助检查： 低密度脂蛋白：2.93mmol/L（0.00~3.64），甘油三酯：2.63mmol/L（0.00~1.70）。多次化验血常规示血小板减少（表 6-1）。风湿三项、狼疮抗体、抗心磷脂抗体、抗核抗体、抗中性粒细胞胞浆抗体、贫血系列、癌胚抗原、促红细胞生成素、甲胎蛋白测定、CA125、CA153、CA199、甲状腺功能甲状腺炎等均正常，HIV、肝炎八项均阴性。双侧颈动脉超声：双侧颈动脉内斑块形成，血流速度正常。骨髓活检可见巨噬细胞增多。骨髓增殖性疾病突变检测未见异常。

笔记

表6-1　两次住院期间血小板计数

住院天数（d）	第一次发病				第二次发病				
	4	5	7	16	1	11	15	20	35
血小板计数（×10⁹/L）	4	22	48	26	5	24	30	20	21

初步诊断：原发性血小板减少性紫癜（ITP）合并急性脑梗死。

诊疗经过

给予患者改善循环、营养神经、调控血压、血脂等治疗后好转出院，出院后未遵医嘱继续治疗血小板减少性紫癜。

4个月后，患者因"左侧肢体活动不灵10天，加重7天"为主诉再次入院。查体：BP：180/100mmHg，皮肤巩膜无黄染，无瘀点瘀斑。神清语明，双瞳孔等大正圆，直径≈3.0mm，光反应灵敏。双眼向各方向运动充分，无眼震，无面舌瘫，颈强阴性，左侧肢体肌力Ⅰ级，右侧肢体肌力Ⅴ级。左侧肢体肌张力高。肱二头肌腱反射（L：+++，R：++），膝反射（L：+++，R：++），巴氏征（L：+，R：+）。物理及化验检查结果：多次化验血小板低（表6-1），头DWI示左侧额叶、半卵圆区、左侧胼胝体、右侧侧脑室旁见条片状弥散受限高信号影（图6-8）。头颈部动脉CT血管造影（CTA）示右侧大脑前动脉A1段纤细、右侧大脑中动脉M1段纤细（图6-9）。

出院诊断：原发性血小板减少性紫癜（ITP）合并急性脑梗死。

治疗方案：给予改善循环、营养神经、调控血压、血脂治疗，好转出院，随访3个月，未复发。

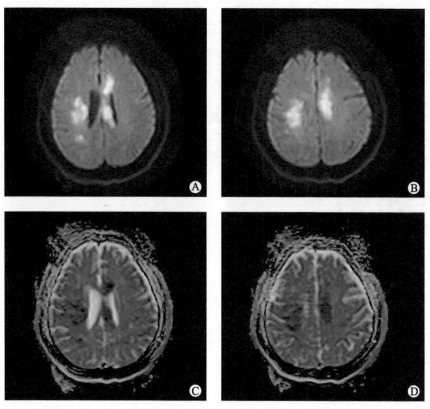

图 6-8　头 DWI 示左侧额叶、半卵圆区、左侧胼胝体、
右侧侧脑室旁见条片状弥散受限高信号影（A、B），
ADC 呈低信号（C、D）

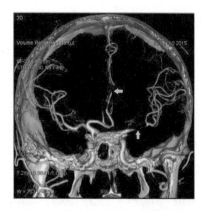

图 6-9　头颈部动脉 CTA 检查显示右侧大脑前动脉 A1 段纤细，
右侧大脑中动脉 M1 段纤细（箭头指示）

笔记

病例分析

　　脑梗死的危险因素包括年龄、高血压、高血脂、脑动脉粥样硬化、糖尿病、吸烟等。本病例患者为中年女性，有高血压、高血脂病史，检查有动脉粥样硬化斑块形成，存在多种危险因素，这些均可导致患者发生脑梗死。同时患者还患有原发性血小板减少性紫癜，原发性血小板减少性紫癜合并急性脑梗死发生的几率非常低，关于原发性血小板减少性紫癜合并脑梗死发生的机制，目前尚不完全清楚。研究证实，血液循环中血小板微粒（PMPs）增多是导致脑梗死发生的重要危险因素。PMPs能够启动凝血级联反应，促进白细胞及内皮细胞黏附，同时刺激内皮细胞释放细胞因子，这些都可能加重动脉粥样硬化，增加脑卒中风险。而原发性血小板减少性紫癜患者血液循环中免疫介导的血小板破坏增多，PMPs也随之增多。有病例报告发现原发性血小板减少性紫癜合并脑卒中患者血清中PMPs明显升高，经口服泼尼松及抗血小板聚集治疗后患者症状好转，PMPs水平降低，而激素减量后PMPs水平升高，患者症状加重。另外，原发性血小板减少性紫癜患者的虽然血小板数量减少，但是大多数为幼稚、聚集功能增强的病态的血小板，容易发生血栓，这也是原发性血小板减少性紫癜患者容易合并脑梗死的又一可能原因。静脉注射免疫球蛋白治疗作为原发性血小板减少性紫癜患者的一种治疗方法广为应用，病例报告发现原发性血小板减少性紫癜患者接受免疫球蛋白治疗后发生脑梗死，其机制可能与免疫球蛋白本身可以增加血液黏稠度，也可以作用于血管内皮导致脑血管痉挛等相关。

　　脑梗死是原发性血小板减少性紫癜的罕见并发症，考虑脑梗死

笔记

复发与自身的抗原抗体反应作用于血小板及内皮细胞，由此导致动脉内血栓形成。本例患者由于多种原因，未针对原发性血小板减少性紫癜进行正规治疗，体内可能存在抗原抗体反应，加之存在高血压、高血脂、动脉硬化等脑血管病的危险因素，因此可以解释该患者出现脑梗死的反复发作。

关于原发性血小板减少性紫癜合并脑梗死的治疗，目前存在很多争议。对于急性脑梗死，如果在治疗时间窗内最有效的治疗方法是溶栓治疗。但是，血小板计数低于 $100 \times 10^9/L$ 为溶栓治疗禁忌症，因此，并不建议溶栓治疗。而研究证实，抗血小板聚集及抗凝治疗并不能降低 PMPs 水平，因此，应根据患者症状、体征、血小板水平、是否存在出血并发症等因素综合考虑治疗用药。

专家点评

本病例为反复发作急性脑梗死患者，除常见危险因素及病因外，还患有原发性血小板减少性紫癜，在临床上比较少见，因血小板水平较低，治疗上未予抗血小板聚集治疗，仅给予改善循环、营养神经治疗，并且积极控制血压、调控血脂等对症支持治疗。对于原发性血小板减少性紫癜合并脑梗死的患者，除了对症治疗脑梗死之外，积极治疗原发性血小板减少性紫癜同样重要，可能会减少脑梗死的复发，有报道称给予激素、免疫抑制剂等治疗后短时间内并未复发。

参考文献

1. Chen Y, Xiao Y, Lin Z, et al. The Role of Circulating Platelets Microparticles and Platelet parameters in Acute Ischemic Stroke Patients. J Stroke Cerebrovasc Dis, 2015, 24 (10): 2313 - 2320.

2. Shan L Y, Li J Z, Zu L Y, et al. Platelet – derived microparticles are implicated in remote ischemia conditioning in a rat model of cerebral infarction. CNS Neurosci Ther, 2013, 19 (12)：917 –925.

3. Kuriyama N, Nagakane Y, Hosomi A, et al. Evaluation of factors associated with elevated levels of platelet – derived microparticles in the acute phase of cerebral infarction. Clin Appl Thromb Hemost, 2010, 16 (1)：26 –32.

4. Ichijo M, Ishibashi S, Ohkubo T, et al. Elevated platelet microparticle levels after acute ischemic stroke with concurrent idiopathic thrombocytopenic purpura. J Stroke Cerebrovasc Dis, 2014, 23 (3)：587 –589.

5. Mahawish K, Pocock N, Mangarai S, et al. Cerebral infarction in idiopathic thrombocytopenic purpura：a case report. BMJ Case Rep, 2009, 2009. 1748.

6. Theeler B J, Ney J P. A patient with idiopathic thrombocytopenic purpura presenting with an acute ischemic stroke. J Stroke Cerebrovasc Dis, 2008, 17 (4)：244 –245.

（刘文静　张惠敏）

046　中枢神经系统淋巴瘤一例

病历摘要

患者，男性，70 岁。以"左侧肢体及左面部麻木 1 个月，左下肢无力半个月"为主诉入院。患者 1 个月前无明显诱因出现左侧肢体及左面部麻木。于外院诊断"脑梗死"，予营养神经及改善循环等治疗，半月前患者住院期间出现左下肢体无力及头迷的症状。于我院门诊行颅脑 MR 弥散成像后提示右侧丘脑区占位病变不除外，为求进一步诊治入院。患者病来无发热，无头痛及恶心、呕吐，无抽搐发作，精神状态可，饮食、睡眠及二便正常，近期体重无明显减轻。患者2年前于我院诊断"右肺上叶癌、左肺结节"，行右肺上叶切除、纵隔淋巴结切除术。

否认高血压，冠心病，糖尿病及脑血管病病史。

体格检查：T：36.2℃，P：71次/分，R：18次/分，BP：126/73mmHg。神志清醒，查体合作，言语正常，颅神经检查正常，四肢肌张力正常，左侧肢体肌力Ⅳ+级，右侧肢体肌力Ⅴ级。左侧躯体及左面部痛觉减退，共济运动正常，BCR（L：++，R：++），TCR（L：++，R：++），PSR（L：++，R：++），ASR（L：++，R：++）。Babinski征（L：±，R：-），颈强阴性。心律齐，各瓣膜区未闻及病理性杂音。双肺听诊呼吸音清，未闻及明显干湿啰音。腹软，无压痛，双下肢无浮肿。

辅助检查：颅脑MR弥散成像：右侧丘脑区占位病变不除外，颅脑MR平扫+增强：右侧丘脑占位性病变，胶质瘤可能大，脑内小缺血灶。颅脑MRS：右侧丘脑占位病变MRS表现，恶性肿瘤性病变可能大（图6-10）。胸部CT（2017年11月14日，我院）：右肺术后改变。左肺多发磨玻璃密度小结节。双肺陈旧性病变。

初步诊断：颅内占位病变不除外；右肺肺癌术后；双下肢动脉粥样硬化。

诊疗经过

入院后给予完善相关化验：血常规：WBC：5.51×10⁹/L，淋巴细胞：1.06×10⁹/L，淋巴细胞百分比：19.2%，血红蛋白：154g/L，PLT：163×10⁹/L。肝功能：ALB：38.3g/L，AST：15g/L，

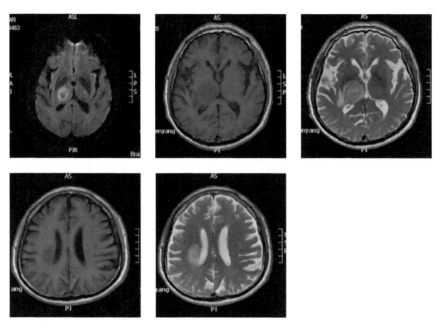

图 6-10　颅脑 MRI + DWI + C（2017 年 11 月 13 日）显示
右侧丘脑占位性病变，胶质瘤可能大

ALT：12g/L。肾功能：肌酐：64μmol/L，尿素：7.03mmol/L。PT：
14.2s，APTT：43.8s。其余生化结果未见明显异常。给与对症支持
治疗，于入院第 13 天转入神经外科行手术治疗，术后病理提示淋
巴瘤，免疫组化结果符合弥漫大 B 细胞淋巴瘤（非 GCB 型）。术后
左侧肢体肌力Ⅲ级，左侧肢体麻木较前明显好转，随即转入血液科
行化疗后转入我科进行术后恢复和康复治疗，经治疗后患者左侧肢
体肌力较前略恢复，达Ⅳ + 级。复查颅脑 MRI + 增强（2018 年 2 月 9
日）：增强扫描见斑片状显著强化，双侧扣带回及左侧脑室旁可见
结节状显著强化，颅脑术后改变，肿瘤复发伴幕上脑积水可能性
大。经血液科会诊后再次转入血液科进行化疗（预计共 9 个疗
程）。

出院诊断：难治性原发中枢神经系统弥漫大 B 细胞淋巴瘤；大
脑开颅，颅内占位病变切除术；恶性肿瘤化疗；双下肢动脉粥样硬

化；右肺上叶切除术后、纵隔淋巴结切除术后（右肺腺癌术后）、左肺结节；肝血管瘤可能性大；胆囊结石；前列腺增大伴结石或钙化。

病例分析

原发性中枢神经系统淋巴瘤属于非霍奇金淋巴瘤，起源并局限于中枢神经系统，是一种少见肿瘤，占恶性中枢神经系统肿瘤的1%。近年来该肿瘤的发病率逐年开始增长，免疫缺陷是原发性中枢神经系统淋巴瘤的主要危险因素，而免疫功能正常的原发性中枢神经系统淋巴瘤患者多为单发病灶。中枢神经系统淋巴瘤发病率的增加提醒临床医生要加强对该疾病的了解，以利于临床上更好地进行早期诊断和治疗。

临床表现：首发症状主要为肢体麻木、力弱、头痛、认知障碍，高峰期时可表现为头痛、肢体无力、视物不清、言语不清、恶心呕吐、饮水呛咳、行走不稳、认知障碍、意识障碍等。这些症状产生的主要原因与颅内的责任病灶大小、位置相关。当患者出现认知功能障碍时，易与病毒性脑炎、脱髓鞘病或脑梗死等相混淆，当患者为老年人时则更易被忽视。究其原因，主要是由于患者前期的首发症状表现不典型，影像学检查表现不突出。有的患者在被误诊为脑梗死或脱髓鞘后给予激素等治疗后症状有所缓解，但可能迅速复发，最后经脑活检确诊为原发性中枢神经系统淋巴瘤。有文献报道，原发性中枢神经系统淋巴瘤患者的脑脊液生化、蛋白及白细胞水平可轻度升高，腰穿压力正常或升高，可见异型淋巴细胞。

影像学表现：该病通常表现为孤立性病灶，或多发幕上病灶，可累及大脑皮层、白质或深部灰质核团，且通常与蛛网膜下腔以及室管膜的表面相接触。颅脑 CT 可见等密度、稍高密度影或者稍低密度影。颅脑 MRI 检查中：T1W1 表现为等或低信号；T2W1 表现为低、等或高信号；Flair 均为稍高或高信号。有少部分患者的肿瘤周围存在水肿，在 MRI 的图像上可见异常的晕环样信号。头颅 MRI 增强可表现为均匀团块强化、C 型强化、结节状强化、闭环强化、不均匀强化或者无强化。当该肿瘤细胞恶性增生活跃时可在 CT 成像上呈稍高密度影，而 MRI 的强化表现则与该细胞浸润破坏血脑屏障有关。水肿信号会随淋巴瘤细胞沿血管周围间隙扩散。部分病例的早期影像学图像表现不明显，CT 上无稍高密度影呈现，MRI 无显著强化表现。部分患者临床表现为快速进展的认知功障碍，头颅 MRI 表现为较弥散的白质病变，易被误诊为脱髓鞘病，经激素治疗症状可有好转，几个月后复发加重，头颅 MRI 表现为弥散白质病变，可出现明显强化。

病理学表现：原发性中枢神经系统淋巴瘤，弥漫大 B 型淋巴细胞瘤约占 90%，免疫组化 CD20 表现为阳性。分子生物学研究指出，原发性中枢神经系统淋巴瘤的发生可能与人体染色体 6q 缺失、BCL－6、P53 等有关。脑组织活检是诊断原发性中枢神经系统淋巴瘤的金标准。本次病例中患者影像学高度提示胶质瘤，病理确诊则是中枢神经系统淋巴瘤，更加突出了脑组织活检的重要性。

治疗：原发性中枢神经系统淋巴瘤的治疗尚无标准的治疗方案，国际上较为推崇的治疗方案分为两个阶段，诱导治疗及巩固治疗。诱导治疗主要是化疗，根据患者的年龄及症状选择不同的化疗方案。巩固治疗主要以全颅放疗及自体造血干细胞移植为主。有研究证实化疗在先的联合方案较放疗在先的联合方案神经毒性更低，原发性中枢神经系统淋巴瘤的血-脑屏障破坏有利于药物分布，而放射治疗在先所导致的肿瘤缩小和血-脑屏障关闭会降低药物在脑组织中的分布。

本例患者为老年男性，以肢体麻木无力起病，按脑梗死治疗效果不明显，复查影像检查提示为脑胶质瘤，进行手术治疗后，术后病理确诊为原发中枢神经系统淋巴瘤，遵会诊意见给与化疗，化疗后症状改善但时有波动，需按时进行下一疗程化疗，并配合对症支持治疗。

专家点评

该患者为原发中枢神经系统淋巴瘤（PCNSL），PCNSL 是见于淋巴结以外、局限于中枢神经系统内的非霍奇金淋巴瘤的一种类型，病因不明，近年来其发病呈增高趋势，发病高峰在 60 岁左右，男性约为女性 2 倍。该病临床症状常常不典型，头颅 MRI 检查可见颅内单发或多发病灶，额叶最常见，其次为顶叶和颞叶，少见于脑干和后颅窝。该病目前无统一的诊断标准，确诊主要依据脑组织病理学检查，免疫组化结果显示 95% 以上为 DLBCL。活检前应避免使用激素，活检阴性不能除外 PCNSL。内科化疗为主要治疗手段，化疗结合自体干细胞移植以及生物靶向治疗 PCNSL 可能有效，但目前仍处于试验阶段。

参考文献

1. 王海莉，张中冕. 原发性中枢神经系统淋巴瘤临床表现、影像学特征及病理诊断分析. 中国实验血液学杂志，2018，26（1）：171 – 176.

2. Chiavazza C, Pellerino A, Ferrio F, et al. Primary CNS Lymphomas: Challenges in Diagnosis and Monitoring. Biomed Res Int, 2018, 2018: 3606970.

笔记

3. Sinicrope K, Batchelor T. Primary Central Nervous System Lymphoma. Neurol Clin, 2018, 36 (3)：517 - 532.

4. Baumgarten L, Lerhaus G, Korfel A, et al. The Diagnosis and Treatment of Primary CNS Lymphoma. Dtsch Arztebl Int, 2018, 115 (25)：419 - 426.

5. Laghari A A, Ahmed S I, Jabbar A, et al. Treatment options for Primary CNS Lymphoma. J Pak Med Assoc, 2018, 68 (3)：499 - 500.

（陶冶　张荣伟）

笔记

第七章
老年患者的综合评估与治疗

047 老年患者术后谵妄的综合诊治一例

病历摘要

患者，男性，86岁。因"反复低热2月，发现膀胱占位性病变1月余。"入院。患者1月余前因反复低热1月来我院诊治期间行彩超检查发现膀胱右侧壁低回声（3.01cm×1.34cm×2.02cm），膀胱实质占位性病变不除外；PET – CT检查提示膀胱右侧壁局部增厚，速尿延迟显像后代谢增高，恶性病变不除外。拟尿路感染予抗感染治疗后低热症状略好转。本次来院拟行膀胱镜检查及进一步诊治。病程中患者神清气平，饮食及二便如常，体重近3月下降近4kg。

既往史： 2型糖尿病病史20余年，口服亚莫利及拜唐苹控制血糖，空腹血糖8～14mmol/L，餐后血糖12～20mmol/L；多发腔隙性脑梗死史多年；前列腺肥大病史多年。

体格检查： T：36.2℃，P：86次/分，R：16次/分，Bp：114/63mmHg。身高：164cm，体重：55kg。神志清楚，听力下降，对答切题，查体合作。无贫血貌，浅表淋巴结未触及。双肺呼吸音清，未及干湿啰音，心律齐，各瓣膜听诊区未闻及病理性杂音。腹软，全腹无压痛，肝脾肋下未触及，移动性浊音阴性，双下肢无浮肿，四肢肌力Ⅴ级，腱反射正常，病理反射未引出。

辅助检查： 入院后主要实验室检查结果见表7-1。

表7-1　主要实验室检查结果

术前主要检验项目	结果	参考值范围
血常规		
白细胞计数（×10⁹/L）	6.52	3.50～9.50
红细胞计数（×10¹²/L）	4.09	4.30～5.80
血小板计数（×10⁹/L）	257	125～350
血红蛋白浓度（g/L）	121↓	130～175
血清空腹血糖（mmol/L）	3.66↓	3.90～6.10
血清白蛋白（g/L）	36.9↓	40.0～55.0
血清钾（mmol/L）	4.51	3.50～5.30
血清钠（mmol/L）	142.4	137.0～147.0
血气分析		
动脉血pH值	7.412	7.350～7.450
动脉血氧分压（mmHg）	78.90↓	80.00～100.00
动脉血二氧化碳分压（mmHg）	41.80	35.00～45.00
总血红蛋白浓度（g/dl）	11.90↓	12.00～17.50
动脉血氧含量（ml/dl）	16.20	15.90～22.40
肝肾功能、凝血功能	正常	

笔记

入院心电图： 完全性右束支传导阻滞，心率为 86 次/分。

初步诊断： 膀胱占位（恶性病变不除外）；2 型糖尿病；多发腔隙性脑梗死；前列腺肥大；听力减退。

诊疗经过

入院后经泌尿外科诊查拟行经尿道膀胱肿瘤切除手术。术前予抗尿路感染治疗，并调节血糖水平（空腹：7～8mmol/L，餐后 2 小时：9～11mmol/L），同时进行了心、肺、脑功能及麻醉评估：①患者无心脏结构及功能异常 [超声心动图：室间隔上部心肌限局性增厚二尖瓣，主动脉瓣退行性变，左室舒张功能减低（Ⅰ级），静息状态下左室整体收缩功能正常，EF：62%]，无心律失常及心肌缺血的证据，血压正常；②无近期脑梗死（颅脑 MR 平扫：脑内多发缺血梗死灶、软化灶，左侧额叶脑软化灶，脑白质疏松，老年性脑改变；颅脑 MR 弥散成像：脑内未见近期梗死灶）；③肺功能正常，通气储量百分比为 88.3%；④双下肢动脉硬化（血管彩超：左侧下肢动脉硬化样改变，左侧胫后动脉阻塞样病变，左侧胫后动脉远段血流速度减低；右侧下肢动脉硬化样改变，右侧胫前动脉阻塞样病变，右侧足背动脉血流速度减低，频谱形态异常；双下肢深静脉未见异常）。

术前向家属详细交代了手术及麻醉方式，及术后可能出现的情况。征得家属知情同意后，予患者于全麻下行经尿道膀胱肿瘤切除术。术中以喉罩接呼吸机辅助通气，以注射用苯磺顺阿曲库铵 10mg、丙泊酚中长链脂肪乳注射液 90mg 诱导麻醉，术中丙泊酚 4mg/（kg·h）维持，血压维持（98～112）/（45～61）mmHg，心率维持在 49～56 次/分，呼吸 15 次/分左右，血氧饱和度维持

>96%。手术历时 40 分钟，过程顺利，无大量出血，术后安返重症监护病房。

入监护病房时患者未明确主诉疼痛，生命体征平稳，意识清楚，自主呼吸，心电监护显示心率为 51 次/分，血压为 138/60mmHg，呼吸为 11 次/分，外周血氧饱和度为 98%，留置尿管盐水持续冲洗膀胱，留置胃管。术后 24 小时后将患者转入普通病房继续治疗。入普通病房后患者即出现躁动拔管、胡言乱语，心电监护显示心率 100～120 次/分，血压 (200～210)/(70～80) mmHg，外周血氧饱和度为 98%；查体问话可回答，不全切题，话语较多，存在定向障碍（诉说其此时在某地出差）；双瞳孔等大正圆 D=3mm，光反射灵敏，双眼球向各方向活动充分，无眼震；双侧额纹对称，双面肌对称，伸舌居中；其他颅神经查体未见确切异常；四肢肌力肌张力正常，双侧肱二头肌反射阳性，双侧膝反射阴性，双侧巴氏征阴性。神经系统查体未见确切定位体征。急检血钾：3.33mmol/L，动脉血气：$PaCO_2$：41.5mmHg，PaO_2：74.1mmHg，pH：7.405。由于患者不能配合，未行颅脑影像学检查。

考虑患者神志改变为术后谵妄状态。治疗给予：富马酸喹硫平控制精神症状，硝普钠控制血压，厄他培南抗感染，同时纠正低钾血症，吸氧、翻身叩背辅助排痰等对症处理。术后 3 日体温波动于 38.6～36.8℃，24 小时尿量 1200～1600ml。3 日后患者精神症状逐步好转，主要表现为强行下床，穿衣欲走，日间通过妥善的言语交流可控制行为，但夜间症状较重，遂将喹硫平改为奥氮平每晚口服改善夜间睡眠，并加强环境及行为干预，包括减少陌生人接触，改变室内光线适应昼夜节律等；适时拔除患者尿管、胃管，恢复自行排尿，自主进食。1 周后患者精神症状逐渐消失。再经一周的术后抗感染治疗及营养支持，患者逐渐恢复日常饮食及作息时间，借助帮助可下地行走。

出院诊断：膀胱恶性肿瘤，经尿道肿瘤电切术后（高级别尿路上皮癌）；谵妄状态；2 型糖尿病；多发腔隙性脑梗死；双下肢动脉硬化；前列腺肥大；听力减退。

病例分析

该病例为一高龄患者术后谵妄的典型病例。

谵妄是一种急性波动性的精神状态改变，表现为意识水平下降和注意力障碍。术后谵妄是患者经历外科手术后出现的谵妄，为手术后的常见并发症，其与术后长期的认知和非认知疾病的发生相关，可导致创伤后应激障碍、影响患者生活质量、延长住院时间，并与术后短期及远期的死亡率呈正相关。

基于循证医学和专家共识，术后谵妄的高危因素包括高龄、术前合并疾病（脑血管、心血管、外周血管、糖尿病、贫血、帕金森、抑郁、焦虑及慢性疼痛）、术前伴随疾病评分高、围手术期禁食禁饮及脱水、低钠血症和高钠血症、抗胆碱能药物应用、手术部位、术中出血情况、手术时间长短、术后疼痛等。其中高龄在术后谵妄的危险因素中占有举足轻重的低位。随着年龄的增长，谵妄的易感因素逐渐增多。故基于老年人，危险因素还有认知损害（如术前存在痴呆、抑郁等）、系统功能减退（如社交、活动能力减退）和（或）虚弱、营养不良（如低蛋白血症）和感觉障碍（如视力或者听力障碍）。

在该病例中，患者明确存在诸多术后谵妄的危险因素，首要因素即为高龄，其术前合并有多发性腔隙性脑梗死、下肢动脉硬化、2 型糖尿病，并有明确的听力障碍，术后患者留有胃管、尿管等侵袭性导管，加之术后疼痛，且在转科过程中经历了环境改变等因素，均为其发生术后谵妄的危险因素。

对于谵妄的诊治，早期识别非常重要。意识模糊评估法（confusion assessment method，CAM 或 CAM – ICU）是目前全球使用最广泛的谵妄筛查工具，该量表具有高敏感性和特异性，可以做到早期、快速筛查术后谵妄。该患者谵妄评分详见表 7 – 2。

表 7 – 2　CAM – CR（CAM Chinese reversion）量表

测评项目	评分
急性起病：患者的精神状况有急性变化的证据吗？ （判断从前驱期到疾病发展期的时间） 1. 不存在 2. 较轻：三天至一周 3. 中度：一天至三天 4. 严重：一天之内	3
注意障碍：患者的注意力难以集中吗？ （请患者按顺序说出 21 到 1 之间的所有单数） 1. 不存在 2. 轻度：1~2 个错误 3. 中度：3~4 个错误 4. 严重：5 个或 5 个以上的错误	4
思维混乱：患者的思维是凌乱或不连贯的吗？ 1. 不存在 2. 轻度：偶尔短暂的言语模糊或不可理解，但尚能顺利交谈 3. 中度：经常短暂的言语不可理解，对交谈有明显的影响 4. 严重：大多数的时间言语不可理解，难以进行有效的交谈	4
意识水平的改变：总体上看，您是如何评估该患者的意识水平？ 1. 不存在：机敏（正常） 2. 轻度：警觉（对环境刺激高度警惕、过度敏感） 3. 中度：嗜睡（瞌睡，但易于唤醒）或昏睡（难以唤醒） 4. 严重：昏迷（不能唤醒）	2
定向障碍：在会面的任何时间患者存在定向障碍吗？ 1. 不存在 2. 轻度：偶尔短暂地存在时间或地点的定向错误（接近正确） 3. 中度：经常存在时间或地点的定向错误，但自我定向好 4. 严重：时间、地点及自我定向均差	3

笔记

（续）

测评项目	评分
记忆力减退：在面谈时患者表现出记忆方面的问题吗？ （以回忆 MMSE 中的三个词为主） 1. 不存在 2. 轻度：有一个词不能回忆或回忆错误 3. 中度：有两个词不能回忆或回忆错误 4. 严重：有三个词不能回忆或回忆错误	4
知觉障碍：患者有知觉障碍的证据吗？ （幻觉、错觉或对事物的曲解） 1. 不存在 2. 轻度：只存在幻听 3. 中度：存在幻视，有或没有幻听 4. 严重：存在幻触、幻嗅或幻味，有或没有幻听	3
精神运动性兴奋：面谈时，患者有行为活动不正常的增加吗？ 1. 不存在 2. 轻度：偶有坐立不安，焦虑、轻敲手指及抖动 3. 中度：反复无目地走动、激越明显 4. 严重：行为杂乱无章，需要约束	4
精神运动性迟缓：面谈时，患者有运动行为水平的异常减少吗？ 1. 不存在 2. 轻度：偶尔地比先前的活动、行为及动作缓慢 3. 中度：经常保持一种姿势 4. 严重：木僵状态	1
波动性：患者的精神状况（注意力、思维、定向、记忆力）在面谈时或面谈中有波动吗？ 1. 不存在 2. 轻度：一天之中偶尔地波动 3. 中度：症状在夜间加重 4. 严重：症状在一天中剧烈波动	3
睡眠 – 觉醒周期的改变：患者有睡眠 – 觉醒周期紊乱的证据吗？ （日间过度睡眠而夜间失眠） 1. 不存在 2. 轻度：日间偶有瞌睡，且夜间时睡时醒 3. 中度：日间经常瞌睡，且夜间时睡时醒或不能入睡 4. 严重：日间经常昏睡而影响交谈，且夜间不能入睡	3
合计：	34

注：≤19 分 没有谵妄；20 ~ 22 分 可疑有谵妄；>22 分 有谵妄。（资料来源：李娟、邹义壮等 2003 年编制的 CAM 中文修订版）

另外，护理谵妄筛查量表（nursing delirium screening scale，Nu -
DESC）无需专业培训，比 CAM 诊断更加迅速。该患者 Nu - DESC
评分详见表 7 - 3。

表 7 - 3　护理谵妄筛查量表（Nu - DESC）

症状	评分
定向障碍：（0 ~ 2 分） 言语或行为上表现为分不清时间或地点或周围其他人的身份	2
行为异常：（0 ~ 2 分） 患者的行为与其所处场合和（或）本人身份不相称，例如：在不允许的情况下，仍然拉扯身上的导管或敷料，或者试图下床及类似行为	2
错觉/幻觉：（0 ~ 2 分） 看见或听见不存在的事物，视物扭曲	1
精神运动性迟缓：（0 ~ 2 分） 反应迟钝、无或少有自发活动/言语，例如：病人对针刺反应迟钝和（或）不能被唤醒	0
合计：	5

注：总分大于或等于 2 即可诊断谵妄。（资料来源：2017 版欧洲麻醉协会《基于
循证和专家共识的术后谵妄指南》解读）

根据上述量表评分，该例患者谵妄诊断可明确。考虑的鉴别诊
断主要包括术后躁动、术后认知功能障碍和痴呆。术后躁动四肢患
者因麻醉未完全清醒，疼痛或其他不适（如导尿管或气管导管等刺
激）而出现的运动、言语不配合，给予有效的镇痛治疗待全身麻醉
苏醒后多可缓解，它与术后谵妄的主要区别在于后者的症状存在被
动性；术后认知功能障碍是指术后中枢神经系统出现的所有急性或
持续存在的功能障碍，包括脑死亡、中风、细微的神经病理体征和
神经心理障碍，主要涉及与思考记忆相关的问题，多发生在术后一
周以后；痴呆为慢性渐进性改变，病情无明显波动。

老年患者一旦明确诊断术后谵妄后因立刻进行对因治疗和对症
治疗。

由于术后谵妄是多种易感因素和诱发因素共同作用的结果，所以术后谵妄的对因治疗主要是针对危险因素的干预。针对本例患者的危险因素，我们采取的非药物干预措施主要包括：①尽量减少陌生人的近距离接触，尽量减少护理人员的频繁更换，保持室内环境的安静与稳定；②改变室内光线，以适应昼夜节律，即使日间患者休息时亦不拉窗帘，保证日间室内光亮，以帮助患者定向时间；③针对患者听力障碍，为患者准备写字板，解除患者因沟通障碍所产生的焦虑情绪；④根据患者术后功能恢复情况及时拔除尿管、胃管，鼓励其自行排尿，尽早恢复自主进食。

在行为干预效果不明显时可适当辅以药物协助治疗，允许应用小剂量的非典型抗精神病药物来帮助患者改善情绪及认知功能，有助于缩短病程。我们在精神心理专科医师的指导下应用了喹硫平及奥氮平辅助治疗，效果显著。

老年患者，发生术后谵妄常常伴有血压升高、心率增快、心律失常、血氧下降等危急情况，故密切监测、及时对症支持治疗至关重要。

专家点评

在老年患者中，术后谵妄的发生率非常高。谵妄时间越长，治疗开始越晚，认知损害的发生率越高。所以老年患者术前的评估及谈话告知，术后的监测及综合诊治，对老年患者围手术期的安全管理均发挥着重要作用。

参考文献

1. Nobili A, Garattini S, Mannucci P M. Multiple disease and polypharmacy in the elderly: challenges for the internist of the third millennium. J Comorb, 2011, 1:

28 – 44.

2. Radtke F M, Franck M, Schneider M, et al. Comparison of three scores to screen for delirium in the recovery room. Br J Anaesth, 2008, 101（3）：338 – 343.

3. 万小健，王东信，方向明，等. 成人术后谵妄防治的专家共识（2014）. 北京：人民卫生出版社，2014.

4. Heymann A, Radtke F, Schiemann A, et al. Delayed treatment of delirium increases mortality rate in intensive care unit patients. J Int Med Res, 2010, 38（5）：1584 – 1595.

（洪虹　蒋丽娟）

048　老年脑外伤后植物状态 23 年一例

病历摘要

　　患者，男性，87 岁。因"脑外伤植物状态 23 年"长期住院治疗。患者于 23 年前因跌倒导致头部摔伤，出现昏迷，生命垂危，于我院诊断为"脑外伤、颅内出血"，急诊行去骨瓣减压术和气管切开术并积极高压氧和针灸等综合治疗 1 年余，意识仍不恢复，之后呈植物状态 23 年。曾有数次严重的癫痫发作，长期服用丙戊酸钠治疗 10 年余，近 5 年余癫痫未再发作，改用低剂量丙戊酸钠缓释片维持至今。期间患者曾反复发生吸入性肺炎和不全肠梗阻，经系统抗炎及胃肠减压、润肠通便、增强胃肠动力等综合治疗后均好转。病来一直鼻饲饮食,每日热量1800kcal左右,可自控排尿(近期偶有残余尿量100ml左右),需要开塞露辅助通便。

既往史:症状性癫痫、冠心病、心律失常、Ⅰ度房室传导阻滞、前列腺增生症多年。

体格检查:目前患者仍呈植物状态,神志不清,自主呼吸,呼吸节律正常,15~18次/分,心率60~70次/分,血压(120~150)/(60~80)mmHg,体温35.8℃左右,血氧饱和度:98%~100%(未吸氧)。营养状态良好(BMI 24.8~28kg/m²),气管切开置入金属套管,言语查体无法配合,有睁眼、眨眼,打哈欠等动作。面部皮肤无老年斑及皱纹,双瞳孔不等大,左瞳孔 D≈3.0mm,光反应(+),右瞳孔 D≈2.0mm,光反应(-),无眼震。双眼左侧凝视,向右运动欠充分。双侧额纹对称,右侧鼻唇沟较对侧浅,伸舌不配合,颈软,左枕部6cm×7cm减压骨窗处凹陷。四肢肌力均为0级,左上肢肌张力增强,余肢体肌张力正常。腱反射(BCR、TCR、PSR、ASR)均阳性(L:+,R:+),Babinski 征(L:+,R:+)。痛觉、轻触觉、运动觉、位置觉、振动觉、指鼻试验、跟膝胫试验等查体无法配合。双肺呼吸音粗,未及干湿啰音,心界不大,心律规整,腹部略膨隆,无包块,肝脾肋下未及,移动性浊音(-),肠鸣音正常。

辅助检查:血常规:WBC:4.43×10^9/L,血红蛋白:145g/L,PLT:201×10^9/L,肝功能:白蛋白:34.5g/L,前白蛋白:21.5mg/dl,ALT:33U/L,AST:39U/L,肾功能:Cr:72μmol/L,Urea:3.19mmol/L;空腹血糖:4.8~6.1mmol/L。尿常规:蛋白:阴性,潜血:阴性,红细胞:0.58/HP,白细胞:1.33/HP;便常规:正常,潜血:阳性;便球杆比:1:10。心脏超声:室间隔上部心肌增厚,左室流出道轻度梗阻,主动脉瓣退行性变伴微量-轻度反流,静息状态下左室整体收缩功能正常(EF:65%);动态心电图:窦性心律,窦性心动过缓（平均心率：57 次/分），一度房室传导阻滞，偶发房性早搏，偶发室性早搏；颅脑 CT：颅脑术后改变，脑内多发梗死灶，老年性脑萎缩。肺部 HRCT：双肺微小结节，双肺陈旧性病变，左肺上叶局限性气肿。全腹 CT：肝右叶囊肿，胆囊结石，双肾囊肿，膀胱壁厚，膀胱厚壁小结石，前列腺增生伴钙化，部分肠管积气扩张（肠梗阻时 CT）。

初步诊断：脑外伤颅内出血，开颅去骨瓣减压术后，植物状态；症状性癫痫；气管切开术后；吸入性肺炎；冠心病，心律失常，一度房室传导阻滞；血脂异常症，高甘油三酯血症；不全肠梗阻，便秘；肝囊肿；前列腺增生症。

诊疗经过

患者摔伤后出现昏迷，于我院诊断为"脑外伤、颅内出血"，急诊行去骨瓣减压术和气管切开术并积极高压氧和针灸等综合治疗 1 年余，意识未恢复；患者病后曾有数次严重的癫痫发作，长期服用丙戊酸钠治疗 10 年余，近 5 年余癫痫未再发作，改用低剂量丙戊酸钠缓释片维持至今。患者住院期间鼻饲营养液营养支持、改善心脑循环、改善胃肠功能、改善前列腺增生、增强免疫等综合治疗。曾多次发生吸入性肺炎和不全肠梗阻，经系统抗炎及胃肠减压、润肠通便、增强胃肠动力等综合治疗后均好转。目前患者一直鼻饲饮食，每日热量 1800kcal 左右，可自控排尿（近期偶有残余尿量 100ml 左右），需要开塞露辅助通便。

病例分析

"植物人"在国际医学界通行定义是"持续性植物状态

(persistent vegetative state，PVS)"。所谓植物生存状态常常是因颅外伤或其他原因，如溺水、中风、窒息等大脑缺血缺氧、神经元退行性改变等导致的长期意识障碍，表现为患者对环境毫无反应，完全丧失对自身和周围的认知能力；完全失去生活自理能力；但能保留躯体生存的基本功能，如新陈代谢、生长发育。植物状态可以是暂时的，也可以呈持续性植物状态，有人认为植物状态超过1个月或1年者称持续性植物状态，但一般认为必须大于1年方可诊断持续性植物状态。

持续性植物状态与"脑死亡"又有区别。"脑死亡"患者是永远不可能存活的，其主要特征是自主呼吸停止、脑干反射消失，而持续性植物状态的患者有自主呼吸，脉搏、血压、体温可以正常，但无任何言语、意识、思维能力。

关于持续性植物状态的诊断标准，众说纷坛。美国神经病学学院（AAN）提出确定植物状态时药满足所有的4个标准和条件：①没有按吩咐动作的证据；②没有可以被理解的言语反应；③没有可辨别的言语和手语来打算交谈和沟通的表示；④没有任何定位或自主的运动反应的迹象。

我国于1996年在南京制订了持续性植物状态的临床诊断标准。这些标准是：①认知功能丧失，无意识活动，不能执行指令；②保持自主呼吸和血压；③有睡眠－觉醒周期；④不能理解或表达语言；⑤自动睁眼或刺激性睁眼；⑥可有无目的性眼球跟踪运动；⑦丘脑下部及脑干功能基本保存。如果以上症状在脑损伤后持续1个月以上，即可定为持续性植物状态。

目前对持续性植物状态尚缺乏有效的治疗方法，主要是非特异性支持治疗。持续性植物状态的治疗包括以下几方面：

（1）并发症症的预防与治疗：①防治感染：持续性植物状态的

感染主要是皮肤、呼吸和泌尿系统感染。防治措施包括保持室内清洁，湿度及适宜温度，保持呼吸道通畅。对有气管切开患者常用雾化吸入，同时加强按时翻身、叩背、吸痰，每天用生理盐水棉球擦洗口腔，防止霉菌性口腔炎和尿路感染；对未能自行排便的患者行间歇性导尿；有感染症状患者，先检查病原菌并进行药敏试验，依据药敏结果选用抗生素治疗；②防治褥疮：定时翻身，有条件的可让患者睡气垫床，出现褥疮及时清洗换药，同时配合微波、激光理疗；③抗癫痫：专家认为外伤后≥2次癫痫发作应给予抗癫痫药治疗，同时定期监测血药浓度；④护理：对于昏迷患者与植物状态患者而言，护理有时是决定其预后的关键因素，护理好能够有效减少并发症、延长存活时间，主要包括营养支持、口腔护理、呼吸道管理、消化道护理、皮肤护理、会阴护理、肢体康复等，并强化患者的胃管、气管套管、尿管、静脉通道（深静脉插管、静脉留置针）的护理。

（2）促醒治疗：①视觉刺激及听觉刺激；②神经电刺激法；③颈部脊髓后索电刺激疗法（DCS）；④针刺；⑤高压氧（HBO）。上述方法多为通过刺激增加脑血流及促进脑神经功能的恢复。

（3）药物治疗：联合应用增加脑血流量药物、促进中枢神经细胞代谢药物及神经功能恢复药物，比单一用药有效。

（4）康复训练：通过运动治疗，反复训练，使大脑皮层损伤的周边细胞功能重组或形成新的神经通路。

目前国内外对持续性植物状态的促醒治疗尚无成熟方案，主要采用综合的治疗方法，但促醒率低，且随持续性植物状态时间延长，促醒率更低，国外报告，脑外伤后持续性植物状态6个月～1年，意识恢复率约16%。对于持续性植物状态的治疗是一个艰巨的工作，需要漫长的临床过程。对于持续性植物状态患者，基础护理是维持生命最基本的条件，防治并发症是提高患者生命质量的前提，及时的精准的治疗是生命延续的关键所在。

该患者术后一直在我院住院治疗，气管切开状态自主呼吸，营养支持以肠内营养为主，鼻饲营养液及少量自制食糜，定期进行营养评估，根据营养评估结果及消化道状态调整喂养方案；保持口腔清洁及呼吸道通畅，定时翻身、扣背、排痰，气管套管定期清洁、消毒；控制环境温度、湿度，气道局部湿化；使用电动气垫，按时翻身，局部按摩，以减少压疮的发生；保持会阴部清洁以预防尿路感染；保持大便通畅，开塞露辅助通便；长期间断康复科按摩，被动活动，以防止肌肉萎缩及预防血栓形成；在医护人员的共同努力下，有效预防患者褥疮、肌肉萎缩、血栓形成等长期卧床并发症并及时发现痰量增多、痰色变黄或排便习惯改变等异常情况，根据化验检查结果结合经验治疗，多次有效治疗患者吸入性肺炎、不全肠梗阻等病症；使患者得以长期存活且生存质量较高，植物状态下生存超过 20 年，且生存期有望进一步延长。

该例患者脑外伤后植物状态 23 年余，且目前无心、肺、肝、肾等重要脏器功能不全及衰竭表现，生存期有望进一步延长。这在国内外老年脑外伤后植物状态中亦为少见。

专家点评

患者脑外伤术后植物状态长期住院 23 年余，虽无自主意识，但呼吸、循环功能未受明显影响，能自主呼吸且频率正常；可以咳嗽、咳痰、哈欠。因患者意识丧失及长期卧床，吞咽功能和消化功能较差，且对环境适应能力及自主调节能力差，极易发生吸入性肺炎、消化不良及肠梗阻等情况，需要细心护理，及时发现误吸、痰量增多、痰色变黄或呕吐、排便习惯改变等异常情况，结合相关化验、检查，给予及时的精准的治疗，是生命延续的关键所在。长期喂养过程中既要保证患者足够的热量摄入及充足的营养，又要兼顾消化和吸收能力，在两者之间找到平衡，也是至关重要的。

参考文献

1. 胡晓华，喻森明，祝飞虹，等. 持续性植物状态患者预后的影响因素. 中国康复医学杂志，2009，24（2）：139 – 141，149.

2. 王鹏，邢红伟，周志武. 脑外伤致持续性植物状态的催醒治疗研究进展. 疑难病杂志，2014，（1）：99 – 101，107.

（李艳　蒋丽娟）

049　老年综合评估一例

病历摘要

患者，男性，85 岁。以"活动后胸闷 4 年，加重伴活动耐力减低半年"为主诉入院。患者于入院前 4 年出现活动后胸闷症状，无胸痛，不伴出汗，口服"丹参滴丸"后约 5 分钟可缓解，此后上述症状于活动后间断发生。近半年来胸闷发作较前频繁，持续时间较前延长，偶尔静息时发作，且活动耐力减低，故来我院。病来无头晕、头痛，无咳嗽、咳痰，无腹胀、腹痛，精神状态可，饮食睡眠可，二便如常，近期体重无明显变化。既往高血压病病史 20 余年，血压最高达 190/100mmHg，平时口服缬沙坦胶囊 80mg 早 1 次、苯磺酸氨氯地平片 5mg 晚 1 次，血压控制在（140～150）/90mmHg。2014 年因颅脑外伤双侧慢性硬膜下血肿行钻孔冲洗引流术治疗。2016 年 4 月于我院行头 MRI 检查提示多发小缺血灶，诊断为缺血性脑血管病。

入院查体： P：62 次/分，R：19 次/分，BP：155/60mmHg，BMI：26.37kg/m²。神清语明，口唇无发绀，颈静脉无怒张，双肺呼吸音清，未闻及干湿啰音，心相对浊音界正常，心律齐，各瓣膜听诊区未闻及病理性杂音，腹软无压痛，肝脾肋下未触及，双下肢无浮肿。

辅助检查： 血常规：WBC：5.66×10^9/L，血红蛋白：150g/L。尿常规：pH：6.5。肝功能：白蛋白：42.3g/L。肾功能：Cr：82μmol/L，eGFR：57.3ml/min。血脂分析：TG：3.82mmol/L，TC：6.5mmol/L，LDL－C：4.67mmol/L，HDL－C：0.75mmol/L。空腹血糖：5.45mmol/L，餐后 2 小时血糖为 9.03mmol/L，糖化血红蛋白：6.3%。血离子：K⁺：4.4mmol/L，钙测定：2.33mmol/L，Na⁺：143.2mmol/L，Cl⁻：106mmol/L。血尿酸：562μmol/L。BNP：58pg/ml。心电图（图 7－1）：窦性心律，心率：66 次/分，电轴左偏，肢导低电压，$V_{7～9}$ 导联呈 qR 型。动态心电图：窦性心率，总心搏数：84146 次，平均心率：60 次/分，最高心率：88 次/分，最低心率：47 次/分，偶发房性早搏（30 次），偶发室性早搏（2 次），未见 ST－T 改变。动态血压：24 小时平均血压：145/65mmHg，白天平均血压：148/70mmHg，夜间平均血压：137/53mmHg，昼夜血压节律异常（非勺型），血压负荷增加。心脏彩超：左室后壁基底段、中间段心肌变薄，最薄处约 4mm，回声增强，向心运动减低，其余节段室壁运动尚可，左室舒张功能减低（Ⅰ级）。冠状动脉 CTA：左冠状动脉主干可见混合斑块及钙化斑块形成，管腔轻度狭窄（约30%），前降支近段可见多发钙化斑块及混合斑块，对应管腔轻-中度狭窄（30%～50%），回旋支血管全程弥漫多发钙化斑块及混合斑块形成，起始部管腔重度狭窄（80%），右冠状动脉近段多发钙化斑块形成，局部管腔轻-中度狭窄（30%～60%），以远侧血管包括后室间支未见异常。

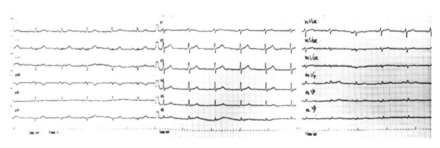

图7-1　心电图：窦性心律，心率66次/分，电轴左偏，肢导低电压，V_{7~9}导联呈qR型

入院诊断：冠心病，不稳定型心绞痛，陈旧性后壁心肌梗死；高血压病3级（极高危组）；血脂异常症（高低密度脂蛋白胆固醇血症，高甘油三酯血症，低高密度脂蛋白胆固醇血症）；缺血性脑血管病（多发腔隙性脑梗死）；高尿酸血症；糖耐量减低。

诊疗经过

针对冠心病不稳定型心绞痛予硫酸氢氯吡格雷片75mg日1次抗血小板聚集，瑞舒伐他汀钙片10mg晚1次调脂、稳定斑块，单硝酸异山梨酯缓释胶囊50mg日1次扩冠，琥珀酸美托洛尔缓释片23.75mg日1次控制心室率、减少心肌耗氧；针对高血压予奥美沙坦酯片20mg早1次、苯磺酸氨氯地平片5mg晚1次降压；针对高尿酸血症予苯溴马隆片50mg日1次、碳酸氢钠片1g日3次降尿酸。

入院后我们对患者进行了老年综合评估，即采用多学科方法评估老年人的躯体情况、功能状态、心理健康和社会环境状况等，并据此制订以维持和改善老年人健康及功能状态为目的的治疗计划，最大限度地提高老年人的生活质量，其内容包括：

　　（1）一般情况评估：包括性别、年龄、婚姻状况、身高、体重、吸烟、饮酒、文化程度等。

　　（2）躯体功能评估：包括：①日常生活活动能力：基本日常生活能力（based activities of daily living，BADL）和工具性日常生活能力（instrumental activities of daily living，IADL），BADL 评定方法中改良巴氏量表（modified Barthel index，MBI，表 7 - 4）应用较广泛；②平衡和步态：常用计时起立 - 行走测试进行初筛，应用 Tinetti 平衡及步态评估表（tinetti performance - oriented mobility assessment）量化患者步态及平衡能力障碍的程度；③Morse 跌倒评估量表（表 7 - 5）：是一个专门用于评估住院老年患者跌倒风险的量表。

　　（3）营养状态评估：微型营养评定法（short form mini nutritional assessment，MNA - SF，表 7 - 6）可作为老年人营养不良的初筛工具。

　　（4）精神、心理状态评估：包括认知功能（Folstein 简易智能量表，Folstein mini - mental state examination，MMSE，表 7 - 7）、抑郁（老年抑郁量表，geriatric depression scale - 15，GDS - 15，表 7 - 8）、谵妄、焦虑等。

　　（5）社会评估：包括种族、精神和文化背景、是否有个人支持体系、是否需他人照顾、家庭环境的安全性、经济富裕情况等。

　　（6）视力、听力障碍的评估。

　　（7）多重用药的评估等。

表 7-4　改良巴氏量表

填表说明	项目	评分
1. 指 1 周内情况	大便	0 = 失禁，5 = 偶尔失禁（1 周 1 次），10 = 能控制
2. 24~48 小时情况	小便	0 = 失禁，5 = 偶尔失禁（<1 次/天），10 = 能控制
3. 指 24~48 小时情况，由看护者提供工具，也给 5 分：如挤好牙膏，准备好水等	修饰	0 = 需要帮助，5 = 独立洗脸、梳头、刷牙、剃须
4. 病人应能自己到厕所及离开，5 分指能做某些事	如厕	0 = 依赖别人，5 = 需部分帮助，10 = 自理
5. 能吃任何正常饮食（不仅是软饭），食物可由其他人做或端来。5 分指别人夹好菜后病人自己吃	吃饭	0 = 依赖，5 = 需部分帮助，10 = 全面自理（夹菜、盛饭）
6. 指从床到椅子然后回来。0 分 = 坐不稳，须两个人搀扶；5 分 = 1 个强壮的人/熟练的人/2 个人帮助，能站立	移动	0 = 完全依赖不能坐，5 = 需大量帮助（2 人）能坐，10 = 需少帮助（1 人）或指导，15 = 自理
7. 指在院内，屋内活动，可以借助扶助工具。如果用轮椅，必须能拐弯或自行出门而不须帮助，10 分 = 1 个未经训练的人帮助，包括监督或看护	活动（步行）	0 = 不能动，5 = 在轮椅独立活动，10 = 需 1 人帮助步行（体力或语言指导），15 = 独自步行（可用辅助工具）
8. 应能穿任何衣服，5 分 = 需别人帮助系扣、拉链等，但病人能独立披上外套	穿衣	0 = 依赖，5 = 需部分帮助，10 = 自理（系开钮扣、拉链、穿鞋等）
9. 10 分 = 可独立借助辅助工具上楼	上楼梯	0 = 不能，5 = 需帮助（体力或语言指导），10 = 自理
10. 5 分 = 必须能不看着进出浴室，自己擦洗；淋浴不须帮助或监督，独立完成	洗澡	0 = 依赖，5 = 自理

评定标准：100 分：独立，75~95 分：轻度依赖，50~70 分：中度依赖，25~45 分：重度依赖，0~20 分：完全依赖。

该患者大便 10 分、小便 10 分、修饰 5 分、如厕 10 分、吃饭 10 分、移动 15 分、活动 15 分、穿衣 10 分、上楼梯 10 分、洗澡 5 分，日常生活能力改良巴氏量表总分 100 分，为日常生活可独立患者。

表 7-5　Morse 跌倒评估量表

项目	评分标准	MFS 分值
近 3 月有无跌倒	无：0；有：25	
多于一个疾病诊断	无：0；有：15	
步行需要帮助	否：0；轮椅、平车：0 拐杖、助步器、手杖：15	
接受药物治疗	否：0；是：20	
步态/移动	正常、卧床不能移动：0； 虚弱：10；严重虚弱：20	
精神状态	自主行为能力：0；无控制能力：15	
总得分		

Morse 跌倒危险因素评估量表评分 0~24 分为零危险；25~45 分为低度危险，需要标准防止跌倒措施；>45 分为高度危险，应采取高危险防止跌倒措施。

标准护理措施：提供足够的灯光，清除病房/床旁及通道障碍；保持病区地面清洁干燥，告知卫生间防滑措施（淋浴时有人陪伴）；将日常物品放于患者易取处；教会患者使用床头灯及呼叫器，放于可及处；指导患者渐进坐起/渐进下床的方法；专人陪住，患者活动时有人陪伴；穿舒适的鞋及衣裤。

高危险防止跌倒措施：除一般及标准护理措施外，还应包括以下措施：在床头卡上做明显标记；尽量将患者安置距离护士站较近病房；告知家属应有专人陪护患者；通知医生患者的高危情况进行有针对性的治疗；加强对患者夜间巡视；将两侧四个床档抬起；必要时限制患者活动，适当约束。

该患者评分如下：多于一个疾病诊断（15 分），接受药物治疗（20 分），其余各项 0 分，总分 35 分，为跌倒低危险组，且患者曾有 1 次跌倒经历，平衡能力稍下降，予标准防止跌倒措施。

表 7 - 6　微型营养评定法 MNA - SF

指标	分值			
	0 分	1 分	2 分	3 分
近 3 月体重丢失	>3kg	不知道	1 ~ 3kg	无
BMI	<19	19 ~ 21	21 ~ 23	>23
近 3 月有应激或急性疾病	否	是	—	
活动能力	卧床	能活动、不愿意	外出活动	—
精神疾病	严重痴呆抑郁	轻度痴呆	没有	
近 3 月有食欲减退、消化不良、咀嚼吞咽困难等	食欲严重减退	食欲轻度减退	无这些症状	—

以上总分共计 14 分：分值≥11 分，提示营养状况良好；分值 <11 分，提示营养不良。

该患者近 3 月无体重丢失（3 分），BMI 为 26.37（3 分），近 3 月无应激及急性疾病（0 分），可外出活动（2 分），轻度痴呆（1 分），无消化系统相关症状（2 分），总分 11 分，提示营养状况良好。

表 7 – 7　简易智能量表 MMSE

姓名：　　　性别：　　　年龄：　　　文化程度：　　　总分：

项目	评分		项目	评分	
	正确	错误		正确	错误
时间定向			**记忆力**		
1. 现在是：	1	0	5. 回忆刚才复述过的 3 个物体名称：		
哪一年？	1	0	皮球	1	0
哪个季节？	1	0	国旗	1	0
几月份？	1	0	树木	1	0
几号？	1	0	**语言**		
星期几？	1	0	6. 说出所示物体的名称：		
地点定向			手表	1	0
2. 我们在：			钢笔	1	0
哪个国家？	1	0	7. 复述"四十四只石狮"	1	0
哪个城市？	1	0	8. 请读卡片上的句子：		
什么地址？	1	0	"闭上眼睛"	1	0
哪个医院？	1	0	9. 按卡片所写的做：		
第几层楼？	1	0	用右手拿一张纸	1	0
表达			两手将它对折	1	0
3. 复述以下 3 个物体名称：（由检查者先连续说出）			然后放在左腿上	1	0
皮球	1	0	10. 写一个完整的句子：（要有主语、谓语，且有一定意义）	1	0
国旗	1	0	11. 模仿画出下图：（两个五边形交叉形成一四边形）	1	0
树木	1	0			
注意力和计算力					
4. 计算：					
93 – 7 = ？	1	0			
86 – 7 = ？	1	0			
79 – 7 = ？	1	0			
72 – 7 = ？	1	0			

注：正常值应根据不同文化程度确定，文盲 >17 分；小学 >20 分；中学以上 >24 分。

该患者 MMSE 评分：时间定向 4 分，地点定向 4 分，表达 3 分，计算力 1 分，记忆力 2 分，语言 8 分，总分 22 分。患者为中学以上学历，22 分为认知功能减低，主要为计算能力及延时回忆功能下降。

表 7 - 8　老年抑郁量表（GDS - 15）

选择最切合您一周来的感受的答案，在每题后 [ ] 内答"是"或"否"。

您的姓名（　）性别（　）出生日期（　）职业（　）、文化程度（　）。

老年抑郁评分量表

1.	[　]	你对生活基本上满意吗？
2.	[　]	你是否放弃了许多活动和兴趣爱好？
3.	[　]	你是否觉得生活空虚？
4.	[　]	你是否常感到厌倦？
5.	[　]	你是否大部分时间感觉精神好？
6.	[　]	你是否害怕会有不幸的事落到你头上？
7.	[　]	你是否大部分时间感到快乐？
8.	[　]	你是否常感有无助的感觉？
9.	[　]	你是否愿意呆在家里而不愿去做些新鲜事？
10.	[　]	你是否觉得记忆力比大多数人差？
11.	[　]	你是否认为现在活着很惬意？
12.	[　]	你是否觉得像现在这样活着毫无意义？
13.	[　]	你是否觉得你的处境没有帮助？
14.	[　]	你是否觉得大多数人处境比你好？
15.	[　]	你集中精力有困难吗？

1、5、7、11 答'否'者记 1 分，其他题答'是'者记 1 分。正常 3±2，轻度 7±2，重度 12±2。

该患者 GDS - 15 得分为 4 分，为健康无抑郁状态。

该患者老年综合评估结果如下：患者为 85 岁已婚男性，身高：170cm，体重：76kg，无吸烟饮酒史，中学学历。躯体功能方面，患者改良巴氏量表 100 分，日常生活可独立；起立 - 行走测试结果为 8 秒，步态正常；Morse 跌倒评估量表为低危险组。营养状态方面，该患者 MNA - SF 评分为 11 分，营养状况良好。精神心理方面，MMSE 评分为 22 分提示认知功能减低；GDS - 15 得分为 4 分，无抑郁状态。社会因素方面，患者与妻子共同生活，无需他人照顾，家庭环境安全，子女孝顺，经济条件尚可，本地生活多年，无种族、文化差异。听力稍下降，视力无明显异常。长期服用药物共八种，已尽量避免药物相互作用。

根据上述评估结果，给予患者全面指导如下：

1. 躯体疾病方面：患者为 85 岁高龄老人，多种基础疾病共存，住院期间向患者进行健康宣教，如低盐、低脂、低嘌呤饮食，适量有氧及抗阻运动；院外建议患者监测血压（不高于 150/90mmHg）、心率（不低于 55 次/分），定期门诊复查血脂、血尿酸，及时调整药物，尽量减少服药种类。

2. 躯体功能方面：患者日常生活可独立，但存在跌倒低风险，且患者 2014 年曾有 1 次跌倒经历，现平衡能力稍下降，为预防跌倒，可采取措施如下：

（1）运动训练及锻炼：加强肌肉力量和平衡功能，包括步态、肌力、平衡功能训练，力量、柔韧性和耐力训练，增强平衡功能的有氧运动，散步、太极拳和一般体力活动等。80 岁以上老年人可进行个性化步态训练结合肌力、平衡训练，如老年人步态不稳或需要辅助助步器具者应转诊给康复医生。

（2）补充维生素 D 和钙。

（3）合理用药：患两种以上慢性病的老年人，常服用多种药物，可影响人的精神、视觉、步态和平衡，因此应尽量减少用药种类，做好用药安全指导。考虑到老年患者多重用药易于发生药物相互作用的特点，以及很多常用药都经过细胞色素 P450 同工酶代谢（氨氯地平经 3A4、氯吡格雷经 2C19、美托洛尔经 2D6、苯溴马隆经 2C9 代谢），需要在选择药物时考虑药物代谢特点。因此，为患者选用降脂和降压药物时选择了不通过或较少通过细胞色素 P450 系统代谢的瑞舒伐他汀钙和奥美沙坦酯治疗。此外，同时应注意单硝酸异山梨酯缓释胶囊与β-受体阻滞剂、钙通道阻滞剂同时应用可增强自身降血压作用，应密切监测血压，避免出现老年人常见的体位性低血压。

（4）保障环境安全：改善光照情况；移走地面上的障碍物；将现有家具更换成安全的家具（合适的高度，更稳定的）；安装支持设施（如扶手和把手，尤其在浴室）；引用浴室防滑垫；建议穿合适的鞋（合脚的、防滑的）。

（5）认知训练：老年人的跌倒与认知注意力功能减退直接相关。

3. 认知功能方面：患者认知功能减低，可通过学习和锻炼来延缓认知减退的过程，推荐老年人可进行的认知训练包括：注意力警觉、注意力维持、注意力分配、记忆力、执行力功能训练等，且建议老年人一次只做一件事以保持注意力集中。

经过上述评估及指导，患者定期门诊复查心率、血压、血脂、血尿酸均达标；通过散步及日常体力活动加强肌肉力量和平衡功能，同时补充维生素 D 避免骨质疏松，两年内无跌倒事件发生；每年入院复查相关指标并进行老年评估，MMSE 评分分别为 23 分、22 分，认知功能未继续下降。

综上所述，对于有多种慢性疾病、多种老年问题或老年综合征，伴有不同程度功能损害的老年患者，可以通过老年综合评估以及相关干预获益，从而改善患者功能、减少再入院次数。这需要一个经过充分培训的、由老年医师、老年医学专科护士、物理和职业功能理疗师、老年精神科医生以及社会工作者组成的团队共同完成。

笔记

病例分析

患者为高龄老人，多种疾病共存，住院期间应用药物治疗症状好转，但患者仍存在多重用药、反复住院等问题，为避免患者因营养不良导致贫血、低蛋白血症、低钙血症等情况，进而出现骨质疏松、跌倒甚至长期卧床等不良事件，同时为提高患者的功能状态和生活质量，保持身心健康，减少再入院次数，我们对患者进行了老年综合评估（comprehensive geriatric assessment，CGA），即采用多学科方法评估老年人的躯体情况、功能状态、心理健康和社会环境状况等，并据此制订以维持和改善老年人健康及功能状态为目的的治疗计划，最大限度地提高老年人的生活质量。老年综合评估是现代老年医学的核心技术之一，是筛查老年综合征的有效手段。老年综合评估的目标是制定一个全面治疗和长期随诊计划，为保证治疗干预的有效性，在治疗的过程中，必须延长团队主动参与患者医疗服务的时间，才能起到改善患者转归的作用。老年综合评估适用于60岁以上、已出现生活或活动功能不全（尤其是最近恶化者）、已伴有老年共病、老年综合征、多重用药、合并有精神方面问题、合并有社会支持问题（独居、疏于照顾、缺乏社会支持）的老年人及多次住院者。对于合并有严重疾病、严重痴呆、完全失能的老年人及健康老年人也可以酌情开展部分评估工作。

专家点评

老年医学的主要任务是尽可能保持老年人身体各器官的正常功能，维护老年人身心健康。因此，注重功能和生活质量是老年医学

笔记

科的核心特征。因此，老年综合评估（CGA）是老年医学科的核心技术。那么通过老年综合评估的方法我们找到相应的问题进行解决及预防，以达到减少慢病急性发作，减少再入院，缩短住院时间，保留老年人残留的功能的目的。我们从此病例中学习的知识点为：

1. 此例患者核心问题是"活动后胸闷 4 年，加重伴活动耐力减低半年"，我们通过营养评估、社会支持、老年抑郁、日常生活能力量表来判断患者是否存在没有遵照医嘱服药及定期随访导致的疾病的加重；是否存在营养不良导致的老年衰弱状态；是否有重大精神创伤及精神刺激导致病情加重。该患者没有上述情况。

2. 跌倒是老年人致死致残的第 5 大疾病，因此对老年人跌倒风险的评估十分重要。该患为跌倒低危险组，曾经有跌倒的病史，平衡能力下降，跌倒最大的危害除造成骨折等身体损伤外，跌倒后心理的恐惧感可以导致患者不敢行走，活动减少，心肺功能及肌肉耐力的下降也是影响老年人生活质量的重要原因。因此，针对跌倒的风险进行有效的防护及下肢力量及平衡功能的训练是降低跌倒风险的有效方法。

3. 轻度认知功能障碍，不恰当的治疗会造成认知功能的继续下降，高龄老年人高血压不能控制太低，一般控制在 < 150/90mmHg 即可，太低可能对认知功能障碍有影响。最好首选 ARB 或者 ACEI 这样的药物为主，有一部分研究认为此类药物对认知功能具有保护作用。这就是从老年评估角度讲，如何看待共病与改善认识障碍的关系。可以进行计算能力及记忆力的训练，非药物治疗对改善认知功能具有重要的作用。

4. 85 岁高龄老人，落实到冠心病治疗策略上也需要老年综合评估：该患有一定的功能下降及跌倒的风险；便潜血阳性，有

笔记

胃肠道出血的风险；预期寿命不超过 5 年。介入手术、他汀及抗凝药物的应用风险大于收益，除常规用药外，重点应放在康复上。

老年医学把患者看作一个是整体，对患者的病情进行全方位、立体化的分析，彻底告别"头疼医头、脚疼医脚"的传统思维模式，从一个或两个最基础的疾病出发，寻找各个系统与该疾病之间互相影响的辩证关系，快速找到诊疗的"关键突破口"，将单纯药物控制症状的传统医疗理念转变为统观全局的寻找突破点的因势利导的诊疗模式，对患者进行多药管理方法，彻底告别"瀑布式处方"，做到"用最少的药物解决最大的问题"。因此，对于有多种疾病共存的老年患者来说，做到对多个健康问题的"协调统一""整体优化""自我慢病管理、防止急性发作""功能的康复，提高生存质量"是老年医学科的特色所在。

参考文献

1. 中华医学会老年医学分会，陈旭娇，严静，等. 老年综合评估技术应用中国专家共识. 中华老年医学杂志，2017，36（5）：471 – 477.

2. Leung S O, Chan C C, Shah S. Development of a Chinese version of the modified Barthel indes – validity and reliability. Clin Rehabil, 2007, 21 (10)：912 – 922.

3. Chu J J, Chen X J, Shen S S, et al. A poor performance in comprehensive geriatric assessment is associated with increased fall risk in elders with hypertension：a cross – sectional study. J Geriatr Cardiol, 2015, 12 (2)：113 – 138.

4. Rubenstein L Z, Harker J O, Salva A, et al. Screening for under – nutrition in geriatric practice：developing the short – form mini – nutritional assessment (MNA – SF). J Gerontol A Biol Sci Med Sci, 2001, 56 (6)：366 – 372.

5. Folstein M F, Folstein S E, McHugh P R. "Mini – mental state". A practical method for grading the cognitive state of patients for the clinician. J Psychiatr Res, 1975, 12 (3)：189 – 198.

6. de Craen A J, Heeren T J, Gussekloo J. Accuracy of the 15 – item geriatric depression scale（GDS – 15）in a community sample of the oldest old. Int J Geriatr Psvchiatry，2003，18（1）：63 – 66.

7. 程云. 对老年人跌倒预防及干预相关指南的对比与思考. 上海护理，2018，18（10）：5 – 8.

（江鹏程　张海燕）

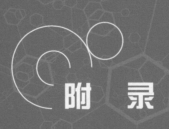

附 录

中国医科大学附属第一医院简介

中国医科大学附属第一医院（以下简称中国医大一院）是一所大型综合性三级甲等医院，也是一所具有光荣革命传统的医院。

医院的前身可以追溯到同时创建于 1908 年 10 月的福建长汀福音医院（原亚盛顿医馆）和沈阳南满洲铁道株式会社奉天医院。医院早期成长与中国共产党领导的革命进程紧密相连。1948 年沈阳解放，医院接收了原国立沈阳医学院（前身为南满洲铁道株式会社奉天医院）。

1995 年年初，医院首创"以病人为中心"的服务理念，提出了一系列的创新与发展举措，成果引起国内外医疗界的瞩目，得到了中央领导肯定和同行的赞誉。医院的改革经验被推向了全国，对我国的医疗改革和医院管理产生了划时代的深远影响。

如今的中国医大一院以人才实力和技术优势，发展成为国内外知名的区域性疑难急重症诊治中心。作为辽宁省疑难急重症诊治中心，同时也是国家卫生健康委员会指定的东北唯一的国家级应急医疗救援中心和初级创伤救治中心，医院在抗击非典、抗击手足口病、防治流感、抗震救灾等重大突发事件中做出了突出贡献，受到国家和世界卫生组织的肯定和表彰。

2014 年年初，新一届领导班子进一步明确了医院的功能定位：以创建国家级区域医疗中心为目标，以改革为动力，围绕发展高新技术，推动学科发展，加强医院信息化建设，使门诊流程更为规范，改善患者就医体验，积极践行公立大医院的社会责任。

医院现建筑面积 33.5 万平方米，编制床位 2249 张，现有职工 4350 人，其中有中国工程院院士 1 人，教育部长江学者特聘教授 3 人，教授、副教授级专家 545 人，中华医学会专科分会主委（含名誉、前任、候任）9 人，副主任委员 5 人。国家重点学科 4 个，国家重点培育学科 1 个，卫健委国家临床重点专科建设项目 22 个，荣获国家科技进步奖 9 项。医院全年门急诊量约 342 万人次，出院 15 万人次，手术服务量 7 万例，平均住院日 8.19 天。

2018 年发布的复旦版《2017 年度中国医院排行榜》中，医院综合排名全国第 12 名，连续 9 年位居东北地区第 1 名。

近年来，医院荣获全国文明单位、全国精神文明建设先进单位、全国卫生系统先进集体、全国文明示范医院、全国百佳医院、全国百姓放心示范医院、全国医院文化建设先进集体、全国医院有

笔记

突出贡献先进集体等荣誉称号。

　　1941 年，毛泽东在延安为中国医大 14 期学员题词："救死扶伤，实行革命的人道主义"。它成为一代又一代中国医大一院人为之不懈奋斗的座右铭。传承百年，心系百姓，今天的中国医大一院正承载着辉煌的历史，沿着既定的航向，为建设国内一流医院的目标而努力奋斗！

中国医科大学附属第一医院老年医学科简介

中国医科大学附属第一医院老年医学科是辽宁省临床重点专科，2015 年经辽宁省卫生计生委批准成立了辽宁省老年医学中心，是国家老年医学中心辽宁分中心，中华医学会老年医学分会常委单位。是多个"国家老年疾病临床医学研究中心"的核心网络成员单位，是中华医学会老年医学分会及中国健康促进基金会授予的全国"老年科临床营养实施示范基地"。

科室开放床位 201 张，每张病床净使用面积 22.5 m^2。学科下设老年心血管、呼吸感染、肿瘤、消化、内分泌及代谢、神经、老年综合及老年外科等亚专科。学科共有医生 95 人，其中教授、主任医师 12 人；副教授、副主任医师 11 人。博士导师 5 名，硕士导师 18 名；具有博士学位 52 人，另有 11 人博士在读。护士 92 人，其中副高级 2 人，中级 51 人，老年专科护士 4 人。

我院老年医学科目前已成为医疗技术全面、亚专科特色突出、科研力量雄厚、解决辽宁省老年病疑、难、重症的专业学科，是老年医学博士招生单位，已培养硕士研究生 100 余人，博士研究生 30 余人。在 2016 年年末发布的《2015 年全国医院老年科排行榜（复旦版）》中是东三省中唯一被提名的老年医学科，在东北地区的老年科排行榜中名列第一，并在 2015 – 2017 年蝉联。科室充分开展多学科协作，在老年综合评估基础上积极开展老年急性冠脉综合征患者的介入治疗，尤其是为多重共病、合并肿瘤以及危重的患者改

笔记

善了预后和生活质量；开展了机械通气/循环支持辅助介入治疗救治超高龄及危重症急性心肌梗死患者；开展高龄患者的支气管镜及内科胸腔镜手术；在东北三省率先开展经消化道标准化粪菌移植技术治疗重症顽固性便秘患者或腹泻患者；常规开展老年患者内镜下胃造瘘术。这些新技术的应用大大提高了学科医疗水平和为老年患者的服务能力。中国医科大学附属第一医院老年医学科全体医护人员将不懈努力，为我国的老龄健康事业、为健康中国的梦想做出我们的贡献！

笔记